GAO YUAN

YANGSHENGXUE

高原养生学

养生学

贾守宁 — 苏晓聆 — 邹小云 — 主编

 海峡出版发行集团 | 福建科学技术出版社
THE STRAITS PUBLISHING & DISTRIBUTING GROUP | FUJIAN SCIENCE & TECHNOLOGY PUBLISHING HOUSE

图书在版编目（CIP）数据

高原养生学 / 贾守宁, 苏晓聆, 邹小云主编. —— 福州 : 福建科学技术出版社, 2025.7

ISBN 978-7-5335-7226-6

Ⅰ.①高… Ⅱ.①贾… ②苏… ③邹… Ⅲ.①高原 - 养生(中医) - 基本知识 Ⅳ.①R212

中国国家版本馆CIP数据核字(2024)第057465号

出 版 人　郭　武
责任编辑　沈贤娟
编辑助理　陈艳洁
装帧设计　刘　丽
责任校对　林锦春

高原养生学

主　　编　贾守宁　苏晓聆　邹小云
出版发行　福建科学技术出版社
社　　址　福州市东水路76号（邮编350001）
网　　址　www.fjstp.com
经　　销　福建新华发行（集团）有限责任公司
印　　刷　福州万紫千红印刷有限公司
开　　本　787毫米×1092毫米　1/16
印　　张　13.75
字　　数　233千字
版　　次　2025年7月第1版
印　　次　2025年7月第1次印刷
书　　号　ISBN 978-7-5335-7226-6
定　　价　78.00元

编委会

主 编

贾守宁　苏晓聆　邹小云

副主编

赵凯庆　黄红英　陈文娟　刘月珍　周春言　魏民敏

编 委

（按姓氏音序排列）

陈文娟　董海成　窦 萱　窦增娥　方 靖　付 帅　付新顺

高 东　郭凡菱　海永鹏　韩 红　侯丽娜　黄红英　贾守宁

姜博文　李 君　李 欣　李 新　李积军　李亚伟　李艳君

刘 静　刘洁琼　刘有云　刘月珍　马 芳　马春花　马国良

马洁琼　马丽娟　马万援　祁永福　苏 军　苏晓聆　索南求培

万玛旺姆　王娟霞　王茂鹤　王双玺　王芝艳　魏民敏　吴建顺

谢 倩　徐 斌　徐智玮　薛艳萍　杨得毅　杨东花　张 霞

张巍云　赵国福　赵凯庆　周 鹃　周春言　周学军　庄志毅

邹小云

养生，是我国千古盛行的、特有的文化和社会现象，是中华民族为世界医学和人类健康长寿贡献的一大创造性成果。养生，又称摄生、道生、卫生、保生等，是人类为了自身良好的生存与发展，有意识地根据机体生长衰老不可逆的变化规律，以及自然、社会运行法则，利用和创造一切有利于健康长寿的理论、方法，所进行的涵盖物质和精神，贯穿全生命周期的身心养护活动。中医养生，即在中医理论的指导下，根据生命发展规律和自然、社会运行法则，以中医特色方法为主，所进行的维护健康长寿的身心养护活动。

青藏高原地区具有大气压和氧分压低、寒冷、干燥、紫外线辐射强等独特的环境特点，其中，对机体健康影响最大的是低氧环境。一方面，居住在高原的人，机体会发生一系列变化来适应低氧环境，这个过程有可能对机体造成一些不利影响，这已经被众多高原医学研究所证实。另一方面，现代医学研究认为，低氧环境可使心血管系统及呼吸系统功能增强，改善机体整体健康状况；生理学研究认为，适度高原低氧环境可增加心肌细胞数量，使心肌内毛细血管增生、心排血量增加，有利于健康。

本书编写团队长期在青藏高原地区开展高原地区疾病调查、医疗、康复和科研等工作，

前言

初步明确高原低氧环境对机体的影响，深入了解高原反应、高原疾病的发生和发展规律，较为系统地研究高原道地药材、保健食品对机体的影响及传统中医药适宜技术在高原养生保健中的作用，在高原养生保健等方面积累丰富经验。

本书系统梳理编写团队关于高原养生课题的一手研究成果，以期普及高原养生知识，护佑高原居民健康。全书分为上、下两篇，共6章，从高原自然环境概况、高原环境对机体的影响、高原病、传统医药与高原养生保健、常见病高原保健、高原旅游保健等进行论述。本书在介绍高原环境与高原病相关知识的基础上，深入总结现代与传统高原养生保健方式。这是一部兼具操作性、实用性的高原养生知识百科，适合旅游及居住于高原地区的人群参考阅读。

由于编写时间短，水平有限，挂一漏万，敬请广大读者批评指正！

贾守宁

2023 年 4 月

目录

下篇
高原养生保健............49

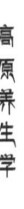

上篇

高原环境与高原病

第一章　高原自然环境概况

高原，在地理学上是指海拔高度在 500m 以上、顶面平缓、起伏较小而面积又比较辽阔的高地。在高原医学上，海拔达到一定高度，机体会出现一些生理性或病理性变化，这一海拔高度被认为是有生物学意义或能激发机体产生生物学效应的。2004 年，在青海西宁召开的第六届国际高原医学和低氧生理学术大会确定了海拔 2500m 以上的地区为高原。

国际上，有些学者根据机体暴露于高原环境时出现的生理学反应，按海拔高度划分为以下几种。

（1）低海拔：海拔高度为 500~1500m，机体无明显生理学的改变。

（2）中海拔：海拔高度为 1500~2500m，机体一般无明显症状或出现轻度症状，如呼吸频率和心率轻度增加，运动能力略有降低，肺气体交换功能基本正常。除了极少数对缺氧特别敏感者外，很少有人发生高原病。

（3）高海拔：海拔高度为 2500~4500m，多数人出现明显的缺氧症状，如呼吸和脉搏频率增加、头痛、食欲缺乏、睡眠差、动脉血氧饱和度低于 90%，严重者发生急性高原病。

（4）特高海拔：海拔高度为 4500~5500m，机体缺氧症状会进一步加重，动脉血氧饱和度一般低于 60%，运动和夜间睡眠期间出现严重的低氧血症。进入特高海拔地区时应采用阶梯式或阶段性适应方式，否则易发生高原肺水肿、高原脑水肿等严重的急性高原病。

（5）极高海拔：海拔高度超过 5500m，机体的生理功能会出现进行性紊乱，机体内环境自身调节功能紊乱，出现极严重的高原反应，表现为显著的低氧血症和低碳酸血症。动脉血氧饱和度一般在 50% 以下，常需要额外供氧。人类长期居住或工作地区的海拔一般不超过 5000m。海拔 5500m 以上的地区，一般只有探险者或登山运动员能耐受，但逗留时间也很短。

第一节　四大高原

中国高原地形总面积约 319.68 万 km^2，占陆地总面积的 33.3%，其中海拔

3000m 以上的高原所占比例为 25.86%。中国是世界上高原面积最大的国家，高原主要分布在中国西部及北部地区，由于高度、位置、成因和受外力侵蚀作用的不同，高原的外貌特征各异。

一、青藏高原

青藏高原位于亚洲中南部，是中国最大、世界海拔最高的高原，是"高山的故乡、大河的源地"，以神奇、雄浑、美丽著称，也以险峻、高寒、严酷而驰名，其地势高，面积大，多雪山、冰川与河流。2019 年青海和西藏常住人口已超过 950 万，旅游人数超过 9000 万。本土居民多为藏族人民，藏族人民自古便称自己生活的地方为"卡哇坚"，意为"雪域"，传统习惯称之为"雪域高原"，不仅包含了高原冰峰雪山的自然特征，也寓意着对博大神圣地域的崇敬与赞美之情。青藏高原北起昆仑山及祁连山山脉北麓，南抵喜马拉雅山等山脉南麓，南北最宽达 1560km；西自兴都库什山脉和帕米尔高原西缘，东抵横断山等山脉东缘，东西最长约 3360km；总面积为 308.34 万 km²，平均海拔约 4320m。在行政区域上，青藏高原分布于中国、印度、巴基斯坦、塔吉克斯坦、阿富汗、尼泊尔、不丹、缅甸、吉尔吉斯斯坦等 9 个国家。其中中国境内的青藏高原面积约 258.09 万 km²（占高原总面积的 83.7%），平均海拔约 4400m，分布在西藏、青海、甘肃、四川、云南、新疆等地，西藏和青海主体分布在高原范围内，约占高原总面积的 60.6%。在这片广袤大地上，分布着众多海拔 5000m 以上的高山，终年积雪不化，银装素裹。

青藏高原被喜马拉雅山、昆仑山、祁连山等山岭围绕，被金沙江峡谷切断东部边缘，形成高山深谷地貌，如此挺拔的地势加上以"地球之巅"珠穆朗玛峰为代表的雪峰林立，成为举世无双的山原。青藏高原对周围地区的自然环境形成和人类生存与发展产生巨大作用。对于中国来说，没有青藏高原，东部地区不会像现在这样湿润，长江中下游和华南地区就会出现北非和阿拉伯半岛那样的沙漠气候。海拔 4500m 以上的高原腹地年均温度 0℃以下，有大面积区域的最暖月平均温度低于 10℃，如此寒冷的气候也只有地球的两极地区可以相比。因此，青藏高原亦被称为世界"第三极"。青藏高原处于中、低纬度，它具有完全不同于南、北极地区的温度和水分条件组合，形成了独特的高原山地自然景观，如高寒灌丛草甸、高寒草原、高寒荒漠和高寒垫状植被等，有别于南、北极地区景色单调的冰雪世界。

青藏高原上共有 1000 多处地热区，其中大部分集中分布于南部一条强大的地热带上。这条地热带位于喜马拉雅山与冈底斯—念青唐古拉山之间，西起西藏阿里，向东延伸至横断山脉，折向南与云南西部的地热带相接。其形成与年轻的喜马拉雅造山运动有着密切的关系，因此也叫作"喜马拉雅地热带"。世界上已发现的所有地热显示类型，在这里几乎都可以找到。除了像羊八井地热田那样的热水湖、热泉、温度达到沸点的沸泉和汽泉以外，还有世界上比较罕见的间歇喷泉、水热爆炸现象等。青藏高原境内温泉广布，山上是白雪皑皑的高峰，山下是蒸汽腾腾的地热田，白色汽柱与雪峰银装交相辉映，构成独特的秀丽景色。

喜马拉雅山脉中的珠穆朗玛峰是典型的断块上升山峰。由于印度板块和亚洲板块以每年 5.08cm 的速度互相挤压，致使珠穆朗玛峰每年随着喜马拉雅山脉不断上升，每年约升高 1.27cm。在青藏高原上，青海湖为断层陷落湖，面积为 4540.98km^2，高出海平面 3196.72m，最大湖深可达 32.8m，是中国最大的咸水湖。位于西藏自治区境内的纳木错湖，面积约 2015.38km^2，平均海拔为 4718m，是世界上海拔最高的大湖。青藏高原依地形又可分为西藏高原、青海高原和新疆高原。

（一）西藏高原

西藏高原位于青藏高原的西南部，南起北纬 26°52'，北至北纬 36°32'，西至东经 78°24'，东至东经 99°06'，南北最长达 1000km，东西最宽达 2000km。西藏高原被喜马拉雅山、昆仑山和唐古拉山所环抱，平均海拔 4000m 以上，全区西北高、东南低，组成青藏高原的大部分。

（二）青海高原

青海高原位于青藏高原的东北部，深居内陆，地势高耸，地形复杂，高山、高原、盆地和谷地交错，其中昆仑山最高峰海拔约 6860m，最低的青海民和下川口地区海拔仅约 1650m。除青海湟中扎麻隆以下的湟水谷地和共和龙羊峡以下的黄河谷地海拔较低外，其余大部分地区海拔为 2500~4500m，其中海拔 4000m 以上的地区占青海总面积的 50% 以上。

（三）新疆高原

新疆高原幅员辽阔，山势险峻，地形复杂，严寒缺氧，是中国重要边防地区之一，战略地位十分重要。新疆高原包括帕米尔高原、阿里高原等两大高原及昆仑山、喀喇昆仑山、喜马拉雅山、冈底斯山、拉达克山余脉等五个山系，地势由帕米尔高原向东南递升，至喀喇昆仑山地区达最高点，而后又向东南渐降，巍峨挺拔，形成庞大的高原山地。

二、内蒙古高原

内蒙古高原是中国第二大高原，东起大兴安岭，西至马鬃山，南沿长城，北接蒙古国，是蒙古高原的一部分。其海拔高度为1000~1200m，东西长约1600km，南北宽达1000km。内蒙古高原以低缓的丘陵和宽浅的盆地为主。俯瞰高原，犹如烟波浩瀚的大海，古人称之为"瀚海"。内蒙古高原上既没有青藏高原的雪山，也没有云贵高原的峡谷，地面坦荡，起伏和缓，是一个可千里驰骋的高平原。内蒙古高原主要由东部的呼伦贝尔高原、西部的阿拉善高原和南部的鄂尔多斯高原等构成。内蒙古高原是一个向北渐降的碟形高原，其中锡林郭勒、乌兰察布高原地势较高，呼伦贝尔、乌珠穆沁、居延海盆地地势较低。高原上既有碧野千里的草原，也有沙浪滚滚的沙漠，是中国天然牧场和沙漠分布地区之一。内蒙古高原东部为草原，是中国重要的畜牧业基地；西部气候干燥，为干草原、荒漠草原与荒漠，向西沙漠面积增加，戈壁广布。

三、黄土高原

黄土高原位于中国黄河中游地区，大致北起长城，南至秦岭山地，东面是太行山，西面接祁连山，被吕梁山和六盘山分成3个部分，即陇中高原，陇东、陕北高原和山西高原。其平均海拔1000~2000m，面积63.5万km^2，黄土厚度50~80m，陇东一带达到了100多米厚。这里是冰期时风成的堆积高原，黄土来自戈壁沙漠，在强烈的西北风作用下，形成了深厚的地表盖层。自成一格的黄土高原地貌，土质疏松，水易于下渗，并带走一些细粒物质，使地面塌陷形成漏斗状洼地。黄土直立特性良好，沟谷边常见陡壁达数十米，形成十分壮丽的峡谷地貌。

四、云贵高原

云贵高原位于中国西南部，包括哀牢山以东、雪峰山以西、大娄山以南、广西北部山地以北的地区。其海拔1000~2000m，边缘地区海拔在500m以下。作为中国第四大高原，云贵高原石灰岩广布，在高温多雨的复杂化学反应条件下，经过漫长岁月的洗礼，被水溶解和侵蚀而逐渐形成落水洞、漏斗、圆洼地、伏流、岩洞、峡谷、天生桥、盆地等地貌，是世界上喀斯特地貌发育最完整、最典型的地区之一。云贵高原地表崎岖不平，众多河流穿插其间，不停地切割着地面，形成众多又深又陡的峡谷。云贵境内的高原地形相对完整，多山间小盆地，即所谓的多小型"坝子"，坝子内土层深厚肥沃，是农业比较发达的地方，也是高原上城镇较为集中的地方。"地无三里平"的云贵高原，是长江、西江和元江三大水系的分水岭。

第二节　高原自然环境特点

2500m 以上的海拔属于高原医学的研究范畴，其影响人类生命活动的自然环境因素主要是缺氧和寒冷。青藏高原是世界上海拔最高的高原，平均海拔 4000m以上，有"世界屋脊"之称。雄伟的喜马拉雅山脉拔地而起，将青藏高原与海洋暖湿气流完全隔开，阻挡了印度洋季风，青藏高原气候干燥寒冷。青藏高原的地理位置、海拔、地形地貌、水系、植被等呈现出特有的气候特点，如日照时间长，辐射强烈；气温较低，温差大；干湿分明，多夜雨；冬春干燥，多大风；气压低，氧气含量少。全地区年均温度由东南向西北逐渐递减，为 -2.8~11.9℃，温差较大。最温暖的西藏东南地区年均温度约 10℃，雅鲁藏布江河谷地带年均温度为5~9℃；东部横断山脉地带，月均温度在 10℃ 以上的时间约 4 个月；藏北高原和青南高原大部分地区年均温度在 0℃ 以下；喜马拉雅山脉及其北麓山地年均温度在 3℃ 以下。缺氧和寒冷导致的机体一系列功能、代谢和结构的改变，是高原特有疾病或病理过程的病理生理学基础。机体对高原自然环境的习服也主要是对缺氧和寒冷的习服。

❋　一、低气压与缺氧

（一）高原低气压

大气（空气）是人类赖以生存的外界环境，包围在地球表面的大气在地球引力的作用下对地面物体产生压力，单位面积上承受的大气柱的重量称为大气压强（atmospheric pressure，PB），简称气压，常用毫米汞柱（mmHg）或千帕斯卡（kPa）等单位表示，1mmHg=0.133kPa。国际上把位于海平面上，温度 0℃时，水银气压计内的水银柱高度为 760mm 的大气压定为一个标准大气压，即 1PB=760mmHg=101.325kPa。

从海平面到 100km 的高空，空气中的氧气含量均为 20.95%。然而，随着海拔增加，气压规律降低，海拔每升高 100m，气压下降 5mmHg。以大气总量为100% 计算，则 50% 的大气集中分布在海拔 5500m 以下。大气压力随海拔高度增加而降低，组成大气的各种气体的分压，亦随之而降低。

海拔增高，水的沸点也随之降低，一般海拔每升高 100m，水的沸点下降约 0.33℃，在海拔 3000m 的地方，水的沸点约 90℃。水的沸点降低就意味着食品无法完全煮熟，对机体消化系统也是极大的考验。

（二）高原缺氧

大气是多种气体的混合气体，其中氧占 20.95%，氮占 78.09%，二氧化碳占 0.027%，这些气体成分在大气中所占的比例是恒定的，不受海拔高度变化的影响。根据道尔顿定律，混合气体中每一种气体的压力等于该气体单独占有同一空间所产生的压力。每种气体在大气中产生的压力为该气体的分压，如氧气在大气中产生的压力为氧分压（partial pressure of oxygen，PO_2），PO_2= 大气压 × 大气中的氧含量，氧分压随海拔高度的变化而变化。

高原缺氧属于低张性缺氧，海拔越高，大气压随垂直高度增加而减小，氧气浓度保持在 20.95% 不变，但气体是可压缩的，平原单位容积内的气体量是多于高原的。换句话说，由空气分子密度所决定的大气压，将随着海拔高度的升高而降低，同时高原上氧分压也随之降低，这导致肺泡氧分压（partial pressure of oxygen in alveolar gas，PAO_2）、动脉血氧分压（arterial partial pressure of oxygen，PaO_2）、动脉血氧饱和度（oxygen saturation in arterial blood，SaO_2）下降，最终导致组织初始供氧量减少。吸入气氧分压越低，肺泡氧分压和动脉血氧分压也越低，缺氧越严重。如表 1-2-1 所示。

表 1-2-1　大气压、吸入气氧分压、肺泡氧分压和动脉血氧饱和度在不同海拔高度的测量值

海拔高度 /m	大气压 / mmHg	吸入气氧分压 / mmHg	肺泡氧分压 /mmHg	动脉血氧饱和度 /%
0	760	159	105	95
1000	680	140	90	94
2000	600	125	70	92
3000	530	110	62	90
4000	460	98	50	85
5000	405	85	45	75
6000	355	74	40	70
7000	310	65	35	60
8000	270	56	30	50

气压越低，空气越稀薄，空气中氧分压越低，肺内氧分压也随之降低，血红蛋白（hemoglobin，Hb）不能饱和，就会出现血氧过少的现象。海拔 3000m 以下、

氧分压在 60mmHg 以上时，血红蛋白氧解离曲线比较平坦，此时氧分压的变化对血氧饱和度和血氧含量影响不大。当海拔持续升高，动脉血氧分压降至 60mmHg 以下时，SaO_2 及动脉血氧含量（oxygen content in arterial blood，CaO_2）显著减少，组织缺氧。血氧饱和度降低到一定程度时，可引起器官组织供氧不足，机体出现缺氧症状，如头痛、头晕、记忆力下降、心悸、气短、发绀、恶心、呕吐、纳差、腹胀、疲乏、失眠、血压改变等。

高原缺氧对机体的影响主要取决于海拔高度、进入高原的速度和在高原停留的时间，可依据居留地的海拔高度、缺氧的速度和时间对高原缺氧进行分类。

1. 根据居留地的海拔高度分类

（1）轻度缺氧：机体进入中海拔地区（1500~2500m）一般无不良反应，仅出现呼吸和心率加快等生理反应，血氧饱和度一般在 90% 以上，很少发生高原病。

（2）中度缺氧：在高海拔地区（2500~4500m），多数人出现明显的缺氧反应，血氧饱和度低于 90% 时，部分人发生高原病。

（3）重度缺氧：进入特高海拔地区（4500~5500m），动脉血氧饱和度低于 80% 时，机体出现严重的缺氧反应，高原病的发病率显著升高，劳动能力显著降低。

（4）极重度缺氧：进入极高海拔地区（5500m 以上），动脉血氧饱和度低于 70% 时，可因严重缺氧发生意识障碍等危重情况，常常需要额外供应氧气。一般认为，5500m 是人类生活的极限海拔高度。然而，在人类登山历史上，有多次不用额外供氧而成功登上珠穆朗玛峰（海拔 8848.86m）的记录。

2. 根据缺氧的速度和时间分类

（1）急性缺氧：从数秒钟、数分钟、数小时至数天的缺氧过程。

（2）慢性缺氧：从数周、数年至数十年的缺氧过程，急性缺氧与慢性缺氧并没有严格的界限，有人认为二者之间为亚急性缺氧。

（3）间歇性缺氧：反复间断暴露于高原低氧环境所产生的缺氧过程。间歇性缺氧对机体的影响除了缺氧程度以外，与缺氧暴露时间、间隔时间和重复暴露次数等因素有关。不同的间歇性缺氧模式可产生不同的生物学效应。间歇性缺氧除了可启动与慢性缺氧相似的习服机制外，还可诱导机体保护机制，增加氧的运输，提高机体的免疫能力和抗损伤能力，显著提高运动员的运动耐力。

（4）终生缺氧：从生命孕育、发育、成长直至终结的缺氧过程。

（5）世代缺氧：世代在高原生存、繁衍者，如高原世居者和高原土生动物所经历的缺氧过程。一般认为，平原人移居高原三代以后才可称为高原世居者。

二、寒冷与大风

气温随海拔高度的升高而降低，海拔每升高 150m，气温约下降 1℃，高寒气候区年平均气温为 -10~-1℃，极端最低气温为 -40~-35℃，即使在夏季，海拔 5000m 以上高原的积雪也不化，一片严冬景象，最热的 7~8 月份平均气温也仅 3~10℃，最冷的 1 月份平均气温低达 -21~-11℃。高原气温变化的特点是：年温差比平原小，日温差比平原大，一天之内的温差可达 15~30℃。冬季寒冷期长，海拔在 2000m 以下的地区冷期为 4 个月，海拔 2000~4000m 的河谷地区冷期为 4~6 个月，海拔 4000m 以上地区冷期为 6~7 个月，海拔 5000m 以上地区常年寒冷。

青藏高原是我国大风（≥ 8 级）日数最多、范围最广的地区。青藏高原大致呈椭圆体，东西长度超过 3000km，南北宽度达到 1500km。在水平方向上，占据了纬度圈 1/4 的空间；在垂直方向上，占据了对流层 1/3 以上的空间。青藏高原所在的纬度，正好是地球上西风盛行的地区，对于西风带来说，青藏高原无疑是巨大的屏障，足以对它产生巨大影响，从西而来的气流遇到高原，就像湍急的河水遇到桥墩，分为南北两支绕行的急流，其中南支急流直接影响我国南方的降雨。高空西风以风大、干燥为特征，每年 10 月至翌年 4 月，整个青藏高原处于高空西风的范围内，地面和高空刮着偏西大风，高空西风常出现在午后。年平均大风日数达 100~150d，最多时可达 230d，为我国东部同纬度地区的 4~30 倍。大风多见于 12 月至翌年 5 月，尤其集中在 2~5 月，风强度大，风速可达 28m/s（相当于 10 级台风的风速）以上。北纬 32° 附近，是青藏高原地区大风日数最多的地带，在该范围内，冬半年大风日数是夏半年的十几倍，这也从侧面反映出高原多风的特点，高原冬季因此又被称为"风季"。随着风速的增大，皮肤表面的温度也随之下降，实际上是风吹散了紧贴皮肤的暖空气隔离层，故风大与寒冷有密切关系，是引起冷损伤的重要诱因之一。

由于高原地区海拔高、空气稀薄而洁净、水汽和尘埃少、大气透明度高，因此太阳直接辐射比同纬度其他地区强，白天地面接收大量的太阳辐射能量，近地面层的气温迅速上升，晚上地面散热极快，地面气温急剧下降。因此，高原一天当中的最高气温和最低气温之差很大，有时一日之内，历尽寒暑，白天烈日当空，气温高达 20~30℃，晚上及清晨气温有时可降至 0℃以下。一日之内出现"早晨冰，中午晒，午后风，夜间寒"、"年无炎热，日有四季"、"早穿棉袄午穿纱，夜晚外出加大衣"的情境，因此，高原低氧和低温的双重作用极易导致冻伤和高原病的发生。高原风速大，体表水分散失的速度明显高于平原，尤以劳动或剧烈活动导致呼吸加深、加快及出汗时水分散发更甚。同时由于高原缺氧及寒冷等因素影响，机体排尿增加，水分含量减少，呼吸道黏膜和全身皮肤异常干燥，防御能力降低，容易发生咽炎、干咳、口唇干裂、鼻出血和手足皲裂等。寒冷是诱发或加重急慢性高原病或其他疾病，如感冒、支气管炎、哮喘、冻伤等的诱因。

机体热舒适最基本的条件是维持热平衡，即机体自身产热和向环境散热之间能量交换的平衡。机体温度一般维持在36~37℃之间，机体感觉最舒适的环境温度为20~28℃，而对机体健康最理想的环境温度为18~20℃，为了保持体温与外界气温的平衡，机体的产热与散热必须与外界环境相协调。为了应对寒冷、低氧环境，高原寒区居民具备独特的产热与散热的特点。

1. 代谢产热减少

低氧条件下，高原居民代谢率降低，产热减少。机体最大耗氧量降低，产热量减少，少于向环境散失的热量。

2. 蒸发散热增加

海拔越高，空气绝对湿度和大气压越低，皮肤水分蒸发越快，蒸发散热越多。即使处在低温环境中，皮肤和呼吸道也存在水分蒸发。在高原，缺氧导致肺通气量明显增大，呼吸道蒸发散热明显增加，每日经呼吸道蒸发丢失大量水分，同时消耗大量热量。水和热的大量丢失可引起脱水和热债，这是造成冷伤的重要诱因。

3. 辐射热交换增强

辐射是指机体以热射线的形式与外界物体进行的热交换。辐射热交换的总量取决于体表面积、皮肤与周围物体的温度差。高原空气稀薄、透明度高、晴天多、云量少、日照时间长、太阳辐射量较同纬度的平原地区大。高原白昼太阳辐射强有利于保温，但大风及低温足以抵消这种保温作用；高原夜间晴空时，辐射强度比海平面大、散热增多。

4. 对流与传导散热增多

机体体温高导致周围空气温度上升，冷空气下降补充而导致散热，这种散热方式称为对流散热。无风时，机体表面总是围绕着一层相对静止的空气，称为边界层空气，厚度6~15mm，有风时厚度仅为几微米。边界层空气是机体最外层的隔热屏障，其隔热能力的强弱与气温、风速和大气压密切相关。随着海拔高度增加，空气密度降低、导热性降低，隔热能力增加，因此在风速和气温相同的条件下，高原的对流散热能力比平原弱。但高原风大且风大天数多，边界层的隔热保温作用显著减弱，使对流散热成为机体散热的主要方式之一。

机体的热量直接传给与其接触的物体称为传导散热。水的导热率是静止空气的240倍。雨、雪、汗沾湿衣服时，水的高导热率和水分蒸发导致大量热量散失，同时衣服内静止空气减少，衣服的保温作用减弱。高原露宿时，在被褥下铺垫干草及脱下的衣服，可减少传导散热、加强保温。

总之，在高原机体代谢产热减少，同时以各种形式散失的热量增多，因此机体在与环境热交换中更易出现热量的负平衡。气温越低，体表的皮肤温度与外界环境的温度差越大，辐射、传导、对流散热速度加快，对体热的平衡影响也就越大。当这种影响超过一定的范围，机体的生理功能就会出现障碍，如感觉麻木、反应迟钝、体力消耗快、易疲劳等。

❈ 三、辐射与干燥

（一）太阳辐射

太阳辐射是地球表面热能的主要来源。光照强度一般随海拔升高而增加，海拔每升高100m，光照强度增加4%~5%。在高原地区，太阳辐射显著增强，原因主要有2个，一是高原空气密度小，空气稀薄，洁净度高，尘埃少，气候干燥，水蒸气密度小，太阳辐射的吸收和漫射减弱，太阳辐射强度增强；二是常年积雪，反射日光，增强辐射量。无积雪时，地面对太阳辐射热能的反射率低于25%，长着青草或其他植物的地面对紫外线的反射率仅9%~17%，而有积雪时，反射率可高达70%~85%。因此，在高原上，机体吸收的太阳辐射能量增多。在青藏高原，每年太阳总辐射量高达130~190kcal/cm^2，比同纬度低海拔地区高50%~100%。例如，拉萨全年多晴朗天气，降雨稀少，冬无严寒，夏无酷暑，气候宜人，全年日照时间在3000h以上，素有"日光城"的美誉。

紫外线是太阳辐射线的组成成分之一，占太阳辐射线的5%。紫外线波长为200~400nm，常被分为3个光谱带，即紫外线A段（320~400nm）、紫外线B段（275~320nm）和紫外线C段（200~275nm）。高原空气稀薄，水汽和尘埃少，紫外线被空气吸收减少，辐射强度增加，尤其是中波紫外线的增加更为明显。在海拔4000m的高原，波长400nm的紫外线辐射强度较平原增加1.47倍，而波长300nm的紫外线辐射强度较平原增加2.5倍。在雪线以上和冰雪覆盖的高原，由于反射增强，机体接受的紫外线辐射量和强度显著增加。海拔越高，强度越大，海拔每升高 100m，紫外线强度增加 1.3%。在海拔 3600m 处，紫外线强度对皮肤的穿透力是海平面的 3 倍；在海拔 5000m 处，紫外线辐射量为平原地区的 3~4 倍。

总之，在高原，每单位时间内照射在暴露的皮肤上总的紫外线剂量是在平原时的好几倍。其中紫外线 B 段过多照射可损伤皮肤组织，轻者皮肤发红、轻度肿胀，重者引起水疱和疼痛，紫外线 A 段照射主要导致皮肤色素增加、变暗。强烈持久的太阳辐射可损伤皮肤、眼结膜和角膜，导致日射病，皮肤烧伤，日光性皮炎，皮肤瘙痒、水疱、水肿，眼结膜、角膜损伤，可出现充血流泪，即俗称的"雪盲"，并可导致白内障，这也是青藏高原为白内障高发地区的原因。大量饮水、穿深色长衫、戴宽边帽、戴防紫外线眼镜、戴墨镜、涂防晒剂可有效屏蔽紫外线 A 段和紫外线 B 段。

（二）电离辐射

机体遭受着来自宇宙或地面环境等自然界的电离辐射的侵袭。在高原，大气层对宇宙射线的吸收减少，高原电离辐射增强。宇宙射线可间接或直接作用于组织、细胞，导致蛋白质和有机化合物发生电离、激发、分子变性、结构破坏等生物学效应。有学者推测高原宇宙射线增强可能会对机体产生影响，但迄今为止，尚缺乏科学依据。

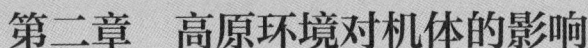

第二章　高原环境对机体的影响

居住环境的水土、气候等因素影响健康长寿。相对于平原地区，高原气候环境恶劣，影响人类生存，迄今为止，人类尚未完全适应高原环境。高原环境对机体的影响因素主要有低气压、缺氧、寒冷、干燥和强辐射等。缺氧环境是导致低氧血症和组织性缺氧的主要原因。

高原缺氧有极大的危害性，大约100年前，生理学家约瑟夫·巴克罗夫特（Joseph Barcroft）说过："所有住在高海拔地区的人都是身心受损的人。"例如，在高海拔地区，儿童认知发展会减慢，缺氧可引起机体各系统、器官、组织、细胞广泛的功能和代谢改变。缺氧对机体的影响，取决于缺氧原因、发生速度、程度、部位、持续时间及机体功能代谢状态等。缺氧对机体的功能代谢改变既有代偿性反应，也有损伤性反应，很多时候二者本质是相同的，区别仅仅在于反应程度的不同。例如，平原人进入高原后，红细胞生成增多，血液的携氧能力提高，这是一种代偿性反应，如果红细胞过度增多可使血液黏滞度增高、微循环障碍，反而加重细胞缺氧。机体长期受缺氧状态的影响，组织、器官发生代偿性改变去适应环境变化，因此慢性高原病发病过程是相对缓慢的。如果长时间得不到有效控制和改善，器官失代偿可引起高原性脑水肿、高原性肺水肿、高原性心脏病等，而持续性缺氧环境刺激可导致肺血管壁增厚、狭窄、肺血管重建，从而引起肺动脉高压。

第一节　高原环境对机体功能的影响

高原环境对机体生理功能产生一系列影响。平原人缓慢进入高原时，机体生理功能的变化以代偿性反应为主；当快速进入高原时，机体生理功能发生病理性改变而诱发疾病。但随着在高原居住时间的延长，依靠自身的生理调节作用，机体各系统功能达到新的平衡。高原居住人群的机体会发生一系列复杂的生理和病理变化。从目前的文献报道来看，高原环境对机体的影响是十分复杂的，目前研究主要集中在高原低气压、缺氧对机体的影响方面，涉及血液、呼吸、神经、循环、免疫、消化、生殖、泌尿、内分泌等系统的生理和病理改变。

一、血液系统

急性缺氧时，交感神经兴奋，脾脏等储血器官收缩，将储存的血液释放入体循环，使循环血中的红细胞数目增多。慢性缺氧时红细胞增多主要由于骨髓造血功能增强。当低氧血流经肾脏时，会刺激促红细胞生成素（erythropoietin, EPO）生成与释放。EPO能促进红细胞增殖、分化和成熟，提高红细胞数量和血红蛋白含量。适度的红细胞增多可提高血液携氧能力和组织供氧量，这是对缺氧的适应性反应。因此，进入高原数月内应尽可能补充蛋白质、铁、叶酸、维生素，为造血器官活跃的造血功能提供物质基础，促进高原适应机制的建立。但返回到低海拔地区后血红蛋白会逐渐恢复到原来的水平。低氧血症使EPO分泌增多，促进骨髓红细胞系统增生，发生慢性高原病，同时红细胞过度增生使血液黏度增加，血流缓慢，小血管内微血栓形成，氧运输能力减弱，组织严重缺氧，易导致血栓形成或局部组织坏死等并发症。

长期暴露在高海拔地区会增加血小板聚集性，高海拔缺氧诱导了参与止血和凝血通路基因表达的改变，进而导致血小板功能障碍。研究表明，缺氧促进血栓前血小板表型形成，通过血小板调节基因将钙蛋白酶活性提高了约3倍，并促进血栓形成。

二、呼吸系统

机体刚进入高原环境时，最先发生明显变化的是肺通气量增加，特征表现为呼吸频率加快、呼吸深度加深和胸闷气急，肺通气量的增加主要是肺部氧分压的增加，以满足机体在低压、低氧环境下对氧气的需求，经过一段时间的适应后，肺通气量会有所改善，但呼吸频率和深度的增加易导致血液中 CO_2 含量下降和碳酸氢盐储备量相对增加，严重时会导致呼吸性碱中毒。急性缺氧可使肺小动脉痉挛，肺循环阻力增高，毛细血管通透性增加，血浆渗出而产生肺水肿。在海平面且处于安静状态下，机体每分钟需要吸入250ml氧气，即必须吸入5L的空气，在肺内进行气体交换，而在海拔3000m的高度，机体必须吸入7.5L的空气，才能满足机体对氧气的需要，此时，人们会感到呼吸急促，如果加上运动，更容易出现气不够用的感觉。在高原上居住有利于慢性支气管哮喘的控制，这与治疗支气管哮喘所使用的低压氧舱原理相似，相当于在2000~2500m海拔的压力。高原四季分明、湿度低、空气中臭氧含量高、太阳光辐射强度高等，这些都有利于哮喘患者的康复。

在高原低氧、低气压环境中，机体肺总量和功能残气量都比平原高，肺保持在膨胀状态，肺泡表面积增大，气体交换面积增加，有助于氧的弥散，这有助于机体适应高原低氧环境。移居高原者几乎都存在不同程度的肺动脉高压，肺的血流灌注在一定程度上有所改善。功能残气量上升过大会影响潮气量，导致肺通气功能降低。肺动脉压过高，右心负荷过重导致高原性心脏病。严重缺氧又易发高原肺水肿、高原红细胞增多症。天气干燥导致气道干燥，损伤气道保护屏障，易引起呼吸道感染。

❀ 三、神经系统

大脑皮质对缺氧耐受性低，容易发生脑血管扩张、血流量增加、颅内压升高等，表现为头痛、失眠、多语等，持续缺氧会导致记忆力降低，嗅觉和味觉功能减退，视力和听力障碍。在海拔 4300m 以上的高度，夜间视力明显受损，并且这种损害不会因机体的代偿反应或返回低海拔地区而有所改善。机体的听觉功能也会随海拔的增加而受到影响，在海拔约 5000m 处，人的高频范围听力下降；在海拔 5000~6000m 处，人的中频和低频范围听力显著减退，而且听觉的定向力也受到了明显影响。此外，人的触觉和痛觉等也会在严重缺氧时逐渐变得迟钝，在极端海拔时还可能出现错觉和幻觉。移居者在高海拔地区停留 1 年以上，普遍存在注意力、反应和记忆功能受损，危及工作安全、工作效率和生活质量，慢性高海拔暴露导致的认知障碍倾向于逐步恶化，损害在早期阶段是可逆的，离开高原环境或定期吸氧可有效恢复或缓解脑功能障碍。

在高原缺氧环境中，中枢神经系统对缺氧耐受性最差，神经系统相关症状出现得较早。在轻度缺氧时，大脑皮层功能紊乱，主要表现为自言、幻听、幻觉、失眠；交感神经兴奋性增强，出现燥热，易怒，手指和眼睑颤动等症状。缺氧加重时，大脑皮层兴奋性增高，呼吸加深、加快，心率加快，心排血量增加。如果缺氧继续加重，大脑皮层由兴奋转向抑制，表现为表情淡漠、反应迟钝、注意力不集中。严重缺氧时可出现嗜睡、昏迷；副交感神经兴奋性增强，表现为剧烈头痛、恶心、呕吐、发绀、脉搏减慢等。缺氧影响脑组织能量代谢，导致脑水肿。缺氧使记忆力下降，也使嗅神经末梢感觉兴奋性降低，表现为嗅觉减退。

高原睡眠障碍在久居高原人群中较为普遍，研究表明，其与高原低氧环境、急性高原病密切相关。在高海拔地区，夜间会出现呼吸紊乱，表现为呼吸快慢不匀、睡眠呼吸暂停等，从而使血氧饱和度显著降低，进一步加重缺氧。肥胖者在高原缺氧与疾病双重作用下，病情尤为严重。睡眠障碍可引起缺血性心脏病、高血压、心律失常、心功能不全、代谢综合征、肺动脉高压、肺源性心脏病、脑卒中、癫痫、红细胞增多症、血细胞比容上升及血液黏度增高等。

四、循环系统

心动过速是进入高原后心脏最早出现的症状之一，无论在静息状态还是运动状态下，高原的心率均较平原高，然而，随着时间的推移，心率能以较快的速度恢复到原来的水平。初到高原，机体的晨脉（清晨初醒时的脉搏）较海平面水平高 20% 左右，10d 后，晨脉降至原来水平。所以，通过测量晨脉的变化程度及其恢复到原有水平的时间，可以判断机体对高原的适应能力。严重且持久缺氧将会对心肌、脑细胞等造成损伤，肺动脉阻力增加导致肺动脉高压及肺源性心脏病，还可使血浆儿茶酚胺分泌增多，引起血压升高。

高原肺动脉压力增高，对机体适应高原环境有一定的意义，但持续肺动脉压力增高会导致右心负荷过重，从而发生右心室肥大。在感染、劳累等诱因作用下，肺动脉压进一步升高，心功能代偿失调，引起心功能不全。肺动脉高压也是高原肺水肿的重要原因之一。

初入高原时，多数人血压变化不大，部分人有不同程度的血压升高，有报道称极少数人还会出现血压下降。血压改变与低氧环境下心排血量、血管弹性和内分泌失调有关。一般先是收缩压升高，而后舒张压升高，经过一段时间习服适应后恢复至正常水平。久居高原后，有的人会存在高原高血压、高原低血压或高原低脉压。

在低氧环境中，由于代偿机制的调节，血容量重新分配，红细胞、血红蛋白增加，机体适应低氧环境。持续严重缺氧，红细胞及血红蛋白过度增生，机体处于严重供氧不足的状态，微循环可出现血液流变学和血流动力学改变，甚至毛细血管受损，凝血和抗凝血平衡失调，造成组织水肿、弥散性血管内凝血及血栓形成等。

五、免疫系统

进入高原初期，机体免疫功能增强，血清免疫球蛋白含量增加，急性高原适应不全者增加更明显，长期停留高原者，免疫功能逐渐恢复；而慢性高原适应不全者血清免疫球蛋白含量反而出现明显降低，可能是与长期缺氧对免疫功能的抑制有关。国外报道指出，进入高原 3~5d 后，机体 T 淋巴细胞数目减少，后逐渐恢复，至 26~30d 恢复到正常水平，表明初入高原者 T 淋巴细胞免疫系统受到抑制。

低氧对中性粒细胞的吞噬功能产生影响，使红细胞免疫功能下降，同时低氧会抑制单核巨噬细胞可逆的、无特异性的迁移。动物实验结果表明，低氧暴露对动物免疫功能的影响存在性别差异，低氧使雄鼠 γ 干扰素水平下降，脾淋巴细胞扩增能力下降，雄鼠出现明显的免疫抑制，而雌鼠无特殊变化。低氧对机体的免疫抑制作用随着海拔高度的增加而降低，由平原进驻高海拔地区，机体的免疫抑制随着进驻高原高度的增加而增强，随着进驻时间的延长而降低，这是机体在高原环境下适应能力和抗感染能力下降的原因之一。

❈ 六、消化系统

在高原环境中，机体消化系统受低氧等环境因素影响尤为显著，会出现食欲不振、腹胀、腹痛、腹泻、便秘等症状，甚至发生应激性溃疡、胃肠道出血等急性病变。相较于急性缺氧，慢性缺氧对消化功能影响更明显，主要表现为唾液、胃液、肠液等消化腺分泌减少、胃排空时间延长和肠内容物吸收障碍。初入高原者，在海拔 3000m 处生活数天，高原低氧、低气压会使机体出现应激状态，常表现为食欲不振，海拔越高症状越明显，甚至出现恶心、呕吐、腹胀等不适。胃肠黏膜血管扩张、血流淤滞，血栓形成，易引起消化系统溃疡，甚至消化道出血、穿孔。肝脏对缺氧尤为敏感，随着动脉血氧含量的减少，可出现血清谷丙转氨酶、谷草转氨酶、乳酸脱氢酶增高，甚至发生肝细胞变性、坏死，严重缺氧时可出现黄疸。缺氧导致神经、体液及内分泌调节功能紊乱，胃肠黏膜缺血引起水肿，影响胃肠道消化、吸收、运动功能，并出现恶心、呕吐、腹痛、腹胀、食欲减退、体重下降等症状。

❈ 七、生殖系统

高原环境对机体性腺功能的明显抑制作用已被国内外学者所公认。性腺功能减退或紊乱，表现为雄激素分泌下降，性欲下降，精子数量、质量下降及月经紊乱。短期移居高原后，低氧环境可损伤男性生育力，主要表现在精液参数下降及生殖激素水平发生相应改变，这种损害随海拔高度的增加而加重。研究表明，受试者回到平原地区 6 个月后精液参数恢复到正常水平。女性在海拔 4300m 高度时，痛经和月经失调发病率增加，自然流产、早产及先天性畸形也较为常见，这是雪域高原人口出生率一直比较低的原因之一。关于高原环境对人类生育能力的影响，研究表明，日喀则、山南、拉萨等地区世居藏族育龄妇女受孕率为93.13%，并不低于平原地区。调查还发现，在平原长期未生育的汉族妇女，移居高原后受孕、生育的例子。上述研究结果表明，世居高原居民和已习服高原移居居民的生育力并不会减低。高原环境对生育能力的影响还有待进一步研究。

八、泌尿系统

处于高海拔地区时，由于缺氧，血流重分布，肾血管收缩，血流减少，肾功能出现明显变化，主要表现为尿量和尿液成分的异常变化。一般认为对高原缺氧适应良好者，血浆抗利尿激素浓度降低，尿量增多、体重下降；对高原缺氧适应不良者，特别是出现重度高原反应或高原肺水肿者，其血浆抗利尿激素浓度升高，尿量减少、体重增加。高原缺氧可抑制醛固酮分泌，同时缺氧所致的过度通气会引起呼吸性碱中毒，使肾小管上皮细胞分泌 H^+ 和吸收 HCO_3^- 减少，同时肾小管上皮细胞谷氨酰胺酶活性降低，NH_3 产生减少，尿液 Na^+、K^+、HCO_3^- 含量增多。由于缺氧条件下糖酵解增强，乳酸产生增多，抵消了呼吸性碱中毒对尿液 pH 的影响，pH 改变不明显。从平原急进入高原地区可致肾小球和肾小管同时受损，检测表现为尿生化异常和尿微球蛋白阳性。缺氧会使蛋白尿越来越多，且活动后加重，对肾脏的伤害很大，并且会导致肾脏血流量减少，返回平原后症状可自行消失。

九、内分泌系统

缺氧对内分泌系统有明显影响。平原人进入海拔 2000m 以上高原地区，肾上腺皮质功能立即增强，一般于第 2 周恢复至平原水平。交感—肾上腺髓质系统活性明显增强，血浆儿茶酚胺含量增加，引起心率增快、心肌收缩力增强、呼吸增强、通气量增大及血糖升高等适应性反应。急性缺氧引起垂体和肾上腺皮质肥大，肾上腺皮质功能增强，有助于加速机体蛋白质、脂肪分解和糖异生以提高血糖浓度，为机体提供更多的能量，有利于机体适应低氧环境活动的需要。缺氧引起血浆肾素活性升高，缺氧抑制血管紧张素转化酶活性使血管紧张素 Ⅱ 含量减少。平原人进入海拔 3500m 以上高原的最初几天，血浆醛固酮浓度常急剧减少，一般 10d 后恢复到平原水平，低海拔对醛固酮分泌无明显影响，中海拔对其有抑制作用。在高原上血压下降是醛固酮降低所致，而醛固酮增加则伴发高血压。从平原进入高原的人群甲状腺功能增强、甲状腺滤泡和结节高发，且与时间和海拔呈正相关，可能与低氧、寒冷、运动、电离辐射和饮食中碘的反复刺激等有关。

另外，低氧可通过低氧诱导因子 -1 介导瘦素分泌增加，改善缺氧状态后，瘦素分泌水平也逐渐降低。瘦素是一种抑制食欲的激素，它的水平增加导致人们不思饮食，加之高原环境让初来乍到的人新陈代谢较之前旺盛，机体也处于应激状态，故体重会逐渐降低。2002 年，对修筑青藏铁路的 115 名工人进行跟踪研究发现，平原人到海拔 4000m 以上的高原后，1 个月之内体重平均下降 10.2%。这也是机体对高原的习服反应，如果人在高原上继续生活下去，习服之后，体重又将恢复到原来的水平。因此，低氧环境配合适强度的运动训练（双重缺氧）可以持续促进瘦素分泌，是一种减肥方式。

❈ 十、心理

长期的高原工作生活可导致焦虑和抑郁情绪。进入高原后机体将面临气候恶劣、道路险峻、信息闭塞和高原反应等问题，内心缺乏安全感，同时要承受机体上的不适，容易出现恐惧、忧郁、悲观及焦虑等心理状态。高原地区许多疾病的发生与高原低氧有直接关系，如天气突变、空气稀薄、寒冷会加剧关节痛，久致关节僵直、变形、活动受限，这时容易情绪低落，注意力不易集中，食欲和睡眠均出现一定障碍，这些会使机体发生一系列心理、病理变化，相互影响而恶性循环。

❈ 十一、能量平衡和体重

在高原地区，缺氧、寒冷、昼夜温差大等自然因素对机体能量代谢的影响更明显。初入高原时，由于对高原缺氧环境产生恐惧心理，常易处于较紧张状态。对高原适应能力差者，出现食欲减退、胃肠功能失调等问题时，还要考虑营养不良对代谢率的影响，包括热量摄入不足、负氮平衡、体重减轻等。所以在高原地区进食量及食物的产热量应比平原地区稍高，才能维持热量摄入与消耗平衡，保持体重。由于高原地区食物的维生素及微量元素含量较平原少，故应适当补充维生素和微量元素。移居高原 1 年以上的人明显消瘦，可能与缺氧引起的慢性肾上腺皮质功能减退有关。

❈ 十二、劳动能力

久居平原者初到海拔 3000m 以上的地区，往往会出现各种低氧反应。长时间处于高原缺氧环境下，机体合成代谢减弱、分解代谢增强，特别是对蛋白质的分解代谢增强，大腿和上肢肌肉横断面积下降，并且Ⅰ型纤维的横断面积和Ⅱ型纤维面积都不同程度降低，无法维持较大负荷体力劳动，骨骼肌横断面积减小；训练效果的减弱，导致肌力的流失和力量的下降。高原环境中机体活动对机体肌肉负荷大于平原环境，乳酸堆积增多，肌肉耐力呈现下降趋势。低氧、低压环境抑制机体的力量、爆发性力量和灵敏素质。有学者研究发现低氧环境会引起脑组织发生相应的变化，使神经系统之间的信息传导和传递减弱，进而使速度、力量、灵活性和爆发力下降。随着对高原环境的习服，劳动能力有所恢复，但始终达不到其在平原时的水平。即便是高原世居者，劳动能力也低于条件相同的平原人和他们自己在平原的水平。

高原工作者的工作能力随海拔高度的升高而降低。研究证实，在海拔2000m、3000m、4000m高度工作能力比平原地区分别下降10.1%、29.2%、39.7%。

第二节　高原环境对机体代谢的影响

机体对高原环境的反应，是为了从低氧空气中争取到更多的氧而提高机体的呼吸量，因此必然呼出过量的 CO_2，影响酸碱平衡。严重低氧情况下食欲减退，热量供给不足，线粒体功能受到影响，因而代谢率降低。但在同等劳动强度条件下，高原者的热量需要量高于海平面者。一般情况下，从事同等强度的劳动，在高原适应5d后，比在海平面上的热量需要量高3%~5%，9d后，将增加到17%~35%，重体力劳动时，增加得更多。

一、碳水化合物

碳水化合物膳食能增加机体动脉血氧含量，能在低氧分压条件下提高换气功能。研究表明，高碳水化合物膳食能将动脉氧分压提高2.9~10.3mmHg，肺扩张能力可增加13.9%。糖和糖原是机体在紧急情况下首先启用的能源物质，维持血糖水平对脑功能的维护至关重要。

高原氧气缺乏、氧利用受限，对糖代谢产生多种影响。在低氧初期，血糖升高，主要由于交感神经系统激活，而进入高原一段时间后，血糖明显降低。在相同的饮食控制条件下，高原人血糖低于平原人。无论是模拟高原环境还是实际高原，机体进食高糖饮食都能提高缺氧耐力。放射性核素标记磁共振观察发现，缺氧时葡萄糖利用率增强。糖耐量曲线变化提示高原人利用葡萄糖的能力高于平原人，组织葡萄糖阈较低。周围组织有葡萄糖阈，必须超过此阈值，葡萄糖才能从血中进入组织代谢，高原人此阈值较低，可能是高原人葡萄糖利用能力增强的原因之一，是其对缺氧的适应性表现之一。

无论是在静息状态还是运动状态下，高原低氧使机体对葡萄糖的依赖性增高。尤其是高原习服后，肌肉对血液中葡萄糖的摄取率增高，肌糖原降解率降低。糖原是机体重要的热量来源，在应激时可以转化为 6- 磷酸葡萄糖参与葡萄糖代谢，为机体提供热量，是糖类能量的贮备形式。在模拟海拔 5000m 高原的实验中，急性缺氧组（缺氧 5d）大鼠、家兔等动物的脑、骨骼肌糖原含量显著下降，缺氧 15~30d 后逐渐回升，心肌糖原也明显降低以致耗尽，复氧后可逐渐恢复。组织糖原含量还与糖原异生作用有关，与供氧是否充分也有一定关系。在模拟海拔 3658m、4877m 与 7620m 间断缺氧的实验中，大鼠大脑、心肌与肌肉糖原含量都明显降低，而肾脏糖原无明显变化，肝脏糖原只在海拔 4877m 以上时才明显降低，肺脏糖原在海拔 4877m 以下时已经明显增高。

糖异生是在消耗腺苷三磷酸（adenosine triphosphate，ATP）时，乳酸、甘油和生糖氨基酸等转化为葡萄糖或糖原的过程。急性缺氧时，ATP 供应不足，由于神经内分泌系统和氧感受系统的作用，糖异生关键酶分泌减少、活性下调，糖异生受到抑制。组织器官不同，糖异生程度与缺氧习服程度不同。糖异生降低可以节约热量消耗，而糖异生增强则可为自身或其他重要器官提供葡萄糖。大鼠在模拟海拔 5500m 高原生活 3 个月后，其肝脏糖异生受阻，而肾脏糖异生明显加强。当机体习服或适应高原低氧环境后，由于营养摄入充分，运送至组织的氧充足，故而糖异生也增强。

❈ 二、蛋白质

蛋白质在分解氧化时每消耗 1L 氧所释放的热量在三大能源物质（糖、蛋白质、脂肪）中最低，但其合成消耗大量热量，糖酵解、脂肪酸氧化等代谢过程中的酶类均为蛋白质。因此高原缺氧时蛋白质代谢的变化在能量代谢变化中有重要的意义。登山时，往往观察到负氮平衡，提高氮的摄取量即可恢复平衡，说明负氮平衡的原因是食欲缺乏和摄取量不足。在高原低氧适应过程中，毛细血管可出现缓慢新生，红细胞数目增加，血红蛋白含量增高，血细胞总容积增加，单位体积血液氧饱和度提高，这决定了高原作业人员对蛋白质的需求。高原合理饮食组成应是蛋白质、脂肪和糖类分别占能量供给的 15%、25% 和 60%，尤其要注意补充优质蛋白。

急性低氧时，机体食欲下降，热量和蛋白质摄取不足。针对健康男性青年的研究发现，机体进入高原低氧环境，蛋白质摄取量不足是出现负氮平衡的主要原因。在慢性缺氧时，由于恢复和适应性建立，在营养供给充裕时，机体可恢复正氮平衡。急性缺氧时，从食物中摄取的氨基酸不足，加上氧化磷酸化作用减弱，ATP、尿苷三磷酸生成减少，体内蛋白质合成受到抑制。

在高原环境中，由于氧分压低、太阳辐射和紫外线增强、寒冷、风速高、气候干燥等因素作用，机体为了维持体温，不得不释放出更多热量，进一步加重热能摄取不足的程度，加速蛋白质分解，增加尿氮排出量。缺氧时垂体促肾上腺功能增强，糖皮质激素分泌增加，可能是蛋白质分解代谢增强的原因。在高原，生理或病理情况下尿液中可能排出蛋白质，即蛋白尿，其主要原因可能是肾小球毛细血管通透性增加。不过，这种现象多发生于初进高原或登山运动者，这可能是他们体重降低的原因之一。久居高原或对高山环境适应者无蛋白尿，血清中非蛋白氮亦介于正常范围内，说明高原人蛋白分解虽加速，但肾脏排出其代谢产物的能力没有受到影响。

在海拔 4200m 的高原地区生活的藏族和汉族人民，他们血液中的非蛋白氮、尿素氮、尿酸、氨基氮含量均在平原正常值范围内，但肌酸含量明显高于平原正常值，而藏族又高于汉族，说明高原地区机体肌肉代谢有增高趋势，尤以高原世居者最为明显。

❈ 三、脂肪

平原健康者进入高原后，血清脂类含量增高。据报道，在海拔 3658m 处生活 3 周后，机体血清总胆固醇增高 21%，磷脂增高 13%，游离脂肪酸增高 44%。血清总胆固醇含量随海拔高度的升高而增加。调查结果也表明，高原移居人群血清总胆固醇含量高于或略高于平原地区，且与居留高原的时间有关，居住高原半年以上者较 1 周者高。高原世居者血清总胆固醇和高密度脂蛋白胆固醇的含量介于二者之间。游离脂肪酸可在体内氧化产生热量供机体利用，但氧化不全时，酮体在体内增高，可出现酮尿症或酮血症。初入高原，血液和尿液中的酮体可不同程度增高，久居或世居高原健康者无此改变。

高原习服者对脂类能源物质的利用能力增强。高原缺氧时，体内儿茶酚胺分泌增加，血中游离脂肪酸量与热量摄取呈负相关，机体在高原环境下对脂肪酸的依赖性较低，而对血糖的依赖性较高，这是机体进入高原后血中游离脂肪酸升高和贮存脂肪减少的主要原因。营养物质的利用受食欲、能量平衡、循环等的影响，这些因素均影响脂肪的利用。

随着对高原低氧环境的习服，机体呼吸功能改善、毛细血管增生、血红蛋白含量增加，向组织供氧充分，此时机体由省氧的代谢方式调整为省能源物质为主的供能方式。高原世居者心肌利用乳酸和丙酮酸的能力增强。移居高原 18d 后机体开始运动时，游离脂肪动员和利用增多，有利于节省糖原。成年大鼠在海拔

3800m 处持续缺氧时，脂肪动员增多，说明长期居住在高原环境可使体内主要能量物质由糖类向脂肪转变。因此，对于长期居住高原的人来说，一定量的蛋白质和脂肪是比较适宜的，高蛋白质和高脂膳食对体重、皮下脂肪厚度、负重行走速度和高原低氧症状均有较好的作用。

四、维生素

维生素是构成体内辅酶的重要物质，参与物质代谢。缺氧时辅酶受到明显影响，维生素也出现变化，平原人到达高原后，维生素 B_1、维生素 B_2、维生素 C 摄取减少，其中以维生素 B_2 减少最为突出。研究结果表明，低氧组实验动物硫胺素、维生素 B_2、维生素 C、维生素 E 的含量较常氧组动物明显降低，补充维生素后可促进有氧代谢，提高机体低氧耐力。所以有学者主张在低氧环境下，初入高原者除应提高膳食中碳水化合物的比例外，还应增加维生素摄入量，可加速机体对高原环境的适应，如珠峰科考人员服用复合维生素。从事体力劳动时，维生素 A、维生素 C、维生素 B_1、维生素 B_2 和烟酸应按正常供给量的 5 倍给予。另外，登山运动员补充维生素 E 有助于保持细胞的完整性，降低细胞损伤，调节血小板的黏附力，抑制血小板聚集。

五、微量元素

（一）铁

对缺氧时微量元素代谢研究最多的是铁。铁在体内是构成血红蛋白、肌红蛋白、细胞色素氧化酶、细胞色素 C、过氧化氢酶等的重要成分，参与氧的贮存、运输和氧化还原反应。缺氧时，体内 EPO 分泌增多，加速红细胞生成，提高铁的利用率。缺氧时铁在红细胞中的更新率增快，造血功能增强。进入高原 2h 后，红细胞中铁的更新率比海平面增高 50%，7~14d 后达到高峰，6 个月后虽有所下降，但仍高出海平面 1 倍以上。

低氧时铁的转运系统也发生改变，铁的转运能力增强，铁在血浆中的转运速度加快，造血功能增强，生成更多的网织红细胞，利用转运来的铁合成血红蛋白。这对铁经肠吸收和从体内贮存库中释放，也会产生影响。

（二）锌

锌是体内重要的金属酶的组成成分，参与物质代谢。摄入的锌除供给某些酶和含锌蛋白合成外，大部分经胃肠道和胰腺分泌物排出。缺氧时，动物的心、脑、肾中锌的含量随金属酶活性的变化而变化，金属酶活性增强时，锌的含量也随之增高。

（三）铜

体内某些酶和蛋白中含有铜，如铜锌－超氧化物歧化酶、细胞色素氧化酶、多巴胺-β-羟化酶、铜蓝蛋白等。铜在缺氧动物组织中的含量随酶活性的强弱而增减，如心、脑、肾中的细胞色素氧化酶活性增强，铜的含量亦增加。

（四）碘

碘是甲状腺素的重要组成成分，在急性低氧时，甲状腺素分泌增加，甲状腺摄取碘量亦随之增加。

低氧时微量元素在保护细胞和提高机体低氧耐力方面有较好的作用，如高锌饲料组小鼠的低氧耐力明显高于低锌饲料组。在低氧条件下，给动物适当补充铁、铜、锰、钴等微量元素能明显改善机体对低氧环境的适应能力，增强机体外呼吸功能，并使与造血功能相关的金属酶活性升高。平原人在进入高原前服用微量元素制剂，可有效降低高原反应发生率，提高高原劳动能力。

❖❖ 六、水和无机盐

初登高原者，体内水分排出较多。一般认为，这是一种适应性反应。这一阶段如因失水严重而影响进食，则应设法使饭菜更为可口，并增加液体，以促进食欲，增加进食量，保证营养，防止代谢紊乱。但在低氧条件下，尚未适应的人应避免饮水过多，防止肺水肿。未能适应高原环境的人，还要适当减少食盐摄入量，这有助于预防急性高原反应。

◈◈ 第三节　高原低氧对机体健康的有利影响

人类的健康和长寿除了跟心理、运动、饮食等个人生活方式因素有关外，也直接受到当地环境和营养的影响，环境因素包括气候（温度、湿度等）、空气、土壤、水等，营养因素包括当地主要食物中所含的微量元素、维生素、不饱和脂肪酸等。若生存环境的海拔、温度、湿度适宜，食物营养来源丰富且污染小等，则有利于健康。例如，全国人口普查表明百岁老人较多分布在我国南方江河流域一带。以高海拔、高寒、干旱著称的青藏高原，亦散布着一些长寿人口区域。研究表明，海拔、温度、湿度等环境因素在一定范围内对机体是有利的，反之，可能是有害的。例如，我国东南部最潮湿地区，湿度越大，寿命相对较短；并非所有气候温和的城市都排在长寿指数前四分之一的名单之内；长寿城市的平均海拔高度为 201m，但高海拔亦存在长寿区域。因此，单纯就海拔高度来说，生活在海拔 1500~2500m 的区域是有利于健康的。

高原环境对人类的影响涉及大气物理、地球化学和生态等多种因素，其中大气压低、低氧、低温、低湿、太阳辐射强等因素往往综合作用于机体，而低氧是其中的关键性因素。低氧是高原对人类最大的挑战，然而，许多研究表明高原低氧环境激活了机体内的生理活动，提高了心、肺等器官的功能，增强了氧的利用，给机体带来了有益的效应。

❈ 一、延长寿命

《黄帝内经·素问》五常政大论篇载"其有寿夭乎……高者其气寿，下者其气夭，地之小大异也，小者小异，大者大异"，指出各个地方人的寿命与居住地的地势关系密切。在高原生活的人会更长寿吗？科学家调研了数百个县的慢性病死亡率与海拔、寿命之间的关系。结果发现，生活在海拔 1500m 以上的地方的居民的寿命比海拔接近海平面处的居民长 3 年。当然，这并不意味着海拔是寿命增加的决定性因素，但研究人员在调查特定疾病时发现，在高原生活的人较少因心脏病、中风等发作而死亡。

世界三大长寿区都在高山地区，即高加索的阿塞拜疆和阿布哈兹、东喜马拉雅的罕萨地区（包括克什米尔及我国新疆南部和田地区）、安第斯山厄瓜多尔的比尔卡班巴地区，这些地区居民寿命高，百岁老人不足为奇。这些地区的共同特点是：保持高山原始的生态系统、平均海拔 1500~2500m、空气和水较少被污染、居民多从事体力劳动、低热量饮食、体型清瘦者多、性情乐观、长者在家庭中依然有权威地位、百岁老人大多有家族史。除上述相似因素外，高原寒冷低氧环境中机体发育延迟、性成熟期延缓、生命周期延长、心脑血管疾病和恶性肿瘤的低发病率也是这些高山地区多长寿人口的原因。我国高原长寿区域多分布在平均海拔 1500~2500m 的地区，这样的海拔高度，使世居者的心血管、肺得到了良好的发育，小血管和微血管极其丰富，肺泡数量显著增多，心、肺功能明显增强。某些在平原的多发病，如高血压、冠状动脉粥样硬化性心脏病（以下简称冠心病）、糖尿病、肥胖症、骨质疏松和支气管哮喘等，在高原地区发病率相对较低。

除了与饮食习惯及运动相关外，长寿的原因还与当地民族对高原环境的适应程度密切相关。这种适应包括生理性和遗传性两方面，机体产生的反应是生理性的，而做出什么样的反应则取决于遗传性。世居者适应低氧环境，从生物学角度来剖析，是在高原长期居住后获得的，他们世代生活在高原，体格发生了某些解剖或生化上的调整，如圆形、丰满如桶的胸廓，医学上称之为"桶状胸"。这种特征能使整个胸腔容积增大，通过过度换气使双肺充气增加，肺容量和肺内表面积增大，有利于气体弥散，因而使得机体摄氧能力增强。藏族被证明是对高原适应最佳的民族，对藏族人民低氧适应相关基因进行研究发现，藏族某些低氧适应基因存在突变，导致藏族人民较其他高原世居者和移居人群更能适应高原低氧环境。总之，受遗传因素的影响，高原世居民族适应长期缺氧环境，他们能很好地生活在青藏高原。

❖ 二、提高低氧耐力

青藏高原是世界上面积最大、海拔最高的高原，具有不同的高山地理、地貌和完整的高原生态系统，除了观光旅游外，也非常适合体育锻炼和高原疗养。适度的海拔高度有利于激发机体的生理功能而又不至于造成低氧损伤。

随着运动水平的不断提高和体育科研的不断发展，高原训练越来越受到国内外体育界人士的关注。1968年在墨西哥城（海拔2830m）举行了第19届奥运会，高原运动员夺得了所有耐力项目的金、银、铜牌。这一事件引起了体育界的高度关注，高原训练开始走入人们视野。让平原运动员到高原进行体育训练，通过低氧刺激复合强化体能，提高运动员低氧耐力，从而提高运动成绩。

高原训练的理论基础是通过高原缺氧和运动的双重刺激，使训练者产生强烈的应激反应，最大限度地调动机体的内在潜能。国内已有研究表明，2000~2500m是较为适合运动员实施运动训练的高原高度，2400m是颇受各国教练员青睐的海拔高度。国外已有研究对更高海拔进行探索，如意大利、墨西哥等在3500~4000m的海拔高度对竞走运动员进行训练。当前我国运动员训练越来越倾向于高原训练，这既是紧跟世界运动训练的发展潮流，亦是体会到高原训练所带来的显著效果而作出的必然选择。

我国许多运动员都曾在青海多巴国家高原体育训练基地接受强化训练，取得了不错的运动成绩。训练基地海拔约2366m，在这样的高度经适应性训练，机体会产生一系列生理变化，如心肺功能改善、血红蛋白含量增加，机体携带、运送氧气的能力增高；利用氧气的能力增强；肌糖原含量增加，组织细胞缺氧条件下糖酵解能力加强，肌肉具有更高的耐酸能力和氧利用率；肌肉能量储备增加；机体对缺氧的耐受力提高，大脑对缺氧的适应性和稳定性增高；运动员的心理韧性得到培养和提高。

✥ 三、高山疗养与高原健康旅游

高原低氧既会损伤机体，也会给健康带来有益影响，轻度缺氧对机体而言，具有"激活"生理功能的作用。通过习服和适应，调动体内生理功能活动，从而改善心、肺功能，提高氧的利用，改善新陈代谢。受到高原训练的启发，一些国家（如瑞士）在海拔 2000~3000m 的地区，利用高山气候进行锻炼，开展"高山疗养"和"高原健康旅游"。地点选在中海拔、风光秀丽、植被丰富、气候宜人的山区。疗养点保持朴素的生活环境，有医务人员指导，有简单的物理训练设备，主要让机体接触大自然，享受空气、阳光和绿色食品，可以做健身操或高原呼吸体操，也可以进行徒步旅行或登山活动。平原人每年有机会在高原短期疗养或旅游，经低氧刺激，可以"激活"生理功能，调整神经系统功能，有益于健康。但老年人及某些疾病患者则不适宜在高低海拔之间直接跨越，因为这会导致机体处于应激状态，加重基础病情。在上述海拔高度建设高原预适应平台，采取措施对进入和脱离高原环境的人群进行高原预适应服务，将为人们尽快适应目标环境、减少相关疾病的发生做出重要贡献。高原预适应平台提供个体化服务，预防高原反应及高原脱适应反应，例如体检、高原知识培训、体能训练、药膳、茶饮、药物等，服务于往返于平原与高原的人员、从平原来高原的四季旅游者、从平原来参加高原训练的运动员、准备从中海拔地区去往高海拔或特高海拔甚至极高海拔地区的人员、平原地区援青人员、从高原去平原旅游者及出差者。充分利用这一海拔高度的优势，开展高原人群的医疗，以疾病为中心转变为以预防为中心，通过各种措施，防患于未然，减少高原反应的发生，减轻高原环境对机体的损害。

轻度低氧环境对某些疾病的康复有良好作用，可用来治疗某些疾病。研究表明，暴露于低氧环境可使小血管侧支开放，微血管增生，循环改善，对心脑血管疾病有良好的作用。据观察，在平原患有支气管哮喘的青藏铁路建筑工人，在海拔 3500~4900m 处劳动，初期仍需服用药物，15~40d 后，7 例患者症状缓解而减小用药量，2 个月后 8 例患者症状消失而停药，在高原工作 6 个月后返回平原，3~5 个月内哮喘发作次数减少且症状较轻。高海拔地区空气质量好，过敏原负担减轻，低氧环境下机体交感神经活跃、肾上腺皮质活性增强、血清去甲肾上腺素和皮质激素分泌增多，支气管痉挛减轻。但部分哮喘诱因是低湿度、冷空气的患者，在高海拔地区可能更容易加重哮喘，特别是在运动期间。再生障碍性贫血目前尚缺乏特效治疗，高原低氧刺激下肾脏产生 EPO 增多，进而刺激骨髓生成红细胞，改善贫血。高山疗养院在治疗再生障碍性贫血过程中，观察到患者骨髓中巨核细胞增生、出血倾向改善，骨髓电镜图像显示红细胞系统开始活跃。另一项研究发现，在海拔 2400m 高原短期居住 3d，机体糖耐量改善，在高山徒步行走时，经过训练的登山者较相同年龄的劳动者有更好的糖耐量，在海拔 4000m 处的研究也得到类似结果。学者认为这是受到高山地理环境的影响，为防治 2 型糖尿病开辟了前景。利用高原气候治疗的疾病尚有帕金森病、放射性损伤、情感性障碍、慢性肾炎、肾病综合征和某些职业病等。但是，由于个体对低氧反应有极大的差异性，因此某些人可能获益，另一些人则不一定适合，应加以注意。

第三章 高原病

由平原移居到高原或短期在高原逗留的人，对高原环境适应能力不足常常引起以缺氧为突出表现的一组特发性疾病，即高原病。高原病又称高山病、高原适应不全症，以返回平原后迅速恢复为其特点。高原病多发生于海拔2500m以上地区，致病因素主要是缺氧、寒冷、干燥、太阳辐射、疲劳，营养不良也可促使本病发生。高原病根据发病急缓分为急性、慢性两大类。随着旅游业发展、国家战略西部大开发、"一带一路"建设，加之交通愈发便利，前往高原的游客越来越多，掌握高原病发生、发展的规律有重要的社会效益。

我国有关急性高原病的记载先于西方。《汉书·西域传》记载人们穿越大头痛山和小头痛山时，会出现头痛、头晕及呕吐，这些症状同现代急性高原病的表现极为相似。而《黄帝内经·素问》五常政大论篇云"地有高下，气有温凉。高者气寒，下者气热"，从地理环境角度阐释了地域与气候变化的关系。

在我国，传统中藏医药是公认的防治急性高原病的一种有效手段，一些单味中藏药或复方已被证实具有确切疗效。传统中藏医药具有副作用小、疗效确切、服用简便等特色优势，现已成为高原病防治中不可忽视的力量。

第一节 急性高原病

急性高原病一般指由平原进入高原或由高原进入更高海拔地区时，机体在数小时至数天内对低气压、低氧不适应，导致代偿失调所表现出的一类高原疾病，下降到低海拔地区后，病情可缓解或痊愈。我国按急性高原病的临床表现将其分为急性高原反应、高原肺水肿和高原脑水肿。

一、急性高原反应

急性高原反应也称急性轻型高原病（acute mild altitude disease，AMAD），机体由平原进入到高原或久居高原者进入到更高海拔地区，在数小时或1~3d内发病，出现头痛、头晕、心悸、胸闷、气短、乏力、食欲缺乏、睡眠障碍，重者出现恶心、呕吐、发绀、尿少等症状，一般无严重体征，常见的有心率加快、呼吸深快、血压轻度异常、颜面或四肢水肿，在高原短期适应或对症治疗后，症状及体征能够显著减轻或消失。

对于急性高原病的认定往往缺乏客观的生理评价指标，主要原因在于早期症状较轻微，或被继发急性重型高原病所掩盖。所以急性高原病的临床诊断主要靠主观的、非特异性症状（典型症状常在进入高原后 6~10h 出现，有时可提前到1h 内）来评定。国际上通常采用 Lake Louise 标准来诊断，根据本病的临床症状和病情，国际高原病专业会议将其分为轻、中和重型急性高原病。轻型（Ⅰ度）：虽有症状但能正常活动，可以继续登山；中型（Ⅱ度）：有严重症状，活动能力下降，不能继续登山，需要卧床休息；重型（Ⅲ度）：病情进行性发展，并出现意识模糊等严重症状，需要急救并护送至平原或低海拔处。

（一）发病因素

无论采用何种交通方式，快速进入高原后，机体即出现头痛、头晕、心悸、胸闷、气促、乏力、纳差、睡眠障碍，重者出现恶心、呕吐、发绀、少尿或血尿等急性症状，急性高原反应通常发生于进入高原 6h 后，在 12~96h，发病率达到高峰，这是机体对缺氧刺激的生理反应，可能与缺氧时体内液体潴留、体液重新分配、肺动脉高压和机体应激反应增强等有关。

进入的海拔高度越高，急性高原病的发病率越高，临床症状也越严重；冬季发病率明显高于夏季，这可能是由于冬季高原的气候更为严寒；主要发生于移居人群，但世居人群也有发病的，世居藏族到平原居住一段时间后重返高原也可发生急性轻型高原病，但发病率低、病情轻；由高原进入更高海拔也可发生急性轻型高原病；年轻人、心肺功能强、体质健壮者患病概率较小；既往发生过急性高原反应者容易再次发生。男女发病率并无差别，妊娠与非妊娠妇女间亦无明显差别。

此外还有其他诱发因素，如进入高原前过度疲劳、精神过度紧张、上呼吸道感染、饮酒、高盐饮食、生活不规律及基础病等，均会使急性高原病发病率明显增加。

（二）诊断

1. 临床表现

进入高原或由高原进入更高海拔地区引发的一系列症状及体征，经过在高原短期适应或对症治疗，症状及体征显著减轻或消失。急性轻型高原病的症状繁多，按症状出现频率由高到低依次为头晕、头痛、心慌、气促、食欲缺乏、倦怠、乏力、恶心、呕吐、腹胀、腹泻、胸部闷痛、失眠、眼花、嗜睡、眩晕、手足发麻、抽搐等。体征常表现为心率加快、呼吸深快、血压轻度异常、颜面或四肢水肿、口唇发绀等。

2. 症状评分标准

目前，国际上采用 Lake Louise 国际急性高原反应评分标准对每一个症状进行打分，如表 3-1-1 所示。

表 3-1-1　Lake Louise 国际急性高原反应评分标准

内容	计分	程度	内容	计分	程度
头痛	0	无	睡眠障碍	0	睡眠与平常一样
	1	轻度		1	睡眠不如平常
	2	中度		2	易惊醒，睡眠差
	3	重度		3	夜间不能入睡
头晕	0	无	胃肠道症状	0	无
	1	轻度		1	食欲差或恶心
	2	中度		2	中度恶心或呕吐
	3	重度		3	严重恶心和呕吐
疲劳或虚弱	0	无	周围性水肿	0	无
	1	轻度		1	局部水肿
	2	中度		2	全身水肿
	3	重度			
精神状况改变	0	无	共济失调	0	无
	1	嗜睡或倦怠		1	能维持平衡
	2	抑郁或模糊		2	走路不稳
	3	昏睡或轻昏迷		3	步行易摔倒
	4	昏迷		4	不能站立

注：根据上述症状计分值，对每个人的体力活动量进行评价。0分：日活动量正常；1分：轻度降低；2分：中度降低；3分：严重降低，即卧床不起。症状计分值≥4分者可考虑为急性高原病。

（三）治疗

若症状较轻，经休息和睡眠后，急性高原反应可逐渐减轻或消除。若症状较重，不能参加日常工作者，需要进一步治疗。绝大多数急性高原反应患者可继续留在高原，但要密切观察。

1. 休息

一旦疑似急性高原反应，症状未改善前，应终止攀登和作业，立即卧床休息。

2. 氧疗

宜采用鼻管或面罩持续性低流量（1~2L/min）给氧，禁止间断性给氧，因为间断性吸氧常常使机体适应高原环境的时间延长。吸氧可以缓解患者恐惧高原的心理，帮助患者稳定情绪。此外，吸氧可以改善急性高原反应患者的某些症状，如头痛，特别是夜间头痛，改善患者睡眠状况及纠正患者的呼吸暂停综合征。同时，可防止病情进展。

3. 降低海拔

经上述治疗，若症状仍不缓解甚至恶化者，应尽快将其转送到海拔较低的地区，海拔高度仅下降300m，症状也会明显改善。

4. 药物治疗

（1）碳酸酐酶抑制剂：可选乙酰唑胺。乙酰唑胺引起pH值下降，刺激周围化学感受器，使肺通气量增加，肺泡氧分压增高，血氧饱和度保持稳定。乙酰唑胺还有利尿作用，能防止体液潴留，减少夜间抗利尿激素分泌，减少脑脊液的产生，从而降低脑压。乙酰唑胺能明显预防急性高山病的发生，改善急性高原反应患者的眩晕头痛、睡眠障碍等症状，提高急性高原反应患者外周血的血氧含量，主要是用于预防急性高原反应。上山前24h口服乙酰唑胺125~250mg，每日2次；或每24h口服乙酰唑胺500mg；也有一些学者主张上山后2~3d内连续服用，用量同前。小儿口服剂量为5~10mg/（kg·d）。

应用乙酰唑胺时应注意下列不良反应：困倦、面部及四肢麻木，久用可引起代谢性酸中毒和低钾血症，甚至导致粒细胞缺乏等过敏反应及肾结石。

（2）醛固酮拮抗剂：螺内酯是一种轻型利尿剂，有对抗醛固酮的作用，可减轻因缺氧引起的体液潴留，一般上山前或到达高山后口服。多数学者认为钾丧失可能是引起急性高原反应的一个重要因素，且这部分患者症状更重、时间更长，而螺内酯具有保钾排钠的作用，不至于丢失过多的钾。

（3）糖皮质激素：缺氧引起的脑水肿是急性高原病的主要病因，糖皮质激素能有效降低脑毛细血管通透性，减轻脑间质水肿。地塞米松可广泛应用于各种类型的高原病，尤其是高原脑水肿。初次口服8mg，然后每6h口服4mg。地塞米松在12h内疗效最明显，停药后症状会反复，症状严重者应连续用药，直到症状消失，或送回低海拔处。

（4）中草药：中医学认为，高原病是"气"不足而引起的病症，证型有气虚证、血虚证、气滞证、血瘀证。我国学者对中草药中抗缺氧的有效成分及疗效进行了大量的临床试验和动物实验，从而筛选出不少用于预防、治疗高原病的单味药及复方，如复方党参片、红景天、刺五加、异叶青兰、黄芪、茯苓、冬虫夏草等。

（5）对症治疗：用药的目的在于改善症状。①头痛、头昏。可服用索米痛片，每次 0.5~1g，每日 2~3 次，也可服用阿司匹林或复方阿司匹林，但该药可诱发消化道出血，特别是用量较大和用药时间较长时应注意。②恶心呕吐。可服用甲氧氯普胺 5~10mg，每日 2 次，或肌内注射甲氧氯普胺 10mg。也可服用氯丙嗪 25mg，每日 1~2 次，亦可作预防用。③水肿。水肿明显者可服用呋塞米 20mg，每日 2 次，需注意长期大量服用呋塞米可引起电解质紊乱、高尿酸血症等，从而加重病情。④心慌、气促。可适量服用镇静剂，如甲丙氨酯 0.2~0.4mg，每日 2~3 次。心率过快时可服用普拉洛尔 15~30mg，每日 3 次。

（四）预防

急性高原反应存在个体差异。大多数健康状况相同的人进入高原后可表现出不同的状态。快速进入高原则易发生急性高原病，年长者、肥胖者更易发病。因此，对急性高原反应的预防应采取综合措施，包括急性高原反应易感者的排除、升高速度的控制、体力负荷强度的掌握、药物预防和适应性锻炼等。

1. 保持良好的心态

初入高原者，应该事先了解高原地理环境，气象条件及高原病的相关知识，消除不必要的恐惧心理，避免精神过度紧张，保证充分休息。调查证实，承受能力差、过度紧张等对高原病发生起诱导作用。

2. 防寒保暖

高原严寒的气候条件也是初入高原者易发生急性高原反应的重要诱因之一。进入高原前后，要防寒保暖，以免受寒而诱发急性高原反应。另外，上呼吸道感染的患者，应在进入高原前治愈。

3. 避免剧烈活动及重体力劳动

进入高原后，初期一般应休息 3~5d，在海拔 4500m 以上的地区可适当延长休息时间，在此期间可进行适当的呼吸锻炼和户外活动，减轻急性高原反应症状。

4. 阶梯性适应

国际上公认的预防急性高原病最好的方法是阶梯性适应。近年来,国外有学者提出在进入较高海拔的高原时,在海拔2500m的高原每天上升300m,在海拔4000~5000m的高原每天只上升150m较为合适。在高原适应的前几天内,应限制体力消耗,适宜习服的主要指标是保持良好的食欲及保持体重平稳。每天进行4~5h阶梯性适应复合运动锻炼的受试者,不仅运动后心功能明显增强,而且可以防止高原有氧工作能力的降低。阶梯性适应的主要缺点是所需时间较长,不适合迅速反应的行动,并给后勤工作增加难度。

(五)预后

轻症者可不予处理,一般经1~2周适应后症状逐渐减轻或消失。多数人在12~36h内获得充分适应后,症状自然减轻或消失。

❖ 二、高原肺水肿

高原肺水肿(high altitude pulmonary edema,HAPE)是急进高原后最常见且最严重的一类急性重型高原病,严重时会继发急性呼吸窘迫综合征及多器官功能障碍综合征,后者是临床治疗的难点,也是导致HAPE患者死亡的主要原因。临床表现有呼吸困难、咳嗽、咯大量白色或粉红色泡沫痰,听诊两肺满布湿啰音。高原肺水肿是高原地区特发病,以发病急、病情进展迅速为特点,如能及时诊断与治疗,完全能够治愈。

(一)发病因素

高原肺水肿的发病率取决于上山速度、海拔高度及到达高山后所从事体力活动的强度等因素。

1. 海拔高度

本病多发生在海拔3000~5000m的地区,在此高度范围内原则上海拔愈高发病率愈高。一般认为,只要急速上到海拔3000m以上的高原,无论在任何地区都可患本病,只不过因时、地、人等各方面条件不同,发病程度和发病率有所不同。

2. 种族差异

青藏高原世居藏族人患病率比移居汉族人低。

3. 初入或重返高原

无论初入还是重返高原,本病多在进入高原1~7d内发病,但有短至3h,长达 10d 以上者。也有个别久居高原因劳累等诱因而发病者，乘飞机进入高原者多在 3d 内发病。重返高原是一个重要的致病因素，多数藏民在平原地区停留 3~6 个月后返回高原时发病，有记载的在平原地区逗留时间最短为 10d。

4. 进入高原的方式

步行、乘车或乘飞机进入高原都可患高原肺水肿。近年来，由于乘飞机进入西藏的人数增加，患病人数显著增高。有报道称缓慢步行进入喜马拉雅山脉者，急性高原反应患病率低且症状较轻微，这与机体逐步获得适应能力有关。

5. 职业、劳动强度及过度疲劳

进入高原者，不管从事何种工作均可患高原肺水肿，但以从事重体力劳动者发病率高。例如，驾驶员高原肺水肿的发病率较高，这显然与他们沿途劳累有关；在藏北高原行军或施工，多是负重大和劳动强度大者患病。

快速进入高原而又未能习服的人，若进行剧烈体力活动或过度劳累，容易患高原肺水肿。因此，在高原地区进行体育活动如登山、滑雪、旅游，均有患高原肺水肿的风险。此外，高原肺水肿常发生于男孩，这是因为男孩进入高原后与成人及女孩不同，他们活泼喜动，不愿充分休息，而这些均是发生高原肺水肿的重要诱因。

6. 发病季节和气候变化

任何季节、任何月份均可患病。一般来说，冬、春二季发病率较高，寒冷是高原肺水肿发病的主要诱因。统计数据表明，每年 11 月到翌年 3 月发病人数多，因为这段时间高原气候最恶劣、最寒冷。但近年的资料显示 4~10 月发病人数也不少，因为在这段时期内来往高原和参加高原各项活动的人数增多。

7. 上呼吸道感染

上呼吸道感染可诱发高原肺水肿。进入高原前后患上呼吸道感染，特别是伴发热时出现头痛、心慌、气促、鼻塞等症状时常常使缺氧更加明显。

8. 个体易感性和家族易感性

动物实验及临床观察结果均提示高原肺水肿有家族易感性和个体易感性。在临床上曾观察到有患者先后患高原肺水肿 8 次。部分患过高原肺水肿人员，从平原地区休假返回高原后，即使采取卧床休息、吸氧、服药等各种措施，也未能避免高原肺水肿发生。

总之，一般认为寒冷、过度疲劳、剧烈运动及上呼吸道感染是高原肺水肿发病的主要诱因。这些因素增加了机体的氧消耗，降低机体对高原缺氧的适应能力。此外，精神紧张、恐惧、酗酒、腹泻等因素也是高原肺水肿的诱因。

（二）诊断

（1）近期抵达海拔 3000m 以上的高原，出现静息时呼吸困难、胸部压塞感、咳嗽、咳白色或粉红色泡沫痰，患者感全身乏力或活动能力降低。

（2）一侧或双侧肺野出现湿啰音或喘鸣，中央性发绀，呼吸、心动过速。

（3）胸部 X 线检查可见以肺门为中心向单侧或两侧肺野呈点片状或云絮状浸润阴影，常呈弥漫性，不规则分布，亦可融合成大片状阴影。心影多正常，但亦可见肺动脉高压及右心增大征象。

（4）经临床及心电图等检查排除心肌梗死、心力衰竭等其他心肺疾患，并排除肺炎。

（5）经卧床休息、吸氧等治疗或转移至低海拔处，症状迅速好转，X 线征象可于短期内消失。

（三）治疗

1. 严格卧床休息

可降低氧耗从而减轻缺氧。静卧可使病情迅速好转，反之，若出现早期症状后继续登高或活动，会使病情迅速恶化。

2. 吸氧

这是治疗的关键，必须早期给氧。吸氧一般采用持续低流量吸氧（4~8L/min）；缺氧严重者可给予持续高流量吸氧（10L/min），时间不宜过长，一般不超过 24h，以免发生氧中毒。绝对不能突然停氧，因为有可能出现"反跳"，病情较吸氧前更严重。如有条件，采用间歇或持续正压呼吸法纠正缺氧效果较好。

高压氧治疗可明显提高高原肺水肿患者的血氧分压，增加血氧含量，增强血氧弥散功能，加快组织内血氧交换，修复受损的血管及组织。吸氧浓度、吸氧压力并不是越高越好。吸入 2~3 个大气压以上的氧，可在短时间内引起氧中毒，表现为面色苍白、出汗、恶心、眩晕、幻视、幻听、抽搐、晕厥等症状，严重者可昏迷、死亡。许多 HAPE 患者伴有严重的呼吸衰竭，不但有低氧症状，可能还伴有二氧化碳潴留等中枢性及外周性呼吸衰竭，此时应给予机械通气，不宜行高压氧治疗。

3. 药物治疗

（1）一氧化氮：吸入低浓度一氧化氮能选择性迅速降低肺动脉高压，而在常氧下吸入一氧化氮并不影响肺动脉压。可将 20g 左旋精氨酸加入 500ml 5% 葡萄糖溶液中，静脉滴注 4h，以提高机体内源性一氧化氮含量，减轻低氧损伤，降低肺动脉压。

（2）氨茶碱：能降低患者肺动脉压，降低腔静脉压，减少右心回血量，强心利尿，松弛平滑肌以减轻体循环阻力，改善心功能。对于一般病例，氨茶碱用量为 0.25g，每日 2 次。病情非常严重的高原肺水肿患者，氨茶碱用量可达 0.5g。在临床应用中，必须注意氨茶碱的副作用。

（3）地塞米松：一种合成的高效糖皮质激素，可以增强肾上腺皮质功能，增强毛细血管及细胞膜韧性，提高机体抗缺氧能力。地塞米松能预防急性高原病的发生，改善 HAPE 患者的临床症状，缩短肺水肿的病程。研究表明，使用地塞米松能降低肺微血管壁的通透性，阻止血浆成分向肺泡腔渗出，增加肺泡腔内液体的吸收。地塞米松的治疗剂量为每次 4mg，每日 2 次，一般不超过 3d。若有癫痫、消化性溃疡、高血压、糖尿病等疾病，应慎用或禁用地塞米松。

（4）利尿剂：可减少肺血容量，减轻心肺负荷。不良反应为水、电解质紊乱，尤其是大剂量或长期应用时，会出现体位性低血压、休克、低钾血症、低氯血症、低氯性碱中毒、低钠血症、低钙血症、心律失常等。

（5）硝苯地平：属于钙通道阻滞剂，具有选择性舒张动脉阻力血管、松弛血管平滑肌、扩张冠状动脉、增加下腔静脉血流及肺动脉血流的作用，从而干扰缺氧性肺血管收缩及降低肺动脉压。在降低肺动脉压方面，硝苯地平起效缓慢、平稳从而备受推荐，同其他血管扩张药相比，硝苯地平对体循环影响更轻微。具体用法为口服硝苯地平 10~20mg，每日 2 次；或硝苯地平 10~20mg，舌下含服。

（6）吗啡：适用于严重烦躁不安、过度通气者，小儿、老年、呼吸衰竭者忌用。每次 10~20mg，皮下注射或肌内注射，并应与阿托品联合使用。

（7）阿托品或山莨菪碱：可使中心静脉压下降，心排出量减少，肺血容量降低。

（8）强心剂：并发心力衰竭时应用强心剂。

（9）抗生素：可酌情应用，以防治呼吸道感染。

（四）预防

1. 加强低氧耐受性训练，避免急速进入高原地区

进入高原的速度是很重要的，尤其对登山者而言，开始时每天上升 300m 高度，以后每两天再增加 300m 高度较为安全。但即使如此仍有发生高原肺水肿的风险，尤其高原人在平原居住一段时间后重返高原时更应注意。同时，要加强低氧耐受性训练。

2. 了解高原相关知识

进入高原前要充分了解高原的气候特点、地理等知识，了解高原病的相关知识，正确对待高原缺氧引起的高原病，消除对高原环境的恐惧心理，保持心情舒畅、精神饱满，避免因恐惧使交感神经过度兴奋而诱发高原肺水肿。

3. 健康检查

进入高原之前，必须进行严格的健康检查，患有严重的器质性心血管疾病或肺部疾病的人不宜进入高原。

4. 注意高原气候变化

高原气候寒冷、昼夜温差大，应配备足够的防寒衣物，避免受寒感冒，如进入高原前已发生上呼吸道感染，应积极治疗，最好待疾病痊愈后再进入高原。进入高原后，应遵循"早吃好，午吃饱，晚吃少"的饮食原则，遵循夜间保持呼吸道畅通的睡眠原则，可降低高原肺水肿的发病率。

5. 注意休息

过度疲劳、休息或睡眠不足、剧烈活动等因素可降低抵抗力，降低机体对缺氧的耐受性，增加组织氧耗，或使肺血容量增加，促使肺水肿发生。因此，初到高原1周内，要注意休息，逐步增加活动量，减少和避免剧烈运动，避免过度疲劳。待机体逐渐适应高原缺氧环境后，再开始正常活动。

6. 易感者应积极预防

患过高原肺水肿的人容易再次发病。对于易感者，进入高原前可适当服用预防药物，进入高原后，给予持续低流量吸氧，必要时按高原肺水肿诊疗方案进行治疗，避免发生高原肺水肿。

7. 早期诊断，及时治疗

进入高原后，机体若出现症状，应早期诊断、及时治疗，采取治中有防、治轻防重、防治结合的原则，降低发病率。

8. 药物预防

（1）地塞米松：进入高原前一天开始服用，每次口服5mg，每日3次，进入高原后继续服用2d。

（2）乙酰唑胺：进入高原前一天开始服用，每次口服250mg，每日3次。

（3）硝苯地平：进入高原前一天开始服用，每次口服10~20mg，每日2次；或每次10mg，舌下含服。

（五）预后

高原肺水肿发病急，起病突然，若不及时救治，常危及生命。若治疗及时，一般 1~2h 可见效；体温和血常规一般 3~5d 恢复正常；咳嗽、咳白色或粉红色泡沫痰等症状一般 2~3d 消失，胸片改变多在 15h 内消失，一般患者在 1 周内临床治愈。病愈后不留任何后遗症，亦不影响其继续留居高原。

❖ 三、高原脑水肿

高原脑水肿（high altitude cerebral edema，HACE）是由急性缺氧引起的中枢神经系统功能严重障碍，发病急，临床表现为严重头痛、呕吐、共济失调、进行性意识障碍等。病理改变主要有脑组织缺血或缺氧性损伤、脑循环障碍，进而发生脑水肿、颅内压增高，若治疗不当，常危及生命。

（一）发病因素

（1）缺氧：高原缺氧是发生高原脑水肿的根本原因。

（2）感染：尤其是上呼吸道及肺部感染，会增加机体耗氧量，加重缺氧而诱发高原脑水肿。同时呼吸道充血水肿，分泌物增加，影响通气功能。上呼吸道感染诱发高原脑水肿者占 16.6%~40.8%。

（3）过度劳累、剧烈运动：进入高原途中或进入高原后，因过度劳累，机体耗氧量增加，缺氧加重，这两者占高原脑水肿诱因的 17%~31.3%。

（4）晕车、热量供给不足：高原缺氧加之晕车呕吐、摄食量减少、热量供给不足、嗜睡等可诱发本病。据统计，晕车为诱发因素者占 6.9%。

（5）情绪异常：精神过度紧张、恐惧、悲愤等使机体代谢增加，耗氧量增加，同时交感神经兴奋性增强，都易诱发高原脑水肿。

（6）气候恶劣、寒冷、大量饮酒、发热等均可加重缺氧而诱发高原脑水肿。

（二）诊断

（1）时间、高度：近期抵高原，一般在海拔 3000m 以上发病。

（2）临床表现：剧烈头痛、呕吐、表情淡漠、精神忧郁或欣快多语、烦躁不安、步态蹒跚、共济失调等。随之神志恍惚，意识朦胧、嗜睡、昏睡以致昏迷，也可直接发生昏迷。可出现肢体功能障碍、脑膜刺激征、锥体束征阳性。

（3）眼底检查可出现视盘水肿或视网膜出血、液体渗出。脑脊液压力增高，细胞数及蛋白质含量无变化。

（4）排除急性脑血管疾病、急性药物或一氧化碳中毒、癫痫、脑膜炎、脑炎。

（5）经吸氧、脱水剂、糖皮质激素等治疗及转入低海拔地区后症状缓解。

（三）治疗

在及时组织就地抢救的同时，应及早把患者转送到低海拔地区或平原。在病情未稳定的情况下，严禁长途运送患者。

（1）昏迷前期的治疗：绝对静卧休息，头偏向一侧，保持呼吸道通畅。监测生命体征，吸氧，利尿脱水，镇静。

（2）昏迷期的治疗：保持气道通畅，氧疗，脱水利尿，降低颅内压，低温疗法，促进脑细胞代谢及改善脑循环，维持水电解质平衡及酸碱平衡，预防和控制感染，胃肠外营养。

（3）恢复期的治疗：患者经过抢救，脱离昏迷进入恢复期后，仍要严密监测生命体征和意识的变化，防止病情再度恶化，重新进入昏迷期。同时要积极预防和治疗并发症。能进食者，给予多次、少量流质饮食，保证营养供应。

（四）预防

消除恐惧心理、避免精神过度紧张，入高原前避免受寒，到达高原后减少体力活动、注意休息，适当服用预防药物。进入高原执行任务的部队应有高原习服过程，加强进入高原前、进入高原途中及进入高原后的适应性训练。具体措施如下。

（1）进入高原前应进行全面的健康检查，患有血液循环疾病者及严重心肺疾患、影响肺功能者不宜进入高原。如上呼吸道感染、肺部感染及其他原因引起的急性发热，待治愈后再进入高原。

（2）进入高原前2~3周内，应加强耐氧训练，如长跑、爬山、打球等。

（3）进入高原前1~2d，应注意休息，避免劳累、受凉，禁烟酒。

（4）乘车进入高原者，最好是阶梯式进入。①第1周停留在海拔2400m处，第2周到达海拔3350m处，最后1周到达海拔4270m处，保证充分适应后绝大多数人可到达海拔5500m高度。②在海拔2500~3000m处停留2~3d后继续登高，在海拔3000m以上的地区，登高高度每天上升600m。

（5）进入高原途中，应注意保暖、防寒，高原昼夜温差大，夜间寒冷，应避免受凉，宜充分休息，防止疲劳。若出现急性高原反应或上呼吸道感染等，应积极治疗，待症状消失后经过一段时间再继续登高。

（6）进入高原后，不宜进行中等强度以上的体力劳动及剧烈运动，以免增加机体的耗氧量。体温过低与高原反应有协同作用，因此保暖非常必要。

（7）加强卫生宣传教育，加强进入高原的人对高原脑水肿防治知识的了解，消除紧张、恐惧的心理。

（8）初入高原者，特别是大批人员同时进入时，医务人员应加强巡视，尤其要增加早晨及夜间的巡视次数，及时报告，切实做到早发现、早诊治。

（9）可选择药物进行预防。①地塞米松：口服，每次 4mg，每日 2 次，从登高前一天开始服用，进入高原后再继续服用 3d。该药副作用少，比乙酰唑胺更能振奋精神。②乙酰唑胺：口服，每次 250mg，每隔 8h 口服 1 次。该药为碳酸酐酶抑制剂，能促进肾 HCO_3 分泌，造成轻度代谢性酸中毒，使通气加强，促进机体适应过程，同时还能抑制脑脊液的产生。乙酰唑胺能改善睡眠，利尿，从而降低急性高原病的发生率，减轻病情严重程度，尤其能预防进入高原后出现的失眠、头痛等症状。

（五）预后

高原脑水肿患者经积极救治，绝大多数能痊愈，不留后遗症。个别病例因延误治疗或脑组织损害严重或昏迷时间过长，可遗留有不同程度的视物模糊、健忘、记忆力减退、瘫痪、声音嘶哑、失语等。高原脑水肿患者昏迷时间愈长，并发症愈多，预后愈差。

第二节　慢性高原病

一、Monge 氏病

Monge 氏病既往又称"高原红细胞增多症"，是一种发生于高原当地人或海拔 2500m 以上常住居民的临床综合征，其特征是红细胞增多、严重低氧血症，随着病情发展，逐渐发生全身多系统的损害，并出现相应的临床症状和体征，包括睡眠障碍、头痛、头晕、耳鸣、感觉异常、身心疲劳、认知障碍及发绀（多见于甲床、耳朵和嘴唇）。转移至低海拔地区后症状逐渐消失，返回高海拔地区后再次出现。合并中度或重度肺动脉高压者，可发展为肺心病，导致充血性心力衰竭，严重者出现多器官功能衰竭，发展为严重的系统性疾病。

（一）发病因素

Monge 氏病的发生可能与多种因素有关，包括性别、海拔高度、遗传因素、年龄、职业等。例如，男性患病率明显高于女性；绝经后女性患病率显著高于未绝经者，提示雌激素可以降低 Monge 氏病的发病风险；随着海拔高度增加，患病率也随之增加；移居者明显高于世居者；高原居住时间即低氧暴露时间，与患病率呈正相关性；研究发现吸烟者患病率是不吸烟者的 2 倍，可见吸烟与慢性高原病关系密切；劳动强度大的人群患病率明显升高；肥胖人群患病率升高；有围产期缺氧史的人群，其 Monge 氏病患病率升高。

（二）诊断

1. 诊断条件

（1）临床表现：头痛、头晕、气喘、心悸、失眠、乏力、局部发绀、手脚心发热、静脉曲张、肌肉和关节疼痛、厌食、注意力不集中、健忘。

（2）辅助检查：红细胞增多（女性 HGB ≥ 19g/dl，男性 HGB ≥ 21g/dl），严重者会发生低氧血症；肺动脉高压（非必需的）；心脏功能减退（非必需的）。

（3）危险因素：既往有 Monge 氏病史、低通气、对低氧通气缺乏呼吸敏感性、睡眠呼吸暂停、其他呼吸不全、超重、肥胖和闭经期后。

2. 排除标准

（1）患者有慢性肺病，如肺气肿、支气管炎、支气管扩张、肺纤维化、肺癌等。

（2）慢性呼吸功能紊乱或某些慢性病变引起的低氧血症，并导致继发性红细胞增多症。

（3）居住在海拔低于 2500m 地区的人群。

3. 青海慢性高原病计分系统

Monge 氏病依据临床表现和血红蛋白浓度进行计分，如表 3-2-1 所示。

表 3-2-1　青海慢性高原病计分表

内容	计分	程度	内容	计分	程度
发绀	0	无	气喘、心悸	0	无
	1	轻度		1	轻度
	2	中度		2	中度
	3	重度		3	重度

内容	计分	程度	内容	计分		程度
头痛	0	无	感觉异常	0		无
	1	轻度		1		轻度
	2	中度		2		中度
	3	重度		3		重度
耳鸣	0	无	血管扩张	0		无
	1	轻度		1		轻度
	2	中度		2		中度
	3	重度		3		重度
失眠	0	睡眠正常	HGB	男	0	18g/dl < HGB < 21g/dl
	1	不能正常入眠			3	HGB ≥ 21g/dl
	2	睡眠不足，常觉醒		女	0	16g/dl < HGB < 19g/dl
	3	无法入眠			3	HGB ≥ 19g/dl

注：将以上计分相加作出 Monge 氏病的诊断及其严重程度判定，Monge 氏病依据计分结果分为以下几类。①无 Monge 氏病（0~5 分）。②轻度 Monge 氏病（6~10 分）。③中度 Monge 氏病（11~14 分）。④重度 Monge 氏病（≥ 15 分），特别是严重头痛，过度红细胞增多（HGB > 25g/dl）及显著低氧血症（SaO_2 < 70%），计分达 15 分时为重症。

（三）治疗

多年来，研究者对 Monge 氏病的药物治疗或其他治疗进行了大量探索，并取得了不少进展，但真正临床应用有效或被国内外学者公认的治疗方法尚未见报道。依据发病机制，较有效的治疗方法是转至低海拔地区，对继续留在高原地区的轻症患者，休息和低流量吸氧是重要的治疗措施，但重型患者若出现右心衰竭，应尽快脱离低氧环境。据报道，患者转至低海拔地区 3~4 个月后临床症状可明显改善，血红蛋白、血细胞比容、血液黏度等恢复至正常水平，右心室肥厚减轻，肺动脉压下降，循环血容量减少，患者在平原恢复后若再返回高原，症状又可重现，并且可能会加重。

1. 氧气疗法

氧气疗法有普通吸氧疗法、高压氧疗法。其中，高压氧疗法可提高红细胞携氧能力，增加血氧含量，提高组织器官氧含量和氧储备，增加组织内氧的有效弥散距离，纠正组织缺氧，从而改善微循环，达到改善临床症状的目的。高压氧舱治疗 Monge 氏病机制如下。

（1）在高压氧条件下骨髓处于高氧状态，红细胞生成受到抑制。

（2）高压氧条件下血氧含量增高，红细胞需求量减小，血液稀释，血流加快，有利于改善微循环。

（3）高压氧可增强吞噬细胞的吞噬能力，促进纤维蛋白溶解酶活动，使血凝块及渗出物易被微循环运走或弥散到淋巴中去，促进栓子缩小或消失，血管疏通，血运恢复。

（4）引起红细胞膜脂类的过氧化作用而发生溶血，使血红蛋白含量减少，血栓软化，血液黏度降低。

2. 放血及血液稀释疗法

静脉放血及稀释血液治疗 Monge 氏病，虽然见效快，但不是病因治疗，患者好转后若仍继续在高原生活就会复发，加之反复放血不易被患者所接受，有一定的局限性。主要用于以下情况：①重症的 Monge 氏病（HGB > 23g/dl）且伴有心功能不全，经一般的吸氧和对症治疗病情改善不明显。②高黏滞综合征明显的患者或有血栓形成病史的患者。③需行较大手术的 Monge 氏病患者，可在术前几天每日或隔日放血 300 ml，同时补入胶体溶液 500 ml，连续 3~5 次。放出的血用于术中或术后作自体回输，这样不仅能稀释血液，还能减少患者术中的失血量和预防输入异体血可能发生的输血反应。

现代医学的静脉放血疗法和藏医放血疗法有一定的差异，但都认为放血疗法是治疗 Monge 氏病的一个重要方法。

3. 红细胞单采术

采用血细胞分离机对 Monge 氏病患者进行红细胞单采术治疗，选择性去除血液中的红细胞，同时输入生理盐水，稀释了血液，迅速降低红细胞比容和数量，改善临床症状，同时又将其他血液成分还输，既避免血浆蛋白、白细胞、血小板、凝血因子等成分丢失，同时又补充了等量的生理盐水，保持血容量平衡，从而避免了低血容量症的发生，减轻形成血栓的风险，效果优于静脉放血治疗。

4. 药物治疗

（1）血管紧张素转化酶抑制剂：可使血管紧张素 II 生成减少，血管扩张，降低肾血管阻力，增加肾血流量，从而使 EPO 合成、分泌减少，Monge 氏病症状得到缓解。血管紧张素转化酶抑制剂还可降低机体耗氧量，有利于 Monge 氏病的恢复。血浆内 N- 乙酰丝氨酰 - 天冬氨酰 - 赖氨酰 - 脯氨酸为天然的造血干细胞增殖的调控物，而血管紧张素转化酶抑制剂能降低其在体内的代谢，增高血液黏度，从而使红细胞生成减少。常用的药物有依那普利和卡托普利。

（2）腺苷受体拮抗剂：茶碱类包括氨茶碱、胆茶碱等，是非选择性肾上腺素受体阻断剂，可抑制高原缺氧状态下肾脏合成 EPO，使红细胞生成减少，从而缓解 Monge 氏病的症状。茶碱类还可抑制磷酸二酯酶的活性，升高气道平滑肌细胞内的环磷酸腺苷，扩张气管，缓解急性高原病或 Monge 氏病呼吸道症状。

（3）乙酰唑胺：为碳酸酐酶抑制剂，可通过刺激通气反应，起到改善氧合的作用。

（4）抗凝剂：蝮蛇抗栓酶、低分子肝素、抗凝血酶Ⅲ等。

（5）改善微循环药物：复方丹参滴丸、前列地尔等。

5. 其他治疗

Monge 氏病还有以下几种治疗方法。①脱离低氧环境；②低频旋转磁场治疗；③劳逸结合，合理休息；④适度进行体育运动，以不觉劳累为宜；⑤有意识深呼吸；⑥戒烟限酒，饮食以易消化糖类为主；⑦减少三高、肥胖等因素的产生。

（四）预防

目前，医学界对 Monge 氏病的预警、预测及预防缺乏具体措施，余根据长期的临床工作经验，提出以下建议。

1. 体格检查

对拟进入高原的人群进行体格检查，包括心电图、肺功能、低氧通气反应、肺弥散功能等，有条件者可做运动试验，监测最大运动状态下的血氧饱和度。

2. 保持良好的生活习惯

到达高原且适应之后，可适当进行体育锻炼，增强抗缺氧、抗病能力。合理休息，保证睡眠，少饮酒，戒烟。积极预防感冒、上呼吸道感染及其他心肺疾病。

（五）预后

由于机体长期缺氧，血液中红细胞数量和功能发生累积性改变，Monge 氏病患者具有"三高一乱"的血流特点，即血液黏度、黏滞性、聚集性增高，血凝与纤溶系统紊乱，可引起机体多组织和器官损伤。最终，Monge 氏病会引起严重的肺动脉高压，并可能导致心力衰竭。Monge 氏病呈慢性发病过程，患者常说不出准确的发病时间，多在逐渐发生缺氧症状后方就医。一旦发病便迁延数年，在高原低氧环境中不能自愈，转入平原后红细胞、血红蛋白、血细胞比容可恢复正常，症状消失，重返高原后又复发。

二、高原肺动脉高压

高原肺动脉高压是慢性高原病的一种，曾用名有血管型慢性高原病、高原性心脏病、低氧性肺心病、婴儿亚急性高原病、儿童高原性心脏病、成人亚急性高原病等。高原肺动脉高压，即平原地区正常人移居高原后，在长期低压、缺氧环境作用下，肺小动脉发生功能性和器质性改变，以缺氧性肺动脉高压为基本特征，引起一系列病理生理改变，导致心肌损害和循环系统功能障碍的疾病，可表现为发绀、胸闷、呼吸困难及水肿等，并出现相关辅助检查的改变，可分为小儿和成人高原性心脏病。本病多慢性发病，个别初进高原者特别是儿童会急性或亚急性发病，国外称为亚急性高原病，以显著肺动脉高压引起的右心室扩大和充血性右心衰竭为特征；而慢性患病者表现为以右心室后负荷过重所致的右心室肥厚为主的多脏器损害。

（一）发病因素

多发生于平原移居高原或由高海拔到更高海拔处的人群，其发病率随着海拔的升高而升高。流行病学调查结果显示，移居者的患病率显著高于世居者，儿童患病率高于成人。绝大多数儿童在 2 岁以内发病，男性发病率为女性的 2 倍。

（二）诊断

（1）海拔高度：一般在海拔 2500m 以上的移居者易发病，个别对缺氧易感的世居者亦可发病。根据国际高原医学大会制定的定义，诊断高原肺动脉高压，其所在地海拔高度为 2500m 以上。

（2）临床症状和体征：高原肺动脉高压患者主要表现为肺动脉高压、右心室肥厚及右心衰竭，同时，患者也会出现心悸、疲乏无力、咳嗽、呼吸困难、发绀、失眠、易怒，肺动脉瓣听诊区第二心音亢进或分裂，发展为右心衰竭时可伴有颈静脉充盈或怒张、肝肿大、心包积液、胸腔积液、腹水、下肢水肿、少尿等。

（3）辅助检查：X 线、心电图及超声心动图等检查示显著肺动脉高压和右心室肥厚征象，右心导管或彩色多普勒超声心动图检查示肺动脉平均压 >30mmHg，收缩压 >50mmHg。建议对发作时的肺动脉压也进行测定，以便与由心脏病引起的肺动脉高压进行区别。

（4）排除由其他原因引起的肺动脉高压，包括新生儿持续性高原肺动脉高压、慢性阻塞性肺疾病（如慢性支气管炎、慢性阻塞性肺气肿、慢性肺源性心脏病）、肺间质病（如尘肺）、其他心血管疾病（如冠心病、心脏瓣膜疾病、扩张型心肌病、高血压性心肌病、先天性心脏病）。

（5）转至平原或低海拔处病情缓解，肺动脉压下降，心功能恢复正常。

（6）危险因素：有肺动脉高压既往史、有低氧性肺血管收缩史、睡眠相关低氧血症。

（三）治疗

高原性心脏病首先应重视预防，即将进入高原地区的人员要进行健康体检，存在心肺疾病、贫血等的人群应尽量避免前往。其次，进入高原地区之前应有预适应过程，可从海拔较低处逐步往上，逐渐适应。进入高原后避免剧烈运动、受凉等诱发因素，多食用高热量、高蛋白食物及新鲜蔬菜、水果。对于已发生的高原性心脏病，主要治疗手段为降低肺动脉压、减轻心脏负荷、改善心肌缺血缺氧。缺氧性肺动脉高压是高原性心脏病发生的前提，因此治疗肺动脉高压的药物对改善高原性心脏病患者临床症状同样有效。此外，除了药物治疗，心理疗法同样重要。

1. 一般治疗

除低氧因素外，劳累、寒冷及呼吸道感染也常为高原性心脏病的诱发因素。故在高原应注意劳逸结合，保证睡眠时间及睡眠质量，并进行适当的体育锻炼。心功能不全者应注意卧床休息。调整饮食，多进食新鲜蔬菜水果，禁过量饮酒和吸烟，消除思想顾虑，积极配合医务人员的治疗。

2. 吸氧

吸氧是纠正缺氧、提高血氧饱和度、改善心功能的重要手段。依病情采用间断或持续低流量吸氧，一般不必高浓度给氧，有条件也可用高压氧舱治疗。

3. 药物治疗

药物的作用机制包括以下几方面。①增强心肌收缩力。常用药物包括正性肌力类药物（如洋地黄类药物去乙酰毛花苷、地高辛）、β肾上腺素受体激动剂（如多巴胺、多巴酚丁胺）、钙增敏剂（如左西孟旦）等。②减轻心脏负荷。排钾利尿剂抑制钠水重吸收而消除水肿，减少循环血量，降低心脏前负荷，改善左心室功能，是心衰治疗中最常用的药物，电解质紊乱特别是低钾血症，是长期应用利尿剂最容易出现的副作用。血管扩张剂如硝酸酯类药物通过扩张容量血管（小静脉）和外周阻力血管（小动脉）而减轻心脏前、后负荷，减少心肌耗氧，改善心功能，适用于中、重度心衰。③改善微循环。高原肺动脉高压患者由于肺血管内皮细胞受损，血液处于高凝状态，故而有发生血栓的风险。常用药物有氯吡格雷、阿司匹林、低分子肝素等。④肺血管靶向治疗。常用药物有磷酸二酯酶抑制剂、内皮素拮抗剂和前列腺素类似物。磷酸二酯酶抑制剂如米力农，除正性肌力作用外，还通过增高血管平滑肌细胞内环磷酸腺苷含量发挥扩血管作用；内皮素受体拮抗剂如马西替坦，可以抑制肺动脉高压的进展。⑤改善心功能和组织缺氧。患者吸入一氧化氮后，可选择性扩张肺动脉，降低肺动脉压，从而减轻右心室后负荷，改善心功能和组织缺氧状态，提高机体对低氧环境的适应能力。

4. 中藏药治疗

中藏药在高原病的防治中发挥了重要作用，防治高原病的药物有红景天、冬虫夏草等。

5. 脱离高原环境

对于高原肺动脉高压患者转至平原治疗的标准，尚无统一的意见，一般来讲，凡心脏明显扩大，有明显肺动脉高压（肺动脉平均压 >30mmHg）和严重心功能不全者应考虑转至平原或较低海拔处治疗。

（四）预防

急性低氧与慢性低氧均会导致肺动脉压力异常升高，但发生机制与病理结果具有明显的差异。急进高原时，应激反应导致肺动脉收缩，肺动脉压呈快速而短暂地升高，这种调节虽然能在平稳期后达到习服状态，但也极易引发肺泡毛细血管内压异常，严重时可引发肺水肿。而长期处于高原低氧环境下，肺动脉压力改变缓慢而持久，发生的肺动脉压异常也逐渐变为肺动脉高压、右心室肥厚等高原性心脏病的表现，这也与长期负荷下血管构型改变、平滑肌肥大、纤维结缔组织增生密切相关。脱离高原缺氧环境为高原肺动脉高压预防及治疗的首选手段。其次需要规律生活，保持心情愉悦，避免劳累，避免熬夜，饮食清淡，适度运动，减轻机体负荷，以免加重低氧对机体的损害。

（五）预后

影响重度肺动脉高压患者预后的首要因素是肺动脉压增高的程度，肺动脉压力越高，则预后越差。其次是并发症的严重程度，如心功能不全、房颤等，并发症越多越严重，预后越差。总的来说，重度肺动脉高压患者通常预后较差，死亡率较高。

下篇

高原养生保健

第四章　传统医药与高原养生保健

高原气候环境对机体健康有着直接且持久的影响。中医学认为，自然环境的优劣，直接影响寿命。《黄帝内经·素问》五常政大论篇指出："一州之气，生化寿夭不同……高者其气寿，下者其气夭。"意为居住在空气清新、气候寒冷的高山地区的人多长寿；居住在空气污浊、气候炎热的低洼地区的人寿命较短。唐代孙思邈《千金翼方》中也提到："山林深远，固是佳境……背山临水，气候高爽，土地良沃，泉水清美……地势好，亦居者安。"

传统养生理论以"天人相应"和"形神合一"的整体观念为出发点，强调人与自然环境、社会环境的协调，顺应自然，随着时间、空间的移易和四时气候的改变调整生命过程。养生保健必须整体协调，寓养生于日常生活之中，贯穿于在衣、食、住、行、坐、卧之间，适度养生，注意调节。养生不仅要持之以恒，还要因人、因时、因地制宜，配合导引、按摩、药物等，达到最佳摄生保健的目的。

第一节　情志养生

"情志"就是情绪、情感及精神状态的总称，在中医学中是七情的统称，即喜、怒、忧、思、悲、恐、惊，是机体对客观事物的不同反映和人对客观世界是否满足个体需要的态度体验。

七情六欲，人皆有之，本属正常的情志活动，是对外界刺激和体内刺激的保护性反应，有益于身心健康，在正常情况下，一般不会致病。只有突然、强烈或持久的情志刺激，超过了机体本身所能承受的正常生理活动范围，才会致病，一般情况下过激的情志活动往往可使内脏发生病变，这就是中医学的"七情致病"。中医经典古籍《黄帝内经·素问》阴阳应象大论篇指出，怒伤肝、喜伤心、思伤脾、忧伤肺、恐伤肾。因此，不可过喜、过怒、过思、过忧、过恐。例如，大怒除伤肝外，还可伤胃，导致胃痛，即俗语所云"气得胃痛"；中医学认为"脾"主消化吸收，如果过于忧思烦恼就会伤"脾"，"相思病"就是"思伤脾"的具体表现；肾主二便，如果肾受到强烈惊吓，就会出现二便失禁的情况，即"恐伤肾"。

从传统中医理论来看，一年四季表现为春温、夏热、秋凉、冬寒的气候变化及春生、夏长、秋收、冬藏的发展规律。季节不同，对机体各方面的影响也明显不同。《黄帝内经·灵枢》本神篇云："智者之养生也，必顺四时而适寒暑……如是，则僻邪不至，长生久视。"长生久视，即延长生命、不易衰老。预防衰老，需顺应四时、适应寒暑等季节变化。在高原地区，四季虽然交替，但寒冷时节远长于温暖或炎热时节。寒冷时节，日光少，人容易情绪低落，注意力难以集中，食欲和睡眠均出现一定的障碍，并且有许多疾病因寒冷及缺氧而加重，所以在高原更应注意四季寒暑的适应。

一、春季情志养生

《黄帝内经》认为，五脏和四季之间存在对应关系，肝主春、心主夏、脾主长夏、肺主秋、肾主冬。春季阳气升发，肝气随春气上升，肝阳旺盛，易导致眩晕、高血压等。人的情绪随之高昂亢进，容易躁动、暴怒。因此，春季情志养生显得尤为重要。

（一）情志变化

春季气压相对低，人会感觉比较压抑；生物代谢进入旺盛期，周围物体在春季会发出一种次声波，影响内分泌系统；气候变化大，易导致内环境异常，易引起抑郁症的发生或复发。一些严重抑郁症患者，自杀倾向也变得相对严重；冬季转为春季时，紫外线辐射增强，温度增高，体内褪黑素分泌增多，导致精神分裂症患者躁动不安。

根据五行学说，肝属木，为阴中之少阳，通于春气，应春阳升发之令，喜条达疏泄而恶抑郁。如果思虑过度，忧愁不解，就会影响肝气的疏泄条达，体内的气机升降运行失调，阴阳、气血失和，脏腑功能紊乱而导致疾病。特别是平素有精神疾病、肝病、高血压等的患者，若不注意情志养生，极易导致旧病复发或加重。所以，春季须保持精神愉悦、情绪乐观，使肝气顺达、气血调畅，达到祛病强身的目的。

（二）情志调摄

春应于肝，肝藏血，主疏泄，在志为怒。肝喜条达舒畅，恶抑郁恼怒。肝阴血不足，则疏泄失职，阳气升发太过，表现为易怒。过怒伤肝，导致肝脏生理功能异常、气血运行紊乱、气机失调。《黄帝内经》曰："春三月，此谓发陈。天地俱生，万物以荣，夜卧早起，广步于庭，披发缓形，以使志生。"这里的"以使志生"，就是说人们在春天要让自己意志升发，不要压抑情绪，郁郁不舒则"使志不生"，大喜大悲大怒则"使志过生"，均不符合养生之道。过怒伤肝，应做到戒怒，保持心胸开阔、情绪乐观。历代养生家认为，在阳光明媚的春天，应进行踏青、放风筝、游山戏水等户外活动，陶冶性情，以利春阳之气的升发。一身之阳气得以升发，新陈代谢加速，符合春天萌生、勃发的自然规律。

❈ 二、夏季情志养生

中医学认为心与夏季相应，夏季养生应重在养心。《黄帝内经·素问》六节藏象论篇曰："心者，生之本，神之变也。其华在面，其充在血脉，为阳中之太阳，通于夏气。"夏季，天气炎热，气温高而多雨潮湿，出汗多，易疲劳，尤其易出现烦躁不安、注意力涣散、心境不佳等，要及时调整，安然度夏。

（一）情志变化

夏季易发"情绪中暑"。高温、高湿环境影响情绪调节中枢，如下丘脑，人容易情绪失控，频繁发生摩擦或争执，这种现象为"情绪中暑"，又被称为夏季情感障碍综合征。容易出现情绪中暑的人有三类：①平时工作和生活压力较大的人，高温造成的恶劣环境很容易诱发一直压抑的负面情绪。②平时情绪起伏较大的人，这类人情绪控制能力不强，很容易在高温环境下焦躁不安。③平时不善沟通的人，无法将负面情绪通过倾诉等方式合理释放，在高温环境下容易情绪失控。

（二）情志调摄

夏属火，内应于心。汗为心之液，夏季暑气当令，火热蒸迫汗液外泄，最易耗伤心气。心藏神，为君主之官。心神充沛则机体功能旺盛且协调，神气涣散则脏腑功能失调而易患病。所以，夏季更应重视心神的保养。《黄帝内经·素问》四气调神大论篇云："使志无怒，使华英成秀，使气得泄，若所爱在外，此夏之应，养长之道也。"也就是说，夏季要保持神清气和，快乐欢畅，心胸宽阔，精神饱满，有利于气机的宣泄。

首先，要有好的精神寄托。人有思想和理想抱负，一个人有了奋斗目标，才能克服人生道路上的坎坷，美好的信念可产生自觉的意志行动和积极的情感。生活中有许多活动，如绘画、书法、雕刻、音乐、下棋、种花、集邮、钓鱼、旅游等，均能使人精神有所寄托，并能陶冶情感，从而起到移情易性、调神健身的作用。

其次，时时对自己的情志进行陶冶，经常检查自己的情绪，若存在急躁、焦

下篇
高原养生保健

52

虑、忧郁、愤怒、狭隘等情绪时，一定要设法使之不再现，这就要加强学习、提高修养。有计划地学习修身养性之道，用豁达、微笑对待不称心的人和事。

有事可做，可使精神不空虚；有较好的精神修养，可减少外界不良情绪的干扰。做到这两点，精神自然会饱满，这就是夏日精神调养的基本法则。

❋ 三、秋季情志养生

秋季气候变化异常，季节转换较快，昼夜及室内外温差较大，看到草枯叶落的凄凉景象，人们很容易产生悲凉、苦闷之情，即"悲秋综合征"。"悲秋"导致的情态变化极易诱发心脑血管疾病，再者秋季日照时长变短，阳气下降，对老年人影响更大。

（一）情志变化

随着秋季来临，气温变化幅度大，忽冷忽热的气候特点让机体很难及时调整免疫系统、心血管系统。秋季容易出现悲伤情绪，此时肺脏当令，在志为悲，过度的悲伤会损伤呼吸系统。悲属金，喜属火，火克金，因此在秋季当调整心态，使内心快乐以抑制悲伤情绪的出现。

（二）情志调摄

古人曾明确指出了秋天精神调神的原则，《黄帝内经·素问》四气调神大论篇云："使志安宁，以缓秋刑，收敛神气，使秋气平，无外其志，使肺气清，此秋气之应，养收之道也。"在秋天，人们一定要保持精神上的安宁，减缓肃杀之气对机体的影响。同时收敛神气，以适应秋季平和舒顺的特征，使神志不外驰，以保肺之清肃之气。可外出秋游，登高赏景，令人心旷神怡；或练静气，收敛心神，保持内心宁静；或多接受阳光照射，转移低落情绪。保持良好的心态，因势利导，适当宣泄积郁之情，培养乐观豁达之心。用一句话概括秋天精神调养的原则，即要做到清静养神，而要做到这一点，应尽量排除杂念，使心境达到宁静状态。

❋ 四、冬季情志养生

严寒的冬季，阳气潜藏，阴气盛极，朔风凛冽，草木凋零，自然界蛰虫伏藏，养精蓄锐，以便为来年春季生机勃发做好准备。机体阴阳消长代谢也处于相对缓慢的状态，成形胜于化气，因此，冬季养生，要着眼于"藏"。

（一）情志变化

冬季气候最大的特点就是寒冷，万物枯竭，身心处于低落状态，容易郁郁寡欢，伴寂寞、孤独、郁闷等低落情绪。冬季机体各大系统多处于抑制状态，神经递质与激素分泌失调，出现贪食、嗜睡、情绪低落、兴趣缺乏、易疲乏和易激惹等。平时对寒冷较敏感者，常年在室内工作的人，尤其是体质较差或极少参加体育锻炼的脑力劳动者，比一般人更容易在冬天出现情绪低落。

（二）情志调摄

冬季，天气寒冷，万物凋零，人容易处于情绪低落的状态，因此应当注意避免抑郁的情绪。保持精神安静，通过改变心态使自己处于满足的状态，"若已有得"来使自己快乐。晴朗的天气可以增加户外活动，调整心态，畅达情绪。平时可以多听音乐，精神上宜静少虑，不为琐事劳神，避免急躁发怒，尽可能保持心态平和。

第二节　饮食养生

食疗是通过合理烹调、充分利用食物中所含的精微物质来预防疾病及辅助治病的方法。食疗寓治于食，不仅能达到保健强身、防治疾病的目的，而且还能给人感官上、精神上的享受，使人在享受美食的同时，不知不觉达到防病治病的目的。与易于使人厌烦、难以坚持的药物疗法相比，食物疗法更易被人们接受，可长期运用，对于慢性疾病的调理治疗尤为适宜。张锡纯《医学衷中参西录》云："不但疗病，并可充饥，不但充饥，更可适口，用之对证，病自渐愈，即不对证，亦无他患。"因此，食疗适用范围较广泛，主要针对亚健康人群，其次才是患者，可作为药物或其他治疗措施的辅助手段。

药膳是食补和药疗的结合。在中医基础理论指导下，将中药和膳食结合，通过烹调加工达到保健强身、防治疾病、延年益寿的目的。它融合了中药的功效、食物的营养，既有药物的治疗作用，又有食物的调养作用，其精华在于食借药力，药助食补，从而收到药物治病和食物营养的双重功效。

一、食疗

合理的饮食是协调人与自然界的重要方法。对于自然界中有些不能改变或不易改变的因素，人们可尽量从饮食中去寻求有利因素以弥补不足。季节气候的变化，地域的差异，是无法改变的，尽管有些不利因素可以避免，但最终还是会产生一些不利影响。中医食疗学提出因时制宜、因地制宜的饮食观点，用以调节人与自然的关系。例如，气候寒冷的时候避免食用寒凉食物，气候炎热的时候避免食用温热的食物。

饮食不节是发病的原因之一。饮食物主要依靠脾胃消化，故饮食不节首先损伤脾胃，导致脾胃升降失常，从而聚湿生痰化热或变生他病。饮食不节包括饥饱失常、饮食不洁、饮食偏嗜等。饥饱失常是饮食量的失调，过饥即摄食不足，以致气血生化乏源，正气虚弱，抵抗力降低，易生疾病；过饱即饮食过量，超过了脾胃的消化能力，也会导致脾胃的损伤。饮食不洁即进食不洁净的食物，直接损伤脾胃，可引起多种胃肠疾病、寄生虫病、食物中毒等。饮食偏嗜是指偏爱某些食物，这会导致阴阳失调，或缺乏某些营养物质而生病。饮食偏嗜包括寒热偏嗜、五味偏嗜。例如，嗜食精白米面易患脚气病；过食生冷则易损伤脾阳，寒湿内生，导致腹痛泄泻等；过食肥甘厚味，或嗜酒无度，以致湿热痰浊内生，气血郁滞，常可发生痔疮下血等。

养成优良的饮食习惯，做到饮食有节。饮食有节是形与神俱的重要条件，是指饮食要有一定的节度与规律，饥饱要适当，冷热要适宜，五味要兼顾。烹调的目的在于提高食物的消化率，消除食物中的有害因素，从而达到保护脾胃的目的。在实际应用中，要灵活使用各种烹调方法，促进脾胃消化吸收食物。例如，在炒菜时要上浆挂糊、旺火急炒以避免维生素流失；某些食物要煮熟炖烂，以杀灭有害物质（如细菌、虫卵等），并改变食物结构，缩短消化过程。

（一）春季食疗

《黄帝内经》提出了"春夏养阳"的原则，也就是说，在饮食方面，春季宜适当多食温补阳气的食物。《本草纲目》主张"以葱、蒜、韭、蓼、蒿、芥等辛嫩之菜，杂和而食"。葱、蒜、韭、蒿、芥这五种菜，作为食物或配料加以食用，称为"五辛菜"。"香椿炒鸡蛋"和"春饼"等，是北方餐桌上的常见菜。其中葱、香椿等，能助发阳气，但不宜常吃。更不宜食用牛、羊、鸽子、白酒、人参等大温大热的食物，因辛温食物有发散的作用，久食反而耗散阳气。发散不当或是温补太过，反而助长邪气，引动宿疾，如春季哮喘、麻疹、过敏、高血压等疾患多与此有关。如遇此类情况，需及早就医。春时木旺，与肝相应，肝木不及固当用补，然肝木太过则克脾土，故《金匮要略》有"春不食肝"之说。由此可见，饮食调养之法，实际应用时，还应观其人虚实，灵活掌握，切忌生搬硬套。

1. 虾仁韭菜

【材料】虾仁 50g，韭菜 250g，鸡蛋 1 个，食盐、植物油各适量。

【做法】虾仁洗净，用水发胀，捞出沥干。韭菜洗净，切 2cm 小段备用。

蛋液盛入碗中，搅拌均匀，再将虾仁倒入拌匀。炒锅烧热，倒入植物油，油热后入蛋糊虾仁翻炒，蛋糊凝住虾仁后放入韭菜同炒，待韭菜炒熟，放入食盐，炒匀出锅即可。

【功效】调补阳气。

【适用人群】适用于手脚冰凉、下腹冷、阳痿、早泄、遗精等阳气虚损人群。不宜常食、多食。胆固醇高、胆囊炎及胆结石患者忌食。

2. 党参黄芪粥

【材料】党参 10g，黄芪 15g，大米 100g。

【做法】将党参、黄芪洗净后放入水中浸泡 30min，再用文火煮沸 40min，去除党参、黄芪后，放入大米煮成粥食用。

【功效】益气固表。

【适用人群】适用于体质虚弱、易患感冒者。高血压患者慎用。

（二）夏季食疗

炎炎夏日，阳气亢盛，若无所制，可变生疾病。人们往往避暑贪凉，伤及阳气亦可致病。因此，夏季应注意顾护阳气。

夏季气候炎热，新陈代谢相对旺盛，汗易外泄，津液耗伤，所以饮食宜清淡多汁。朱丹溪在《茹谈论》中提到夏季当少食肉食，多食谷菽菜果。可以多食用祛暑益气、生津止渴的食物，如西瓜、西红柿、梨等水果及苦瓜、茄子等凉性蔬菜。但是，冷食瓜果应适可而止，西瓜、绿豆之类的食品虽是解暑佳品，但最好不要冰镇后进食，以免损伤脾胃，脾胃受损，清气不升，易生痰湿。肢体困倦、精神萎靡、胃痛、腹痛、便溏等症状，多是饮食不当、伤及脾胃所致。其实，在夏季适当饮用热茶不失为一种祛暑的好方法。最好是取绿茶冲泡，不但能刺激皮肤毛细血管扩张，加速散热，还能促进食物消化吸收。夏季还需要注意避免过食热性、油煎熏烤的食物，如羊肉、辣椒、胡椒等，以免助热，容易诱发皮肤疔疮、衄血之疾。

湿为阴邪，易伤阳气，尤其是损伤脾胃阳气，阻碍消化吸收。中医学认为，长夏的饮食易清淡，少油腻，而且要以温食为主，注意进食不要过饱，少食多餐为宜。长夏时节湿气较重，可以多进食具清利湿热作用的食物，如赤小豆、薏苡仁、冬瓜、鲫鱼等。另外，夏季蚊子、苍蝇较多，是肠道疾病多发的季节，日常饮食中可以适当加大蒜、洋葱、香葱、草果等，可以起预防的作用。

1. 枸杞子防暑茶

【材料】枸杞子、五味子各 10g，苦瓜干 5g，菊花 2 朵，蜂蜜 1 勺。

【做法】将枸杞子、苦瓜干、菊花、五味子放入杯中，冲入沸水300ml，加盖闷泡20min，待水凉至温热加入蜂蜜调匀，即可饮用。

【功效】补肺生津，清热祛暑。

【适用人群】一般人群均可食用。感冒、发热、有炎症或腹泻的人禁食。

2. 清拌茄子

【材料】茄子500g，香菜15g，蒜末、米醋、白糖、香油、酱油、味精、食盐、花椒各适量。

【做法】茄子洗净，削皮，切成小片，放入碗内，撒上少许食盐，再投入凉水中，捞出放蒸锅内蒸熟，取出晾凉；将炒锅置于火上烧热，加入香油、花椒炸出香味后，一起倒入小碗内，加入酱油、白糖、米醋、食盐、味精、蒜末，调汁，浇在茄片上，香菜择洗干净，切段，撒在茄片上，即成。

【功效】清热消肿，健脾和胃。

【适用人群】一般人群均可食用。脾胃虚弱者不宜多食。

（三）秋季食疗

秋燥伤人，容易耗伤津液，出现口鼻干燥、皮肤干燥、便干等症状，此时宜多食养阴润燥的食物，可以多喝粥，如百合粥、杏仁粥、贝母粥等。另外，秋季瓜果种类丰富，但是此时天气已转凉，脾胃功能有所下降，不能随意食用，否则会损伤脾胃，引起胃肠道疾患。此时应注意少食或不食生冷瓜果，以防"秋瓜坏肚"。

1. 蜜百合

【材料】生百合60g，蜂蜜30g。

【做法】将百合清水洗净放入碗中，放入蒸锅蒸20min出锅，凉至温热，浇上蜂蜜即可食用。

【功效】养阴润燥，清心安神。

【适用人群】适用于劳嗽、咯血、虚烦惊悸等患者。风寒咳嗽及中寒便溏者忌服。

2. 生地粥

【材料】生地黄20g，大米100g，白糖少许。

【做法】生地黄洗净切片放入锅中，加适量清水煮沸约30min，滤出药汁，备用。将大米洗净煮成白粥，趁热加入生地汁，搅匀，食用时加入适量白糖调味即可。

【功效】滋阴益胃，凉血生津。

【适用人群】适用于热病后期体质虚弱、阴虚而多热者。

（四）冬季食疗

冬季饮食调养要遵循"秋冬养阴""虚者补之""寒者温之"的原则。少食生冷食物，可进食温润益肾之品。"三九补一冬，来年无病痛"，可以根据体质进行调养。

1. 山药羊肉汤

【材料】羊肉500g，山药150g，姜、葱、胡椒粉、料酒、食盐各适量。

【做法】羊肉洗净，切块，入沸水锅中，汆掉血水；葱、姜洗净备用；山药洗净，切滚刀块备用；将羊肉放入锅中，加适量清水，其他材料一并放入，大火煮沸后改文火炖30min后加入山药，煮至软烂即可。

【功效】补脾胃，益肺肾。

【适用人群】适用于体质虚寒的人群。

2. 当归生姜羊肉汤

【材料】当归30g，生姜30g，羊肉500g，食盐适量。

【做法】当归、生姜洗净，切片备用；羊肉洗净切块，入沸水中汆去血水，捞出备用。砂锅放适量清水，将羊肉下锅，再下当归和姜片，大火烧沸后，打去浮沫，改用文火炖至熟烂。捞去当归，姜片，加食盐调味，即可食用。

【功效】温中散寒补血。

【适用人群】适用于体虚畏冷、寒疝腹痛的人群，或妇女产后血虚之体。

3. 枸杞子三七鸡

【材料】枸杞子20g，三七10g，母鸡1只，姜、葱、绍酒、胡椒粉、食盐、味精各适量。

【做法】母鸡洗净，枸杞子洗净，三七浸软切片，姜切片，葱切段备用。鸡入沸水汆去血水沥干水分，将枸杞子、三七片、姜片、葱段塞入鸡腹，把鸡放入汽锅，注入少量清汤，放入胡椒粉、绍酒、食盐，盖好锅盖，沸水旺火上笼蒸约1h，出锅时加少许味精调味。

【功效】补虚养血。

【适用人群】适用于老年人、久病体虚者、产后血虚者。

（五）食疗禁忌

食物有各自的特性或偏性，因此在防治疾病时应根据辨证施治的原则有针对性地选择食物，如果应用不恰当或滥用，不但不能治疗疾病，反而会产生不良反应。张仲景在《金匮要略·禽兽鱼虫禁忌并治》中告诫众人："所食之味，有与病相宜，有与身有害，若得宜则益体，害则成疾。"故用相宜食物治病养病，称为食疗或食养，而不相宜食物则应禁之，称为禁口或忌口。因此，中医食疗重视各种食物禁忌及病中禁忌。

1. 食物禁忌

食物禁忌，习称食忌、忌口，指在某种情况下某些食物不能食用，否则会出现偏差，甚至引起病变。不同食物性能（偏性）有差异，尽管都有可食性和营养功能，但在防治疾病时，是有一定范围的，如果滥用会产生不良反应。

（1）配伍禁忌：一般情况下，食物都可以单独使用，为了矫味或提高某方面的作用，常将不同食物搭配起来食用，其中有些食物不宜搭配应用，即所谓的配伍禁忌。文献记载，柿子忌螃蟹、葱忌蜂蜜、鳖鱼忌苋菜等。关于食物配伍禁忌，《金匮要略》及历代本草著作中都有不少记载，但古人对某些食物禁忌经验性成分较多，后人应客观分析看待，必要时运用现代科学技术作进一步研究。

（2）胎产禁忌：妇女胎前产后饮食应有所不同。妊娠期由于胎儿生长发育的需要，机体阴血相对不足，而阳气偏盛，因此凡辛热温燥之物不宜食用，即所谓"产前宜凉"。若有妊娠恶阻者，更应忌油腻、腥臭及不易消化之品。随着胎儿的娩出，母体气血均受到不同程度的损伤，常呈虚寒状态，同时多兼瘀血内停，此时凡属寒凉、酸收、辛酸、发散之品均应忌食，故有"产后宜温"之说。

（3）偏食当忌：五味各有所偏，应适时、适量搭配食物，过食易致弊。例如，经常食用鱼易上火，因此有"鱼生火"之说。食物品种应多样化，也就是前文所说的平衡膳食原则。

2. 药食同用禁忌

中医食疗中常将食物与药物一起应用，取药物之性、食物之味，食借药力，药助食威，二者相辅相成，相得益彰。但部分食物与药物同用会降低中药原有的疗效（如人参与萝卜或茶叶同用），甚至产生毒副作用（如鲫鱼与厚朴、海藻与甘草同用）。

3. 四时进食禁忌

一年四季，气候交替，周而复始。人类为了适应自然环境的变化，必须"顺四时而适寒暑"。《黄帝内经·素问》四气调神大论篇提出"春夏养阳，秋冬养阴"的四时顺养原则。根据中医学理论，四时进食应考虑五脏功能。《饮膳正要》

云："春气温，宜食麦以凉之，不可一于温也。禁温饮食及热衣服……夏气热，宜食菽以寒之，不可一于热也。禁温饮食、饱食、湿地、濡衣服……秋气燥，宜食麻以润其燥。禁寒饮食，寒衣服……冬气寒，宜食黍，以热性治其寒。禁热饮食、温炙衣服。"

早春时节，乍暖还寒，要少食黄瓜、冬瓜、茄子、绿豆芽等寒性食物，多食葱、姜、蒜、韭菜、芥菜等温性食物，以祛散阴寒，使春阳上升。暮春气温渐升高，应以清淡饮食为主，在适当进食优质蛋白类及蔬菜瓜果之外，可适当饮用绿豆汤、酸梅汤等；不宜进食羊肉、辣椒、花椒、胡椒等大辛大热之品，以防邪热化火，变生痈、肿、疮、疖等疾病。

夏日炎热，忌食羊肉、辣椒等辛温之品，宜食用绿豆、西瓜、梨等清热养阴之品。

秋天气候干燥，易伤肺金，故忌辛辣、干燥之品及炒货等，宜进食梨、蜂蜜、芝麻等滋润之品。

冬天气候寒冷，寒邪易伤肾阳，因此不宜过食生冷瓜果及偏寒凉的食物，宜进食温热的食物，如核桃、羊肉等。

4. 病中禁忌

病中禁忌是指在患病过程中不宜食用或禁食某些食物。阳虚忌寒凉，阴虚忌温燥。寒性病患者，应忌食寒凉、生冷食物；热性病患者，应忌食温燥、伤阴食物，禁烟、酒等；失眠患者，忌浓茶、咖啡等易兴奋中枢神经系统的饮品；水肿患者，忌咸食；消渴患者，忌含糖量高的食物；脑血管疾病、心脏病、高血压患者，忌食脂肪含量高的食物，如肥肉、动物内脏等；黄疸胁痛者，忌食动物脂肪、辛辣食物，禁烟、酒等；皮肤病患者，忌食鱼、虾、蟹等腥膻发物及辛辣刺激性食物；动脉硬化、高血压患者，忌食人参；慢性支气管炎、支气管哮喘、肺气肿患者，尤其是肺功能不全者，切忌睡前饮酒，否则会在睡眠中出现呼吸不规律甚至呼吸停止，严重时可危及生命；眼疾患者，忌食大蒜。

❖ 二、药膳

药膳拥有悠久的历史，在食品选择上，有谷类、肉类、蔬菜、果品等几大类；在饮食调配上，有软食、硬食、饮料、点心等。只要调配有方，用之得当，不仅有养生功效，还可以收到治疗效果。很多食物具有抗衰老功效，如芝麻、桑椹、枸杞子、龙眼肉、核桃、蜂王浆、山药、牛奶、甲鱼等，都含有抗衰老物质成分，有一定的抗衰延寿作用。

俗语有云："药补不如食补。"一般来说，药物不宜长期服用，而食物却可以长期坚持食用，且没有明显的毒副作用。药与食有时候并非完全泾渭分明，中医有"药食同源"之说。只不过前者侧重于治疗疾病，故偏性较大，后者侧重于补充营养而偏性一般很小，相对而言后者更加平和、安全。实际上，很多中药材本身就是食物，如山药、山楂、蜂蜜、大枣等。食物也具有一定的药效，例如，小麦可养心安神，豆制品可宽中益气、调和脾胃。如果能根据病情需要，在保证营养均衡的前提下，有选择地多进食切合自身体质的食物，少进食不切合体质的食物，有益于养生保健。

（一）药膳在保健方面的应用

在中药材中，作为滋补品和食疗药膳的达 500 种之多，约为全部中药材的1/10，药膳多出自古籍记载或民间经验流传，也包括近代加工改进的制品。常用的中药材有人参、冬虫夏草、黄芪、山药、白术、天麻、茯苓、甘草、当归、何首乌、黄精、核桃、芝麻、大枣、燕窝、乌梢蛇、甲鱼、薏苡仁、莲子、蜂蜜、枸杞子、银耳、龙眼肉等。具有食疗保健作用的菜肴、点心、小吃、糖果、蜜饯等，不胜枚举。

（二）高原病辨证施膳

辨证施治是中医治疗疾病的指导原则，即在临床治疗时要根据寒热虚实，结合患者体质施以相应的治疗。只有在准确辨证的基础上选食配膳，才能达到预期的效果。否则，不仅于病无益，反而会加重病情。研究表明，高原病患者气虚证、血瘀证、阴虚证、阳虚证、痰湿证、湿热证在所有证型中占比较高，故在高原地区，多选这些证型进行辨证施膳。

1. 心肺气虚证

【辨证】心悸胸闷，咳喘气短，动则尤甚，吐痰清稀，神疲乏力，声低懒言，自汗，面色少华，舌淡苔白，或唇舌淡紫，脉弱或结代。

【治法】补益心肺。

【药膳】可选用蘑菇、黄花菜、大枣、莲子、米、大豆制品、鹌鹑蛋和肉等加补气类药物配餐，如黄芪莲米粥、人参汤圆、人参莲肉汤等，具有补益心肺的功效。

2. 肺脾气虚证

【辨证】胸闷，久咳不止，气短而喘，咳痰清稀，食欲不振，腹胀便溏，声低懒言，神疲乏力，或兼见面部虚浮，下肢肿，衄血，面色少华，舌淡，苔白滑，脉弱。

【治法】补肺健脾。

【药膳】可选用香菇、蘑菇、大枣、薏苡仁、山药、扁豆、鲫鱼等加补气类药物配餐，如黄芪汽锅鸡、黄芪大枣粥、大枣炖兔肉、益脾饼、八珍糕、八仙白云糕、长寿粉、茯苓酥等。保元羹为牛肉羹中加入适量党参、西洋参、黄芪制成，适用于肺脾气虚者；健脾粥为小米加适量龙眼肉、大枣、山药、枸杞子、芡实熬制而成，适用于脾虚者；蕨麻米饭为粳米中加入适量青海特有植物蕨麻蒸制而成，蕨麻甘温，具健脾益胃、生津止渴、收敛止血、益气补血之功效。

3. 气阴两虚证

【辨证】咳嗽痰少，咳声低弱，气短喘促，神疲乏力，形体瘦削，眩晕，五心烦热，失眠，健忘，耳鸣，视物不清，腰膝酸软，自汗或盗汗，口干少饮，皮肤干燥，大便秘结，小便短少，舌质红或淡，脉细弱。

【治法】益气养阴。

【药膳】建议根据不同证型进行辨证施膳。

（1）偏肾阴虚：可选用甲鱼、河蟹、牡蛎、龟肉等加补气类药物配餐；药膳可选补髓汤、虫草全鸭、虫草大枣炖甲鱼、清炖龟肉、杜仲杞鹑汤、地黄粟米粥、鳖鱼滋肾汤、清蒸鳗鱼等。

（2）偏肺阴虚：可选用百合、杏子、梨、柿子、柚子、橘子、苹果等加补气类药物配餐；可选用滋阴润肺化痰的药膳，如百合粥、川贝酿梨、银耳羹、七味鸭等；肺肾阴虚者宜选用虫草全鸭、藕梨蒸饼、白果梨肺膏、甲鱼汤等。

（3）偏肝阴虚：可选用菠菜、银耳、枸杞子、淡菜、甲鱼、龟肉等加补气类药物配餐；药膳可选用羊肝羹、银耳枸杞汤等。

（4）偏胃阴虚：可选用苹果、梨、香蕉、葡萄、猕猴桃、梅子等汁液丰富的水果加补气类药物配餐；药膳可选用石斛花生汤、麦门冬汤、酸菜青元汤、麦冬粥、山药粥等。例如，益气养阴排骨汤为排骨熬汤时加入黄芪、山药、玉竹、麦冬、石斛、生姜等，具有益气养阴的功效。

4. 心肾阳虚证

【辨证】心悸怔忡，喘息，形寒肢冷，肢体浮肿，口淡不渴，或渴喜热饮，小便不利，神疲乏力，腰膝酸冷，面色晦暗，唇甲青紫，可兼有神疲，乏力，气短，舌淡紫，苔白滑，脉弱。

【治法】温补心肾。

【药膳】建议根据不同证型进行辨证施膳。

（1）偏心阳虚：可选用肉桂、薤白、胡椒、鹿肉等温热性中药材配餐，最好选用温补心阳的药膳，如桂心粥、薤白粥、砂仁胡椒肚、红烧鹿肉等。

（2）偏肾阳虚：可选用鹿肉、肉桂、蚕豆、栗等食物配餐；药膳可选用壮阳饼、丁香鸡、龙马童子鸡、起阳鸽蛋、法制虾米、桂心粥、双鞭壮阳汤等。

5. 气虚血瘀证

【辨证】面色晦暗，唇甲青紫，指甲凹陷，身倦乏力，胸闷气短，气少懒言，手足心热，胸胁疼痛，痛如针刺，痛处不移，皮肤晦暗干燥，甚则脱屑，舌淡暗或有瘀斑，脉沉涩。

【治法】益气活血通络。

【药膳】可选用黑木耳、洋葱等加补气类药物配餐；药膳可选用有活血化瘀功效的木耳烧豆腐、薤白粥、丹参三七鸡、参芎花肉丸、黄芪三七鸡等。可将藏红花放入菜、汤中食用，每人每次 0.01~0.03g 为宜。丹参茶：切片，每次 6g，泡开水代茶饮，味淡为止，每日 1~2 次。

6. 痰湿阻滞证

【辨证】形体肥胖，眩晕，神疲倦怠，多寐，头重昏蒙，或伴视物旋转，胸闷泛恶，纳少痰多，月经延后或带下量多，色淡、黏腻，舌胖，苔白腻，脉滑或弦滑。

【治法】燥湿除痰。

【药膳】可选用芥菜、橘皮、柚皮、生姜、葱白、白萝卜等配餐，宜选用燥湿化痰涤浊的药膳如生姜橘皮汤、白萝卜海带汤、八仙茶、除湿粥等。除湿粥为红豆、薏苡仁、白扁豆等量熬制而成，适用于肢体沉重、纳呆腹胀、大便黏腻者。

7. 湿热蕴结证

【辨证】头目胀痛，耳鸣，面赤易怒，心烦，心悸，胁肋胀痛，身热口苦，热势缠绵，午后高热，体倦身重，神志昏沉，胸脘痞满，不思饮食，大便黏腻不爽或溏泄，小便不利或黄赤，黄疸，舌苔黄腻，脉弦滑而数。

【治法】清热利湿。

【药膳】建议根据不同证型进行辨证施膳。

（1）偏上焦湿热：可选用黄瓜、丝瓜、苦瓜、绿豆等配餐；可选用清热利湿化痰药膳如海蜇萝卜汤、牛胆黑豆汤、竹沥粥等。

（2）偏中焦湿热：可选用赤小豆、薏苡仁、冬瓜、山药、芹菜、苦瓜、丝瓜、苋菜、荠菜、仙人掌、马齿苋、豆芽菜、藿香叶、芦荟等配餐；药膳可选用薏苡仁红豆粥、茵陈粥、蒲公英粥、夏金茶、茵苍粥、鸭粥、凉拌马齿苋、胆汁绿豆粉等。

（3）偏下焦湿热：可选用绿豆芽、冬瓜、西瓜、葵菜、荠菜、苦苣菜等配餐；可选清热利湿通淋的药膳葵根饮、车前子饮等。

（三）高原抗衰老药膳

通过观察分析高原人内分泌功能、免疫功能、记忆力、皮肤老化程度等，研究者发现高原人有早衰现象，比平原人提前5~10年衰老。高原缺氧易累及心、脑、肺、肾等重要器官。缺氧使这些器官发生不同程度的损害，加速了衰老过程，降低了机体抵抗力和对缺氧的耐受力，因而高血压、动脉硬化、心脏病变、心律失常、脑血管病变等随年龄的增加而增多。高原人衰老还受到其他因素的影响，如移居与世居的差别、个体差异、强紫外线辐射、长日照时间、寒冷气候、地方性环境营养缺乏等均对机体有不良影响。因此，在高原环境下，可以常服一些抗衰老药膳。

1. 西洋参汤

【材料】西洋参适量。

【做法】切薄片，做菜时加入共煮。

【功效】养阴益气，强身补虚。

【适用人群】适用于身体虚弱、气虚阴亏者。忌饮茶，忌与萝卜同食。

2. 乌龙保健茶

【材料】乌龙茶4g，槐角9g，冬瓜皮24g，何首乌40g，山楂肉10g。

【做法】槐角、冬瓜皮、何首乌、山楂肉清水煮沸，取汁冲泡乌龙茶。

【功效】抗衰老，防病保健。

【适用人群】适用于肠胃实热患者。阳虚、脾胃虚寒经常反酸者及孕妇忌服。

3. 玉竹燕麦

【材料】燕麦片100g，玉竹15g，蜂蜜适量。

【做法】玉竹用冷水泡发，煮沸20min后取头汁，再加清水煮沸20min，取二汁，将2次药汁合并，加入燕麦片，用文火熬煮成稠粥，加蜂蜜食用。

【功效】清热息风，抗衰老。

【适用人群】适用于阴虚燥热、便秘、失眠等人群。无特殊禁忌。

4. 人参黄芪粥

【材料】人参 5g，黄芪 20g，白术 10g，粳米 80g，白糖 5g。

【做法】人参、黄芪、白术切片，清水浸泡 40min 后，放砂锅中加水煮开，再用小火慢煮成浓汁，取出药汁后，再加水煮开后二次取汁。早晚分别与粳米煮粥，加白糖趁热食用。

【功效】补正气，疗虚损，抗衰老。

【适用人群】适用于脏腑虚衰、久病体弱、食欲不振、未老先衰者。肝郁气滞、阴虚燥热者忌服。

5. 代茶汤

【材料】白术 5g，麦冬（去心）3g。

【做法】将上药同煎作汤，代茶饮。

【功效】益气健脾。

【适用人群】适用于脾虚食少者。肝郁气滞者慎用。

6. 芝麻茯苓粉

【材料】芝麻、茯苓各等量，白糖适量。

【做法】将芝麻炒熟，与茯苓混合，研成细粉，每日清晨服约 10g，可酌加适量白糖。

【功效】补脾益肾，延年益寿。

【适用人群】适用于脾虚水肿者。慢性肠炎、便溏腹泻者忌食。

（四）饮食宜忌

1. 中医药膳饮食禁忌

（1）生冷：冷饮、冷食、蔬菜瓜果等生冷之品，为脾胃虚寒、腹泻患者所忌。

（2）黏滑：糯米、大麦、小麦等制作的米面食品，为脾虚纳呆、外感初起者所忌。

（3）油腻：肥肉、荤油、煎炸食品、乳制品等，为脾虚或痰湿患者所忌。

（4）腥膻：海鱼、无鳞肉（平鱼、鲅鱼、带鱼、比目鱼等）、虾、蟹、海味（干贝、淡菜、鲍鱼等）、羊肉、鹿肉等腥膻之品，为风热证、痰热证、斑疹、疮疡患者所忌。

（5）辛辣：葱、姜、蒜、辣椒、花椒、韭菜、酒等辛辣之品，为内热证患者所忌。

（6）发物：能引起旧疾复发、新病加重的食物。除上述腥、膻、辛辣食物外，尚有一些特殊的食品，如荞麦、豆芽、鹅肉、鸡头、鸭头、驴头肉等，为哮喘、中风、皮肤病患者所忌。但个别疾患如麻疹初起，可适量食用发物，如豆芽、芫荽等，以利透发，此属例外。

临床常见的寒证、热证、虚证、实证的饮食宜忌如下。①寒证：宜食温热性食物，忌食寒凉、生冷食物。②热证：宜食寒凉、平性食物，忌食温燥伤阴食物。③虚证：一般虚证患者多脾胃功能减退，忌食肥腻、质粗坚硬的食物。阳虚者宜温补，忌用寒凉，不宜过食寒性食物，如生冷瓜果；阴虚者宜滋补养阴，不宜进食辛辣刺激性食物，如葱、蒜、辣椒、生姜之类。④实证：热证、寒证中都有实证，虚证中也有正虚邪实的。应根据证型，抓住主要矛盾配合药物治疗而获良效。

2. 服药期间的饮食禁忌

服药期间，有些食物对所服之药有不良影响，应忌服。《伤寒论》和《金匮要略》中指出服药期间忌生冷、黏腻、肉、面、五辛、酒、酪等。此外，古代文献记载薄荷忌鳖肉，茯苓忌醋，鳖鱼忌苋菜，蜜忌葱，天冬忌鲤鱼，白术忌蒜、桃、李，人参忌萝卜，土茯苓忌茶等。但是，饮食宜忌不能绝对化，应辨证分析。如水肿不严重的患者不宜绝对忌盐，因为长期忌盐会引起低钠血症而致体倦，使正气虚损而疾病缠绵难愈。

元代饮膳太医忽思慧云：“但服药，不可多食生芫荽及蒜、杂生菜、诸滑物、肥猪肉、犬肉、油腻物、鱼脍、腥臊等物。”方中有白术则勿食桃、李、雀肉、芫荽、蒜、青鱼等食物；有藜芦则勿食腥肉；有巴豆则勿食芦笋；有地黄则勿食芜荑；有半夏、菖蒲则勿食饴糖、羊肉；有细辛则勿食生菜；有甘草则勿食菘菜、海藻；有牡丹则勿食生芫荽；有商陆则勿食犬肉；有常山则勿食葱、生菜；有空青、朱砂则勿食血（凡服药通忌食血）；有茯苓则勿食醋；有鳖甲则勿食苋菜；有天冬则勿食鲤鱼。

3. 孕、产期等特殊阶段饮食宜忌

古代对孕、产期的饮食甚为重视。妊娠期，母体脏腑、经络之血注于冲任二经以养胎元，此时母体多处于阴虚阳亢状态，故应避免食用辛辣腥臊之品，以免耗伤阴血而影响胎元，宜进食甘味补益之品。妊娠恶阻者应避免进食油腻之品，可食用具有健脾、和胃、理气功效的食物。妊娠后期，胎儿逐渐长大，影响母体气机升降，易导致气滞，因此应少食胀气和涩肠类食物，如荞麦、高粱、番薯、芋头等。

产后阴血亏虚或瘀血内停，同时产妇还要以乳汁喂养婴儿。因此，产后饮食应以平补阴阳气血，尤以滋阴养血为主，宜进食甘平类粮食、肉蛋类食品，忌食辛燥伤阴、寒性、生冷食物及发物。正如《饮膳正要》所云：“母勿太寒乳之，母勿太热乳之……乳母忌食寒凉、发病之物。"《保婴家秘》云："乳子之母当节饮食，慎七情，调元气，养太和……母病则子病，故保婴者必先保母，一切酒、面、肥甘、热物、瓜果、生冷寒物皆当禁之。"

第三节 睡眠养生

目前国内外关于高原睡眠的研究表明，高原低氧环境导致高原人睡眠质量下降，现有的研究多集中在急进高原时期机体睡眠结构、周期性呼吸、血氧饱和度等方面。研究表明，慢性高原病患者较健康对照者出现更明显的呼吸紊乱，相较于低海拔，生活在高海拔处的居民更容易发生睡眠呼吸暂停。大量研究表明，抵达高原地区后，快速眼动睡眠（rapid eye movement sleep，REM）减少，人类主观感觉睡眠质量下降，主要由于周期性呼吸引起的频繁觉醒。睡眠呼吸紊乱可引起缺血性心脏病、高血压、心律失常、心功能不全、代谢综合征、肺动脉高压、肺源性心脏病、脑卒中、癫痫、红细胞增多症、血细胞比容上升及血液黏度增高等。因此在高原环境下，更应注意睡眠养生。

古人提出，眠食二者为养生之要务，能眠者，能食，能长生。我们的一生约有三分之一时间是在睡眠中度过的。可见，养生保健必须注重睡眠。睡眠养生就是根据宇宙与机体阴阳变化规律，采取合理的睡眠方法和措施，以保证睡眠时间和质量，从而达到养精蓄锐、防病治病、强身健体的目的。历代医家和养生大家都很重视睡眠养生，科学的养生保健需要全面掌握睡眠的规律及方法。

一、睡眠节律与质量标准

（一）睡眠节律

养成良好的睡眠习惯，符合睡眠－觉醒节律，是保证睡眠时间和质量的根本。子午觉是古人睡眠养生法之一，就是每天子时（晚上11时至凌晨1时）、午时（上午11时至下午1时）入睡，达到颐养天年的目的。中医学认为，子午之时，阴阳交接，极盛极衰，体内气血阴阳极不平衡，必欲静卧，以候气复。现代研究也发现，夜间0时至4时，机体各器官功能下降至最低；中午12时至下午1时，是交感神经最疲劳的时间，因此子午睡眠的质量和效率俱佳，方符合养生之道。

（二）睡眠质量标准

过多睡眠可抑制大脑皮层，使大脑细胞缺氧。睡眠质量高的标准：①入睡快，即上床后 5~15min 就能进入睡眠状态；②睡眠深，即睡中呼吸匀而长，没有鼾声，不易惊醒；③无起夜，即睡中梦少，无梦惊现象，很少起夜；④起床快，即早晨醒来机体轻盈，精神好，很快就能起床；⑤白天头脑清晰，工作效率高，不困倦。

❖ 二、睡眠姿势

睡姿各异，以体位来分，不外乎仰卧、俯卧、侧卧 3 种。历代医家对此有很多论述，可概括为以下几点。

（一）常人宜多右侧卧

侧卧比仰卧好。侧卧益气活络，仰卧则易造成噩梦、遗精和打鼾。俯卧不利于呼吸和心肺血液循环，影响面部供血，故选择右侧卧为最佳卧姿。右侧卧优点在于使心脏在胸腔中受压最小，减轻心脏负荷，使心排血量增多；肝处于最低位，肝藏血最多，加强了对食物的消化和营养物质的代谢；胃及十二指肠的出口均在下方，利于胃肠内容物的排空。

（二）孕妇宜多左侧卧

对于女性来说，侧卧较仰卧、俯卧好。仰卧不利于盆腔血液循环，易致各种月经病。孕妇宜取左侧卧，因为此时孕妇子宫右旋倾斜，右侧输尿管受压，易产生尿潴留，甚至导致右侧肾盂肾炎。另外，右侧卧可压迫腹部下腔静脉，影响血液回流，不利于胎儿发育和分娩。仰卧时，增大的子宫可直接压迫腹主动脉，使子宫供血量减少影响胎儿的发育。因此，左侧卧最利于胎儿生长，可降低妊娠并发症的发生率。

（三）婴幼儿睡姿需纠正

俯卧是最不卫生的卧姿。婴儿自主能力差，不能主动翻身，加之颅骨软嫩，易受压变形，长期俯卧会造成面部五官畸形。长期侧卧或仰卧也易使头颅发育不对称。因而婴幼儿睡眠时，应在大人的帮助下每隔 1~2h 变换体位 1 次。

（四）老人及患者宜多右侧卧

对于老年人而言，睡姿以右侧卧为好。心衰患者及咳喘患者宜取半侧位或半坐位，同时将枕与后背垫高。胸腔积液患者，宜取患侧卧位，使胸腔积液位置最低，不妨碍健侧肺的呼吸功能。肺心病患者一般不宜取左侧卧或俯卧，以防心脏负荷过大。头低脚高位置睡觉，易得肾脏疾患。

睡姿并不是一成不变的，一般而言，每隔 10~15min，我们会自动变换体位 1 次，整个睡眠过程体位变化可达 20 次以上。因此，在入睡时养成正确睡姿的良好习惯，有利于自身保健。

❈ 三、四季睡眠养生法则

（一）春季睡眠

春季，少阳升发，睡眠应注重舒展、宣发以条达气机，与春季阳气升发相应。春季睡眠不宜过晚，入夜即眠，保护阳气以利升发；天明即起，衣着宽松，出户活动，升发阳气以助其条达。不可熬夜甚至通宵，否则易折损、耗伤阳气；亦不可贪睡，否则气机宣发不畅，久之乏力、困顿、头晕、失眠，即与阳气受损或升发不利有关。故《黄帝内经·素问》四气调神大论篇曰："天地俱生，万物以荣，夜卧早起，广步于庭，被发缓形，以使志生，生而勿杀，予而勿夺，赏而勿罚，此春气之应，养生之道也。"

（二）夏季睡眠

夏季，太阳生长，日常睡眠中应多养护、充实、壮大阳气，与夏季阳气生长相合。《黄帝内经·素问》四气调神大论篇曰："夏三月……夜卧早起，无厌于日。"夏季入寝可稍晚一些，但亦不可过晚，最晚在子时前；天明即起，出户活动、多运动、多晒太阳，使一身阳气向外舒展、涌发，借天地阳气的盛大来养护自身阳气。故《黄帝内经·素问》四气调神大论篇云："使华英成秀，使气得泄，若所爱在外。"

（三）秋季睡眠

《黄帝内经·素问》四气调神大论篇云："秋三月，此谓容平。天气以急，地气以明，早卧早起，与鸡俱兴，使志安宁，以缓秋刑，收敛神气，使秋气平，无外其志，使肺气清，此秋气之应，养收之道也。"秋季可以早睡早起，适当进行户外活动，精神逐渐趋向安宁、收敛。

（四）冬季睡眠

《黄帝内经·素问》四气调神大论篇云："冬三月，此为闭藏。水冰地坼，勿扰乎阳，早卧晚起，必待日光，使志若伏若匿，若有私意，若已有得，去寒就温，无泄皮肤，使气极夺。此冬气之应，养藏之道也。"冬季生机潜伏、万物蛰藏，此时机体代谢也相对缓慢，应当早睡晚起，不要轻易扰动阳气，凡事不要过度操劳，尽可能不熬夜，保证充足的睡眠，有利于阳气潜藏、阴精蓄积。

第四节 经络养生

经络养生是根据中医基础理论，运用针刺、艾灸、推拿等方法刺激经络及穴位，达到舒经理络、祛邪治病的目的。

一、针刺养生

所谓针刺养生，就是用毫针刺激一定的穴位，激发经络之气，加速机体新陈代谢，从而起到强身壮体、益寿延年的目的。针刺养生与针刺治病着眼点不同，针刺治病着眼于纠正阴阳、气血的偏盛或偏衰，而针刺养生则着眼于提高机体代谢能力，旨在养生延寿。

（一）选穴

1. 手太阴肺经保健穴

（1）中府：在胸前壁外上方，前正中线旁开6寸，平第1肋间隙。本腧穴宣肺理气、平喘止咳，能增强肺脏功能。针刺时向外斜刺或平刺，深0.5~0.8寸，不可深刺，以免伤及肺脏。

（2）列缺：位于桡骨茎突上方，腕横纹上1.5寸处。本腧穴宣肺理气、利咽宽胸、通经活络，可防治咽喉肿痛、口眼㖞斜、半身不遂、牙痛、咳嗽、气喘。针刺时向上斜刺0.3~0.5寸。

（3）少商：在拇指末端桡侧，指甲角旁0.1寸。本腧穴清热、利咽、开窍，是急救穴之一，对发热、昏迷、休克、咽喉肿痛、癫狂、鼻衄有较好的防治作用。针刺时应浅刺0.1寸，或浅刺出血。

（4）太渊：在腕横纹桡侧端，桡动脉桡侧凹陷中。本腧穴清肺利咽，可防治肺部、咽喉疾病，又能防治无脉症。针刺时要避开动脉，直刺0.3~0.5寸。

2. 手阳明大肠经保健穴

（1）合谷：在手背第1、2掌骨之间，约平第二掌骨中点处。本腧穴醒脑开窍、疏风清热、镇痛通络，可防治头面五官疾患、暑疖、无汗、自汗、盗汗、经闭、滞产、昏迷、癫痫、痹症，是重要的保健穴之一，时常按摩或针刺，可延寿。直刺0.5~1寸。

（2）曲池：位于肘横纹外侧端，屈肘，肘横纹尽头便是此穴。本腧穴清热利湿、祛风解表、调和营卫，对上肢不遂、高血压、咽喉肿痛有较好的疗效。研究表明，此穴具有调节血压、固齿、防止老人视力衰退等功效。可直刺1~1.5寸。

（3）迎香：在鼻翼外缘中点旁，当鼻唇沟中。本腧穴清热疏风、通鼻窍，对鼻塞、鼻衄、口歪、胆道蛔虫有较好的防治作用。可斜刺或平刺0.3~0.5寸。

3. 足阳明胃经保健穴

（1）足三里：在小腿外侧，犊鼻下3寸，犊鼻与解溪连线上。本腧穴为全身性强壮要穴，可健脾胃、助消化、益气、提高免疫力，对胃痛、腹胀、呕吐、泻泄、便秘、高血压、神经衰弱及下肢痿痹均有较好的防治作用。可直刺1~2寸。

（2）地仓：在口角外侧，旁开0.4寸。本腧穴疏风通络，可防治口歪、流涎、眼睑跳动。斜刺或平刺0.5~0.8寸。

4. 足太阴脾经保健穴

（1）三阴交：在小腿内侧，足内踝尖上3寸，胫骨内侧缘后方。本腧穴对腹腔诸脏器有保健作用，尤其是生殖系统，能防治肠鸣、腹胀、泄泻、月经不调、带下、阳痿、遗精、遗尿、失眠、疝气、不孕等。可直刺1~1.5寸。

（2）血海：在大腿内侧髌底内侧端上2寸，股内侧肌隆起处。本腧穴调和气血、祛风胜湿，可防治月经不调、崩漏、闭经、湿疹、膝关节疼痛。可直刺0.5~1寸。

5. 手少阴心经保健穴

（1）神门：在腕部，腕掌侧横纹尺侧端，尺侧腕屈肌腱的桡侧凹陷中。本腧穴养心安神，可防治心痛、心烦、健忘、失眠、惊悸、怔忡、癫狂。可直刺0.3~0.4寸。

（2）通里：在前臂掌侧，当尺侧腕屈肌腱的桡侧缘，腕横纹上1寸。本腧穴安神宁心、通窍活络，对心痛、心悸怔忡、咽喉肿痛、暴喑、舌强不语、失眠、腕臂疼痛有较好的防治作用。可直刺0.5~0.8寸。

6. 手太阳小肠经保健穴

（1）后溪：在手掌尺侧，第5掌指关节后远侧掌横纹头赤白肉际处。本腧穴宁心安神、舒筋活络、散风清热，能防治急性腰扭伤、落枕、头项强痛、耳痛、咽喉肿痛、牙痛、癫狂等。可直刺0.5~1寸。

（2）听宫：在耳屏前，下颌骨髁状突的后缘，张口呈凹陷处。本腧穴宁神志、宣通耳窍，对耳聋、耳鸣、中耳炎、牙痛、癫狂等有较好的防治作用。针刺时宜张口，直刺 1~1.5 寸。

7. 足太阳膀胱经保健穴

（1）至阴：在足小趾外侧，趾甲角旁约 0.1 寸。本腧穴清头目、通血脉、理气机，对头痛、目眩、鼻塞、胎位不正有防治作用。可浅刺 0.1 寸，但孕妇禁针。

（2）三焦俞：在腰部，第 1 腰椎棘突旁开 1.5 寸处。本腧穴健脾利湿、通利三焦，可防治水肿、腰背疼痛、水谷不化、泻泄、臌胀。可直刺 0.5~1 寸。

（3）肾俞：在腰部，第 2 腰椎棘突下旁开 1.5 寸处。本腧穴补肾益精、壮腰利湿，对阳痿、遗精、月经不调、耳鸣、耳聋、水肿、腰痛有较好防治作用。可直刺 0.5~1 寸。

（4）胃俞：在背部，第 12 胸椎棘突下旁开 1.5 寸处，是胃的保健穴。本腧穴理气和胃、化湿消滞，对胃痛、纳呆、腹胀肠鸣、呕吐、脾胃虚弱疗效较好。可斜刺 0.5~0.8 寸。

（5）脾俞：在背部，第 11 胸椎棘突下旁开 1.5 寸处，是脾的保健穴。本腧穴健脾利湿、和胃降逆，能防治肢体乏力、背痛、腹胀、腹泻等。宜斜刺 0.5~0.8 寸。

（6）肝俞：在背部，第 9 胸椎棘下旁开 1.5 寸处，是肝的保健穴。本腧穴舒肝利胆、养血明目。可斜刺 0.5~0.8 寸。

（7）心俞：在背部，第 5 胸椎棘突下旁开 1.5 寸处，是心的保健穴。本腧穴宁心安神、宽胸止痛，对心痛、心烦、惊悸、健忘、胸闷、梦遗、盗汗、癫狂有较好的防治作用。可斜刺，或直刺 0.5~0.8 寸。

（8）肺俞：在背部，第 3 胸椎棘突下旁开 1.5 寸处，是肺的保健穴。本腧穴宣肺、平喘、理气，对肺功能失调引起的病症有防治作用。可斜刺 0.5~0.8 寸，不宜深刺。

8. 足少阴肾经保健穴

（1）涌泉：在足底部，约当足底第 2、3 趾趾缝纹头端与足跟连线的前 1/3 与后 2/3 交界处。本腧穴宁神、开窍、清热，对头痛、头昏、中风、昏迷、休克、小儿惊风、小便不利、便秘有较好的防治作用。可直刺 0.5~1 寸。

（2）太溪：在足内侧，内踝后方，内踝尖与跟腱之间的凹陷处。本腧穴壮腰健骨、益肾，可防治腰痛、月经不调、阳痿、遗精、失眠、小便频数等。可直刺 0.5~1 寸。

9. 手厥阴心包经保健穴

（1）内关：在前臂掌侧，曲泽与大陵连线上，腕横纹上 2 寸处。本腧穴宽胸安神、和胃止痛、降逆止呕，对心痛、失眠、胸闷、心悸等诸多心经病症有较好的防治作用。可直刺 0.5~1 寸。

（2）中冲：在手中指末节尖端中央，是常用的急救穴之一。本腧穴清心开窍，退热醒神，对中风、昏迷、舌强不语、心胸烦闷、中暑、小儿惊厥有一定的疗效。可浅刺 0.1 寸或点刺放血。

10. 手少阳三焦经保健穴

（1）阳池：在腕背横纹中，指伸肌腱尺侧缘凹陷中。本腧穴舒筋、通络、解热，对肩臂痛、腕痛、扁桃体炎等防治效果较好。宜直刺 0.3~0.5 寸。

（2）支沟：在前臂背侧，腕背横纹上 3 寸，尺、桡骨之间。本腧穴理气解郁、疏通腑气、通经络，能较好地防治便秘、胁肋痛、耳鸣、耳聋。宜直刺 0.8~1 寸。

11. 足少阳胆经保健穴

（1）风池：在顶部，胸锁乳突肌和斜方肌上端之间的凹陷处，平风府穴。本腧穴聪耳明目、醒脑开窍、疏风解热，对神经衰弱、落枕、目赤肿痛、中风、耳鸣等均有一定的防治作用。针刺时，针尖向对侧眼球方向斜刺 0.5~1 寸。

（2）环跳：在股外侧，股骨大转子最高点与骶管裂孔连线的外 1/3 与中 1/3 交界处。本腧穴通经活络，对腰腿疼痛、中风偏瘫、风寒湿痹、坐骨神经痛、下肢麻痹等均有一定的防治作用。可直刺 2~3 寸。

12. 足厥阴肝经保健穴

（1）大冲：在足背，第 1、2 跖骨间，跖骨结合部前方凹陷中。本腧穴疏肝理气、镇惊息风、通络活血，对头痛、目眩、高血压、胸胁胀痛有防治作用。宜直刺 0.5~1 寸。

（2）章门：在侧腹部，第 11 肋游离端下方。本腧穴健脾胃、疏肝理气、活血化瘀，凡腹胀、胃脘痛、胁痛、呕吐均可刺之。可直刺 0.8~1 寸。

13. 其他经络保健穴

（1）关元：在下腹部，前正中线上，脐下 3 寸处。本腧穴温肾固精、补气回阳、清热利湿，可防治腹痛、月经不调、不孕、带下、遗精等。宜直刺 1~2 寸，但孕妇禁针。

（2）气海：在下腹部，前正中线上，脐下 1.5 寸处。本腧穴升阳补气、补虚固本，对月经不调、中风脱证、崩漏、带下、脱肛有一定的防治作用。宜斜刺

0.5 寸，得气后，即出针。最好与足三里穴配合，每周 1~2 次。

（3）命门：在腰部，后正中线上，第 2 腰椎棘突下凹陷中。本腧穴补肾壮阳、固精，能防治腰痛、阳痿、痛经、神经衰弱、头痛等。可向上斜刺 0.5~1 寸。

（4）中脘：在上腹部，前正中线上，脐上 4 寸处。本腧穴健脾利湿、和胃降逆，可防治胃痛、痢疾、呕吐、呃逆等。宜直刺 1~2 寸。

（5）百会：在头部，前发际正中直上 5 寸处。本腧穴开窍宁神、平肝息风、升阳固脱，对头痛、目眩、中风不语、脱肛等有较好的防治作用。宜平刺 0.5~0.8 寸。

（6）十宣：在手十指尖端，距指甲游离缘 0.1 寸。本腧穴清神志、利咽喉，对昏迷、中暑、热病、指端麻木、咽喉肿痛、晕厥有较好的治疗效果。可直刺 0.1~0.2 寸，或用三棱针点刺出血。

（二）刺法

针刺保健，除了掌握用针、选穴之外，还需掌握刺法原则。

（1）配穴原则：针刺保健，可选用单穴，也可选用多个穴位。若欲增强某一方面的功能，可用单穴，以突出其效应；若想要调整整体功能，可选一组穴位，以增强其效果。在具体运用中，可酌情而定。

（2）施针原则：针刺保健可养生益寿，用针宜和缓，刺激强度也要适中，一般不宜过大。留针时间不要过长，得气后即可出针；针刺深度也应因人而异，年老体弱者及小儿，不宜深刺，但形盛体胖之人，则要酌情适当深刺。

（3）禁忌：针刺时应避开血管，防止出血。有自发出血倾向的患者不宜针刺，过于疲劳、饥饿及精神高度紧张者，不宜针刺。妊娠 3 个月以内者，下腹部禁针；妊娠 3 个月以上者，腹部、腰骶部禁针；凡能引起孕妇子宫收缩的腧穴，如合谷、三阴交、昆仑、至阴等均不宜针刺。肿瘤部位及皮肤有感染、溃疡、瘢痕的，不宜针刺。

❖ 二、艾灸养生

（一）常用灸法

1. 艾炷灸

艾炷灸施灸时燃烧的圆锥形小体，称为艾炷。常用的艾炷形如麦粒、苍耳子或莲子。灸时每燃完一个艾炷，称为一壮。艾炷灸又分直接灸与间接灸两种。

（1）直接灸：将艾炷放在腧穴上施灸。根据灸后有无烧伤化脓，又分为无瘢痕灸和瘢痕灸。①无瘢痕灸。先在施术部位涂以少量凡士林或温水以增加黏附作用，再放上艾炷点燃，当患者感到灼痛时，更换艾炷再灸。一般灸3~5次，以局部皮肤充血红晕为度。本法灸后不化脓，不留瘢痕，患者易于接受，应用广泛。②瘢痕灸。先在施术部位涂敷蒜汁，以增加黏附和刺激作用，然后放置艾炷施灸。待艾炷燃尽，方可更换艾炷，一般灸5~10次。在艾灸过程中，为了减轻疼痛，可用手在施灸部位的周围轻轻拍打以缓解灼痛。灸后一周左右施灸部位化脓，5~6周灸疮自行痊愈、结痂脱落，留下瘢痕。《针灸大成》云"若要安，三里常不干"，即指瘢痕灸。

（2）间接灸：艾炷不直接接触皮肤，而用不同药物隔开，由于所用药物不同，名称也不相同，如以生姜片间隔者称隔姜灸、以食盐间隔者称隔盐灸。常用的间接灸又分以下几种。①隔姜灸。将鲜姜切成直径2~3cm、厚0.2~0.3cm的薄片，针刺数孔，然后将姜片置于腧穴或患处，再将艾炷放在姜片上点燃施灸，待艾炷燃尽，再易炷施灸，灸完所规定的次数，以使皮肤红润而不起泡为度。②隔蒜灸。将鲜大蒜头切成厚0.2~0.3cm的薄片，针刺数孔，置于腧穴或患处，然后将艾炷放在蒜片上，点燃施灸。待艾炷燃尽，易炷再灸，直至灸完规定的次数。③隔盐灸。将食盐填敷于脐部，或于食盐上再置一薄姜片，上置艾炷施灸。④隔附子饼灸。将附子研成粉末，用酒调和做成直径约3cm、厚约0.8cm的附子饼，针刺数孔，置于腧穴或患处，上面再放艾炷施灸，直到灸完所规定次数。

2. 艾条灸

艾条灸，又称艾卷灸或悬灸，是将艾绒卷成条状施灸。将24g艾绒平铺在长26cm、宽20cm的桑皮纸上，卷成圆柱形的艾条。若在艾绒中掺入其他药物则成为药条。使用时将艾条的一端点燃，置于离皮肤3~6cm处灸之。由于艾条悬于腧穴之上，故称悬灸。此种方法操作简便，不易烧灼皮肤，可以自己施灸，故被广泛使用。

3. 温针灸

温针灸是针刺与艾灸结合使用的一种灸法，可使热力通过针身传入体内。适用于既需留针又需施灸的疾病。操作方法是针刺得气后，将毫针固定在适当的深度，用艾条段插在针柄上点燃，直到燃完为止，艾条段长1~2cm。

（二）施灸原则与禁忌

根据个人体质及养生要求选好穴位，将点燃的艾条或艾炷对准穴位，以局部感觉温热舒适且能耐受为度。

施灸时一般是先灸上部，后灸下部、腹部；先灸头身，后灸四肢。如不讲究灸法次序，先灸下部、后灸头部，患者常出现面热、咽干、口燥等症状。施灸时要注意安全，防止燃烧的艾绒燃火或脱落，烧损皮肤或衣物。颜面、五官及大血管部位，不宜采用瘢痕灸；孕妇的腹部和腰骶部也不宜施灸。

艾灸时间以 10~15min 为宜。健身灸时间可略短，病后康复施灸时间可略长；春夏二季，施灸时间宜短，秋冬宜长；四肢、胸部施灸时间宜短，腹、背部位宜长；老人、妇女、儿童施灸时间宜短，青壮年施灸时间可略长。

施灸后，局部皮肤微红灼热属正常现象，不必处理，很快会自行消失。若出现水疱，小者可自行吸收，大者可用毫针刺破放出水液，再涂以獾油或龙胆紫，并以纱布包敷。瘢痕灸后，可在局部盖以消毒敷料，以防止摩擦，预防感染，保护痂皮。若并发感染，灸疮处有黄绿色脓液或渗血，可用消炎药膏或玉红膏涂敷。

（三）灸法保健的机理

1. 温通经络，行气活血

施灸材料主要是艾叶制成的艾绒，《名医别录》载："主灸百病。"《本草从新》指出，艾叶苦辛，性温，属纯阳之性，能回垂绝之元阳，通十二经、走三阴、理气血、逐寒湿、暖子宫，以之灸火，能透诸病而除百病。这就说明灸法借艾火温通经络的作用，使气血得以正常运行。

2. 培补元气，预防疾病

《扁鹊心书》曰："夫人之真元乃一身之主宰，真气壮则人强，真气虚则人病，真气脱则人死。保命之法，灼艾第一。"艾灸有培补元气的作用，元气充盛则邪不可干，疾病可防。

3. 健脾和胃

《针灸资生经》云："凡饮食不思、心腹膨胀、面色萎黄，世谓之脾胃病者，宜灸中脘。"中脘施灸，可温运脾阳、补中益气。常灸足三里，不但能使机体消化功能旺盛，还能增加机体对营养物质的吸收，收到防病治病、抗衰老的效果。

（四）冬病夏治

针对慢性支气管炎、慢性肺源性心脏病、慢性咳嗽等高原常见疾病，医生于每年夏至后第 3 个庚子日开始至立秋后第 1 个庚子日后 10 日内进行穴位贴敷，可强健阳气、驱除阴寒，达到减少慢性疾病急性加重次数及减轻临床症状的效果。穴位贴敷所选中药，以温阳散寒药物为主，制成贴敷剂型，在每年"三伏天"

进行治疗，故又称"三伏贴"。此法为冬病夏治中最常用的治疗方法。

中医学基础理论讲究"天人合一"，提倡天地的和谐、人与自然的和谐、机体自身的阴阳和谐。《黄帝内经·素问》四气调神大论篇云："夫四时阴阳者，万物之根本也。所以圣人春夏养阳，秋冬养阴，以从其根。"清代张志聪注："春夏阳盛于外而虚于内，故当养其内虚之阳，宜用辛热温阳饮食以补阳气。"张介宾注："夫阴根于阳，阳根于阴，阴以阳生，阳以阴长，所以圣人春夏养阳，以为秋冬之计。"此为冬病夏治的理论渊源。

所谓冬病，是指好发于冬季或在冬季易加重的虚寒性疾病。机体素来阳气不足加之冬季外界气候阴寒，正气不能驱邪于外，重感阴寒之邪，导致慢性咳嗽、哮喘、体虚易感、泄泻等慢性疾病反复发作或加重。夏治，则是指在夏季三伏时令，即自然界和机体阳气最旺之时，通过温补阳气、散寒驱邪等治疗措施，强盛阳气，提高机体抵抗病邪的能力，帮助驱除阴寒，从而达到治疗冬季易发生疾病或预防旧疾加重的目的。

❖ 三、按摩推拿养生

运用手的技巧，在一定部位和穴位上连续动作，手法的机械性刺激作用，使各组织产生相应的扶正祛邪的能力，从而达到预防、保健和治疗疾病的目的，称为推拿疗法或按摩推拿疗法。由于其简便易行，平稳可靠，所以历来受到养生家的重视，将按摩推拿作为益寿延年的方法。古代养生家已提出"发长梳，面常擦，目常运，鼻常揩，齿常叩，耳常弹，足常搓，肢常摇，腹常摩"的养生方法，按摩推拿刺激达到酸、软、胀的感觉即可，不宜过度强烈，以免造成损伤。

按摩推拿严格依据中医经络学原理，以经络辨证为依托，通调十二经脉和任督二脉。从性质上来说，经络按摩推拿属于中医外治范畴。

（一）按摩推拿的作用

按摩主要是通过刺激局部，促进整体新陈代谢，从而调整机体各部分功能的协调统一，达到防病、治病、强身之效果。具体地说，按摩可以疏通经络、调和营卫及气血，使机体保持阴阳平衡的状态，增强机体的抗病能力。

1. 疏通经络，行气活血

《黄帝内经·素问》血气形志篇云："经络不通，病生于不仁，治之以按摩。"《黄帝内经·素问》调经论篇载："神不足者，视其虚络，按而致之。"吴鹤皋注："以按摩，致气于虚络。"说明按摩有疏通经络之作用。《精景按摩经》认为循经取穴后，再予以按摩，刺激相应穴位，便可使气血循经络而运行，防止气血滞留，达到疏通经络、畅达气血之目的。从现代医学角度来看，按摩主要是通过刺激末梢神经，促进血液、淋巴循环和组织间的代谢过程，协调各器官、组织间的功能，使机体新陈代谢水平有所提高。

2. 调和营卫，平衡阴阳

经络是机体气血运行的通道，内而脏腑，外而四肢、皮肤九窍，分布于全身，营卫气血周流，则可贯通表里内外、脏腑肌腠，使全身成为一个协调统一的整体。营卫相通，气血调和，机体皆得其养，则内外调和，阴平阳秘。明代养生家罗洪在《万寿仙书》云："按摩法能疏通毛窍，能运旋荣卫。"指出按摩疗法有疏通气血、调和营卫的作用。通过按摩，可以调整气血阴阳，从而达到内外调和、阴平阳秘，使人健康长寿。

按摩依据中医基础理论，针对具体情况而分别运用不同手法，以柔软、轻和之力，循经络、按穴位，施术于机体，通过经络的传导作用来调节全身，从而调和营卫气血、扶正祛邪、提高机体抵抗力，达到养生的目的。

按摩可行气活血、通调营卫，所以，按摩后血液循环加快，皮肤浅层的毛细血管扩张，肌肉放松，关节灵活，除被按摩部分有温暖舒适之感外，全身亦觉轻松、愉快、舒适，可使人精神振奋，消除疲劳。

（二）保健按摩推拿

具有防病、健身作用的按摩推拿方法称为保健按摩推拿法，其特点是以自我按摩推拿为主，简便易行、行之有效，较有代表性的有眼保健功、干淋浴法等，为大家所熟知。保健功系根据传统导引法整理改编而成，由全身自上而下的自我按摩推拿及运动组成，动作缓和柔韧，男女老少皆宜，既有保健作用，又可防治疾病。

唐代僧人慧琳曰："凡人自摩自捏，伸缩手足，除劳去烦，名为导引。"《一切经音义·卷第十八》中的保健功就是这种"自摩自捏"的导引法，其作用如明代养生家高濂所云，按摩导引之术，可以行血气，利关节，辟邪外干，使恶气不得入吾身中耳。户枢不蠹，流水不腐。人之形体亦由是也，故延年却病，以按摩导引为先。

1. 静坐

端坐、盘坐或靠坐均可。闭目、含胸，两手握固置于双腿上，舌抵上颚，意念轻守丹田，自然呼吸或顺腹式呼吸，排除杂念，身心松适，静坐约50息时间。

操作提示：坐姿可以根据练功场地及习练者的具体情况进行选择。静坐时间也可灵活掌握，30~50 息均可。意守丹田一定要"轻"，做到"似守非守"，不可刻意。通过静坐，排除杂念，可安神定志、培补元气，为以下的功法练习做好准备。

2. 鼻功

拇指微屈，用两手拇指第 2 节指背自上而下轻轻摩擦鼻翼两侧 9~18 次；再以指关节揉按迎香穴 9~18 次。此法可改善呼吸道、鼻腔内的血液循环，加强上呼吸道的抗病能力，可防治感冒及鼻炎。迎香穴为手足阳明经交会穴，对胆胃气逆造成的右上腹疼痛，如胆道蛔虫病，有辅助治疗作用。

3. 目功

闭目，微屈拇指，指间关节沿眉由内向外轻擦 9~18 次，再同样轻擦上下眼睑 9~18 次。两手互搓至热，用手心热熨眼珠 3 次，用两手中指指腹点揉睛明、鱼腰、瞳子髎、承泣等腧穴各 9~18 次。两目轻闭，眼球顺时针、逆时针各旋转 9~18 次，两手互搓至热，用手心热熨眼珠 3 次，轻轻睁开双眼，由近至远眺望远处的绿色标志物。

操作提示：旋转眼球速度要慢，旋转次数由少渐多，刚开始练习时不一定要达到规定的次数，否则部分习练者会出现目胀、头昏、呕吐等症状。此法可改善眼部血液循环，加强眼肌的活动能力与神经调节能力，调肝明目，增进视力，防治目疾。

4. 擦面

将两手掌互搓至热，按在前额，经鼻侧向下擦到下颌，再由下颌向上至前额，如此反复进行，共 18~36 次。

此法可以改善面部血液循环，常年坚持可使面色红润、皱纹少生，具有美容作用。手足阳明经循于面，故此法可疏通阳明经气。

5. 耳功

接上式，用搓热的两手心搓揉耳廓 9~18 次；两手交替经头顶拉扯对侧耳廓上部 9~18 次；用两手大鱼际压在耳屏处堵塞耳道，然后突然放开，如此反复按放 9 次；两手鱼际堵住耳道，手指自然位于后脑枕部，此时用食指稍稍用力按压中指并顺势下滑弹击后脑枕部 24 次，可听到"咚咚"的声响，古称"鸣天鼓"。《黄帝内经·素问》海论篇云："髓海不足，则脑转耳鸣。"鸣天鼓可给大脑以温和刺激，能调节中枢神经，防治头晕、头痛、耳鸣、耳聋、健忘及阿尔茨海默病。按放耳道造成耳道内压力的变化，对增强耳膜弹性，防止耳膜内陷有较好的作用。操作此式两手掌一定要稍用力压住两耳，堵住外耳道，方能产生较好的效果。

《黄帝内经·灵枢》口问篇曰："耳为宗脉之所聚也。"手、足三阳经直接联系于耳，阴经则通过别支（经别）合于阳经而与耳相通。《黄帝内经·素问》缪刺论篇载："邪客于手足少阴、太阴、足阳明之络，此五络皆会于耳中。"说明耳部与全身各脏腑、经络联系密切，按摩耳廓可刺激耳窍上全身脏器组织的功能对应点，起到调节全身脏腑经络、改善脏腑器官功能的作用。

6. 口功

（1）叩齿：上下牙轻叩 36~72 次。

（2）搅舌：古称"赤龙搅海"，用舌在口腔内壁与牙齿之间顺时针、逆时针各旋转 9~18 次。产生的津液暂不下咽。

（3）鼓漱：用上式产生的津液鼓漱口腔 18~36 次，再将口内津液分 3 次咽下，咽时意念诱导津液慢慢到达下丹田。

操作提示：叩齿时可先叩前门牙，再叩两侧牙齿，也可以同时一起叩。搅舌时，次数由少到多，不可强求一次到位，尤其是高龄有中风先兆的人，其舌体较为僵硬，搅舌较困难，更应注意。可先搅 3 次，再反向 3 次，逐渐增加以能承受为度。鼓漱动作，不论口中是否有津液，都做出津液很多状的鼓漱动作。

此法可益肾固本、促进津液分泌、健脾益气、滋阴柔肝。肾主骨，齿为骨之余。常叩齿可益肾固本，搅舌令口内津液增多，开口于口腔的消化腺（下颌下腺、舌下腺、腮腺等）分泌功能增强，促进食物的消化吸收。

7. 项功

十指交叉抱于后枕部，两手与项争力，前俯后仰 3~9 次；以前臂运动带动两掌，两掌根部着力，撞击项部 3~9 次；以大小鱼际交替按揉风池穴，顺、逆时针各 9~18 次。颈项为六条阳经与督脉交汇处，风池穴为手足少阳及阳维交会穴。

本式对鼓舞阳气、畅达枢机、活跃气血有较好的作用。对于因寒邪郁遏或负重损伤引起的颈部经脉阻滞，进而引起的头昏、头痛、目眩、上肢麻木、肩背酸痛等有较好的防治作用。颈项处有坚固的韧带、丰厚的肌肉和皮肤，保护着深部重要的血管及神经。此式可大大改善局部血液循环，增强项部柔韧性，使颈部重要的血管、神经和颈椎的功能得到充分的保护和发挥。

8. 揉肩

以左手掌揉右肩 18 次，再以右手掌揉左肩 18 次；以左手拇指或掌根部与余四指捏拿对侧肩井 18 次，交换用右手捏拿对侧肩井 18 次；肩关节按照前→上→

后→下的方向各旋转 9~18 次，再反向各旋转 9~18 次。

此式融合了揉、拿、转等手法，使肩部的肩髃、肩井、肩贞、肩髎诸腧穴得到很好的按摩，对疏通经脉、调畅枢机，促进肩关节的血液循环，改善关节的功能有较好的作用，能防治肩关节疾病。

9. 夹脊

两手轻握拳，上肢弯曲，肘关节呈 90°，前后交替摆动 18 次。操作提示：前后摆动时，两腋略收。

本式可增强肩关节及胸背部肌肉的活动，改善血液循环。疏通十二经脉及任、督脉的经气，增强内脏功能，可防治肩关节、胸腰椎病变及内脏疾病。

10. 搓腰

将两手搓热，置于双侧肾俞穴上，再以命门穴和肾俞穴为中心搓腰，上下搓18 次，左右搓 18 次。

操作提示：本式先搓揉肾俞，次上下、左右搓腰部。腰为肾之府，本式可壮腰健肾、防治腰脊疼痛及痛经、闭经等。

11. 织布式

伸脚坐势，双膝并拢，足尖向上。先吸气，两手心向前，指尖相对，俯身推向足尖，配以呼气，推尽即返回，指尖相对，手心向里，身体回正，吸气，如此往返推 36 次。

操作提示：初练时可自然呼吸，待动作熟练后再配合呼吸。前推幅度可从小到大，不必一步到位，以免拉伤腰部肌肉。应以腰带动手运动，而不是以手带动腰。

腰部的前倾和回正使腰背肌群充分舒缩，配合呼吸调节交感神经的兴奋性，从而改善血液循环，加强组织代谢，对多种原因引起的腰背痛有较好的防治作用。

12. 和带脉

自然盘坐，两手握固，上身左俯前倾，右转后仰，旋转 18 周。再右俯前倾，左转后仰，旋转 18 周。俯时呼气，仰时吸气。

操作提示：本式可先自然呼吸，动作熟练后再配合呼吸。

本式通过腰部的旋转和俯仰，使胸椎、腰椎、腰背肌肉、胸腹肌肉及胸、腹腔内脏器得到较全面的张弛锻炼，使十二经脉、奇经八脉，尤其是带脉、任脉、督脉得到调整和疏通。故本式可调畅气血、固肾强腰、调和带脉，防治腰背痛及内脏疾患。

13. 搓尾闾

尾闾为足太阳膀胱经的支脉,从腰中下夹脊贯臀处,尾骨下长强穴是督脉络穴,督脉与足少阳、足少阴的交会穴。

操作提示:两手食指和中指并拢,上下搓尾闾两侧各 36 次。

本式可通督益肾,疏通膀胱经气,刺激肛门周围神经,改善肛周血液循环,防治痔疮、脱肛及盆腔疾病等。

14. 擦丹田

将两手搓热,右手心捂于右下肢气冲穴处(在腹股沟稍上方,当脐中下 5 寸,距前正中线 2 寸处),左手掌心绕脐做顺时针运动,周而复始 100 次,再搓热双手,左手捂于右下腹,右掌搓丹田 100 次。

操作提示:男性习练者可改为一手用掌心托兜住同侧阴囊,另一手搓丹田。

本式健脾益气、柔肝补肾,可增强内脏活动,改善腹部血液循环,增强肠蠕动,促进消化,防治腹胀、腹痛、便秘、小便不利等。

15. 揉膝

两手心搓热,捂于两膝头,同时揉两膝关节各 100 次,点揉足三里穴 100 次。

膝关节,属人之八溪。《黄帝内经·灵枢》邪客篇曰:"人有八虚……以候五脏……凡此八虚者,皆机关之室,真气之所过,血络之所游。"

本式可舒经活血、柔筋健骨,有防治关节炎及延缓衰老的作用。

16. 擦涌泉

涌泉为足少阴肾经井穴。以涌泉穴为中心,以左手中食指擦右足心 100 次,再以右手中食指擦左足心 100 次。

操作提示:擦涌泉时要稍用力,令脚掌发热为度。

本式可开窍宁神、交通心肾,使气血下行,可防治高血压,消除头目眩晕等。

保健功共十六节,有强身健体、舒筋活络、调畅气血、防病治病的作用。可以有选择地习练,也可早晚常规性习练。其中,鼻功、目功、擦面、搓腰、擦丹田、口功等,可作为其他功法在收式后恢复常态时用。保健功适用于慢性病患者及中老年人。

四、拔罐养生

拔罐疗法是民间广泛采用的一种防病治病方法,其能温通经络、祛散寒邪,又能活血行气,使机体气血流畅,故具有止痛、消肿等作用。拔罐时,罐内火焰燃烧、空气受热膨胀而排出，因而将皮肤紧紧地吸住，使浅层组织充血。这种良性刺激，有利于调整血液循环，促进新陈代谢，改善机体营养状况，从而调整机体的代谢，因此有较好的强身、防病、治病作用，对于伤风感冒、风湿性关节炎、风湿性肌炎、颈部肌肉痉挛引起的颈项强痛，胃痉挛引起的胃痛，以及肋间神经痛等，均有较好的治疗效果。

（一）拔罐步骤及方法

先准备好大、中、小 3 种口径的罐子，竹制的、陶制的或玻璃制的均可。同时，准备好棉花、浓度 95% 的乙醇溶液、火柴、镊子等物品。

让患者坐好或卧好，暴露要进行拔罐的部位。一般选择肌肉丰满、皮肤平滑之处进行拔罐。例如，胃脘痛应在上腹部中脘穴附近拔罐，腰痛在腰部肾俞穴附近拔罐。

做好上述工作后，就能拔罐了。常用的方法是闪火法和贴棉法。

（1）闪火法：乙醇溶液浸棉花，用镊子夹紧，点燃棉花后立即在火罐内壁绕几圈，注意不要触及罐口以免烫伤皮肤，在取出棉花的同时，迅速将火罐罩在皮肤上，牢牢吸住皮肤。

（2）贴棉法：把一小块脱脂棉花放到乙醇溶液内浸湿，然后将它贴在罐内壁的中段，点燃并立即罩在皮肤上。

火罐吸住皮肤后，10~20min 后就可起罐。起罐时，一只手将罐向另一方轻轻推斜，另一只手则按压罐口附近的肌肉，使罐具和皮肤之间形成一个空隙，空气进入罐里，吸力消失，火罐自然落下。

（二）拔罐注意要点

患有严重心脏病，平时易出血，久病体弱以致极度消瘦，皮肤失去弹性，以及拔罐部位有皮肤病的人，不宜拔罐。

拔上罐后，一般会感觉发热、发紧、温暖、舒适，如果感到紧而灼痛难受，应立即起罐，在附近另选肌肉较丰满的地方拔罐。

若拔上罐后，感觉吸得不紧，多因空气未排尽，或因罐太小，往往影响疗效，均应起罐另拔或改用较大的罐。此外，每日拔罐次数以 1 次为宜，若需多拔罐几次，需隔日进行。

第五节　中药养生保健

一、常用保健中药材

人　参

人参是一种常见的中药材，也是一种珍贵的滋补品，有着悠久的历史和丰富的文化内涵。人参主要分为亚洲人参、美洲人参和西伯利亚人参3种。其中，亚洲人参又分为中国人参、朝鲜人参和日本人参。

人参大补元气，有良好的强壮作用，是治疗虚劳内伤的第一要药，治疗因疾病导致的元气虚极欲脱，单用人参就有良好的疗效。人参作为补益药，补五脏六腑、安精神、定魂魄。心脏有心气、肺脏有肺气，皆属脏腑之气，而元气能影响全局之气，相当于机体所有生命能量集中的来源，是至关重要的。如果元气不足，机体处于疲弱的状态，人参大补元气，能在此时发挥作用。

紧张性头痛是临床常见疾病，以轻度到中度双侧压迫性或紧箍样头痛为主要症状。这种疼痛是持续的，对患者的身心产生巨大影响，这种症状也是人参的主要适应证之一。

服用人参，能让人心理上产生愉悦。现代人多心情烦闷，人参除能补气外，还能愉悦精神。

人参还可对抗疲劳、气虚，即中医所称的"神疲乏力，气短懒言"。对于气虚的人，人参还是救命大药，古代医家治疗休克、心搏骤停靠的就是人参，因为人参有回阳救逆的作用，甚至到了现代，某些难治性休克，医生们还会选择运用人参汤或参术汤，仍能挽救一部分患者的生命。

人参虽是补品，但也有一些禁忌证和副作用。人参不宜与藜芦、五灵脂、莱菔子、皂荚等同用，以免发生不良反应；夏季或体内有热邪时不宜服用人参，以免助火伤阴；人参不宜过量服用，以免引起头晕、心悸、失眠、出汗等症状；人参不宜长期服用，以免引起气滞血瘀或机体耐药性降低；阴虚火旺、高血压、糖尿病等患者应慎用或禁用人参；服用人参时忌饮酒、忌食辛辣、忌咖啡及抗精神病药物；激素治疗期间禁服人参；精力充沛、易激动、精神紧张、癔症、躁狂、精神分裂症患者，不可服用人参；急性病、发热、急性冠状动脉血栓形成或有出血倾向的患者忌服人参；儿童、孕妇慎用人参。

人参可以单味使用，也可以与其他中药配伍使用。常见的用法有以下几种。

（1）煎汤服：将干燥的人参切片或切成小块，放入水中煎煮 30~60min，取汤饮用。每次用量 3~9g。

（2）研粉服：将干燥的人参磨成细粉，每次用量约 2g。温开水送服，每日 2 次。

（3）泡酒服：将干燥的人参切片或切成小块，放入白酒中浸泡一段时间后取酒饮用：用量视个人情况而定。

（4）人参茶：将干燥的人参切片或切成小块，放入茶壶中，用沸水冲泡，代茶饮用。每次用量 3~5g。

（5）人参糖：将干燥的人参切片或切成小块，放入锅中，加入适量的白糖和水，煮至浓稠，晾凉后切成小块，保存于干燥处，随时服用。用量视个人情况而定。

（6）含片含服：将人参切成薄片，放在嘴里含着，直到无味后咀嚼吞下。这种方法利用率高、吸收快，适合鲜人参或生晒人参。

（7）切片泡服：将人参切成薄片，放入杯中，加开水浸泡约 10min 后代茶饮，可重复浸泡多次，至水无参味。这种方法简单方便，适合干制品或人参片。

（8）单支参炖服：将整支人参放入砂锅或不锈钢锅中，加水煮沸后转小火炖煮约 1h，然后将汤汁分成几份饮用，剩下的人参可以继续炖或嚼服。这种方法可以充分提取人参的营养成分，适合完整的干制品或鲜品。

（9）蒸盅蒸服：将人参放入陶瓷或玻璃制品的蒸盅中，加入开水，盖上密封盖，在隔水蒸锅中蒸制 40~120min（根据人参的大小和干湿程度而定），先饮汤后食参。这种方法可以最大化保留人参的有效成分，适合所有类型的人参。

西洋参

西洋参为五加科植物西洋参的根，又称花旗参、美国人参，原产于美国和加拿大。西洋参在我国临床应用历史悠久，用量也很大。20 世纪 70 年代起，我国开始引种西洋参，成为西洋参第三大生产国。中医学认为，西洋参味甘、微苦，性凉，归心、肺、肾经，具有滋阴补气、清热生津的功效，常用于治疗气阴亏虚导致的内热、心烦、咳喘痰血、神疲乏力、口燥咽干等。它与人参同科同属，虽没有人参复脉固脱的抢救作用，但具备与人参相同的其他补气功效，而且药性偏凉，具有补而不燥的特征，因此，西洋参是日常养生补益的佳品。

西洋参具有静心凝神、消除疲劳、增强记忆力等作用，适用于失眠、烦躁、记忆力衰退患者。西洋参还能抗心律失常、抗心肌缺血、强化心肌收缩力，冠心病患者属气阴两虚证，表现为心慌气短，可服用西洋参，保健效果显著。西洋参还可以调节血压，有助于高血压、心律失常、冠心病、脑血栓等疾病的恢复。西洋参能显著增强机体免疫功能，适用于老年体弱及免疫力低下者。西洋参还可以调节血糖、调节胰岛素分泌、促进糖代谢和脂肪代谢，对治疗糖尿病有一定辅助作用。

西洋参价格较贵，日常养生一般直接嚼服或碾成细粉冲服。将西洋参切成薄片，可于早饭前、晚饭后含于口中，细细咀嚼，每天用量以 2~4g 为宜。这种服用方法利用率高，吸收迅速。单支西洋参也可炖服，剩下的参渣，可嚼服。对于不适应西洋参苦味的人来说，还可以把西洋参粉末灌成胶囊吞服。如果将西洋参泡水喝，应将西洋参片放入水杯中，加开水浸泡约 10min 后代茶饮，可重复浸泡多次。但需要注意的是，最好当天全部喝光，同时把西洋参片也咀嚼吞服，如果气温高，西洋参泡过夜可能会有馊味。

近年来，西洋参成为亲朋互赠的滋补佳品，可许多人却不了解西洋参的功效与禁忌，且其服法也有许多讲究，如果随意服用，不但起不到养生保健效果，反而有害健康。中医学认为，西洋参属于凉药，可补气养阴。如果有热证，表现为口干烦躁、手心发热、脸色发红、疲乏无力，服用西洋参类补品可以达到调养的目的。反之，若阳气不足、感受表邪、感冒、咳嗽、湿热未尽者不宜服用，胃有寒湿或体质虚寒、畏寒怕冷者忌用。

服用西洋参期间不宜进食萝卜（包括红萝卜、白萝卜和绿萝卜），因为萝卜是破气的，而西洋参是补气的，作用正好抵消。西洋参也不宜与茶同饮，因为茶中含有鞣酸，能与西洋参的有效成分结合，使机体对有效成分的吸收减少。

山　药

山药原名薯蓣，又名山芋、山薯、玉延，为薯蓣科多年生蔓生植物薯蓣的根茎，主产于河南、湖南、江南等地。河南怀庆府所产者品质最佳，故又有"怀山药"之称。山药自古以来就有"神仙之食"的美称，是养生食疗之上品。中医学认为，山药具有健脾、补肺、固肾、益精的功效。《神农本草经》将山药列为上品，言其功擅益肾补脾、调肺化痰、轻身延年，可治疗脾虚腹泻、怠惰嗜卧、肾虚腰痛、滑精梦遗、肺虚咳嗽等，尤其适用于脾虚食少、倦怠乏力、便溏泄泻、肺虚喘咳、肾虚遗精、带下尿频、内热消渴之人。又因山药调补而不聚，微香而不燥，常服有白肤健身之益，自古为食疗爱好者所推崇。药理学研究表明，山药富含淀粉、蛋白质、氨基酸、维生素等多种营养成分，另外山药所含的消化酶能促进蛋白质和淀粉的分解，有利于食物的消化吸收，山药所含的脱氢表雄酮可预防动脉硬化和肥胖症。美中不足的是，山药有养阴助湿之嫌，痰湿体质者不宜久服。

夜读在古代文人墨客中颇为流行，是勤奋好学的象征，但日久必劳心耗气，积劳成疾。古人也注意到了这一点，夜读时稍进食以补充体力，其中山药粥就颇受青睐。《本草纲目》中记载，薯蓣粥可补肾精、固肠胃。两种常见的山药粥做法如下。

1. 山药莲子粥

【材料】干山药 30g 或鲜山药 100g，莲子、芡实、薏苡仁各 15g，大米 100g。

【做法】将以上诸药及大米加水适量，煮成粥食用。

【功效】益气健脾，补中止泻。

【适用人群】适用于腹泻、便溏、全身无力、心悸气短者。

2. 山药羊肉粥

【材料】鲜山药 100g，羊肉 50g，大枣 10 枚，大米 100g。

【做法】将山药洗净，去皮，切成小块，羊肉洗净切块，将山药、羊肉、大枣与大米同煮为粥食用。

【功效】温补脾肾，益胃固肠。

【适用人群】适用于脾肾不足、消化不良、五更泄泻、形体消瘦者。

阿　胶

阿胶又称驴皮胶、盆覆胶，为滋阴补血的良药，与人参、鹿茸一起被誉为"中药三宝"。阿胶，不但可以入药，也可以入食，是我国第一批"药食同源"的中药材。阿胶食先于药，是驴皮去毛煎熬制成的黑色胶块。杀驴时剥取其皮，去其残肉、筋膜、脂肪层，置通风处晾晒干燥，即得驴皮，再经过一系列复杂的制作工艺，方得阿胶。阿胶在我国有着长达 3000 年的应用历史，马王堆汉墓出土的帛书《五十二病方》中就已经有了阿胶的药用记载。

阿胶滋阴补血、益气润燥，善于治疗血证、虚证，尤其对妇女、老人来说，是天然的滋补佳品，因此，很早以前人们就开始服用阿胶，阿胶成为大众食疗养生的首选，并且形成了源远流长的阿胶滋补保健传统。古时，阿胶和瓷器、丝绸、茶叶被定为外交国礼，随着商队走丝绸之路、茶马古道、晋商商道，随郑和下西洋，传播四方，留下诸多故事，被世人誉为中国四大宝之一。阿胶可以治疗缺铁性贫血、再生障碍性贫血、血小板减少等；阿胶还可以促进钙的吸收和贮存，预防、治疗骨质疏松，提高机体免疫力；阿胶能增强大脑记忆力和提高识别能力，有较强的抗疲劳作用；阿胶可补血，能养筋、润滑关节、强筋健骨，兼可抗癌；阿胶美容养颜，利于皮肤保健，长期使用可使脸色红润、肌肤细嫩有光泽，是滋养皮肤、美容养颜之佳品。

阿胶性偏黏腻，不论入膏方滋补，还是入汤剂、丸散，均宜合理搭配理气健胃药。阿胶宜空腹服用，以免妨碍脾胃消化功能。凡胃部胀满、消化不良、纳呆者，属中医学脾胃虚弱者应慎用阿胶；感冒、咳嗽、腹泻患者或女性月经来潮时，应停服阿胶，待病愈或经停后再继续服用；患有红斑狼疮等自身免疫性疾病或过敏体质的人，须谨慎使用阿胶；淤血未排清者或"三高"患者不宜服用。

阿胶为药食同源的佳品，既可祛病疗疾，又能日常进补，保健养生。

1. 糯米阿胶粥

【材料】阿胶 5g，糯米 100g，红糖少许。

【做法】糯米加水 800ml 煮粥，待粥将熟时，把阿胶捣碎置于锅中，边煮边搅拌，待粥稠胶化放入红糖即可。

【功效】养血滋阴，止血安胎，益肺止咳。

【适用人群】适用于血虚阴亏、虚劳咳嗽、咯血、吐血、衄血、便血、崩漏、月经过多、胎动不安者。

2. 阿胶鸡蛋汤

【材料】阿胶 10g，鸡蛋 1 个，食盐适量。

【做法】阿胶用开水烊化，鸡蛋白调匀后加入阿胶水中煮成蛋花，食盐调味。

【功效】滋阴补血。

【适用人群】适用于阴血亏虚所致的胎动不安、烦躁不宁者。

3. 阿胶酒

【材料】阿胶 80g，黄酒 500g。

【做法】将阿胶切成小块，置于小坛内，倒入适量黄酒，放在文火上煮沸，边煮边向坛内续添黄酒，直至阿胶化完，药酒约 500ml 时取下候冷，收入瓶中。

【功效】补血止血，滋阴，润肺。

【适用人群】适用于血虚萎黄、虚劳羸瘦、面色无华、眩晕心悸，阴虚咳嗽者。

4. 枣仁阿胶龙眼肉粥

【材料】阿胶、龙眼肉各 15g，酸枣仁 30g，粳米 100g，红糖适量。

【做法】阿胶捣碎，龙眼肉切块，粳米、酸枣仁、龙眼肉块放入锅中，加适量水煮沸成粥，粥熟将阿胶粉、红糖入粥中搅匀即成。

【功效】补益心脾，安神润肤。

【适用人群】适用于心脾气血不足所致之肌肤干燥、面色萎黄者。

5. 花泥阿胶养血粥

【材料】阿胶30g，糯米200g，花生100g，黑芝麻50g，蜂蜜适量。

【做法】将阿胶、花生和黑芝麻用搅拌机捣成泥，与糯米一起煮4h，放入蜂蜜即成。

【功效】养血生发，润肤美颜。

【适用人群】适用于气血亏虚、脱发、白发、肌肤粗糙、面无血色者。

6. 阿胶玉米粥

【材料】阿胶30g，玉米、粳米各50g，白糖适量。

【做法】将阿胶碾成细粉，粳米与玉米粗颗粒洗净放入砂锅内，加水适量，小火慢熬0.5h后，粥成时放入阿胶粉及白糖，搅匀即成。

【功效】调中开胃，益肺宁心。

【适用人群】适用于脾胃虚弱、小便不利、肺燥咳嗽、胃痛者。

7. 红薯阿胶粥

【材料】红薯500g，阿胶15g，粳米100g。

【做法】红薯切块，阿胶捣碎，粳米、红薯同入锅内，加入适量水，小火慢熬至粥熟烂时放入阿胶，搅匀即成。

【功效】补中益气，润肠通便。

【适用人群】适用于大便秘结者。

8. 二胶粥

【材料】鹿角胶15g，阿胶20g，肉苁蓉30g，粳米、猪瘦肉各50g，生姜5g，葱花、食盐适量。

【做法】将鹿角胶与阿胶碾成细粉，猪瘦肉与生姜剁成肉泥状，肉苁蓉与粳米同入锅内，加水适量，小火慢熬至粥熟，放入瘦肉生姜泥、鹿角胶粉及阿胶粉，待肉熟时，将食盐、葱花放入粥中，搅匀即成。

【功效】温肾壮阳，补益精血。

【适用人群】适用于肾阳不足、精血亏虚、阳痿者。

百　合

百合，其鳞茎由许多白色鳞片层环抱而成，形似莲花，故取"百年好合"之意，命名为"百合"。在中国，百合还有"百事合心"的寓意，意指家庭美满，诸事和顺。百合白白嫩嫩的外表深受大众喜爱，许多糖水或汤里面都会加入百合。百合虽常见，但有些百合"身价"可不低。一些百合需要六七年时间来成长，其间种植土地要换3次，如此一来，其中的营养得到沉淀，营养价值和价格都不是菜市场常见的百合能比的。

百合味甘，性微寒，入心经，具有清心安神、润肺止咳的功效，用于热病后期余热未消、神思恍惚、失眠多梦、心情抑郁、喜悲伤欲哭、肺热咳嗽等。百合是生活中常见的食材，也是一味很好的中药。在秋天食用百合可以起到很好的养阴润肺、清心安神的功效。

百合洁白娇嫩，鲜品富含黏液质及维生素，加速皮肤细胞新陈代谢，常食百合，有一定美容作用。百合含多种生物碱，对化学药物治疗及放射治疗引起的白细胞减少有治疗作用。百合还能提高体液免疫功能，对多种癌症均有较好的防治作用。

百合性寒凉，所以风寒咳嗽、脾胃虚弱者应禁止食用，如果食用了反而对健康不利；肾虚时吃百合会加重肾虚的症状，因此肾阳虚衰者不能食用；生吃百合有可能会导致腹泻，煲汤食用为宜；部分人群接触生百合会产生过敏反应，如果对百合过敏的话，食用百合就可能造成皮肤红肿、腹泻、消化不良、头痛、咽喉疼痛、哮喘等过敏症状。

1. 麦冬百合饮

【材料】百合、麦冬各15g。

【做法】百合、麦冬加水煮15~20min，代茶饮。

【功效】养阴润肺，清心安神。

【适用人群】适用于失眠心烦、燥咳者及慢性支气管炎患者。

2. 百合绿豆粥

【材料】粳米或糯米100g，绿豆、鲜百合各50g。

【做法】先煮绿豆粥，煮熟后，再加入洗净的新鲜百合，煮片刻即可。

【功效】养阴清热。

【适用人群】适用于口干咽燥、烦躁失眠或多梦的人群。

3. 雪梨百合饮

【材料】雪梨1个，鲜百合15~20g，冰糖适量。

【做法】雪梨洗净、切块，百合洗净。将雪梨块和百合放入锅中，倒入清水，小火煮20min左右，加入适量冰糖即可食用。

【功效】滋润心肺，止咳安神。

【适用人群】适用于心肺阴虚所致的干咳、痰少、心烦不眠等症状的人。

4. 百合莲子银耳羹

【材料】银耳1朵，百合、莲子各20g，枸杞子10g，冰糖适量。

【做法】银耳温水泡发约0.5h，洗净，剪去根部，用手撕成小片；莲子、百合和枸杞子分别用温水泡发。把银耳放入砂煲内，加足够多的清水，文火煲2.5h。待银耳煮至浓稠后，倒入莲子，用小火煮0.5h。然后，放入百合和枸杞子再煮约15min，最后放入适量冰糖即可食用。

【功效】滋阴润肺，清心安神。

【适用人群】适用于咽干咳嗽、心烦不寐、失眠多梦的人群。

5. 百合炖鸭汤

【材料】鸭子半只，百合30g，枸杞子10g，莲子、薏苡仁各1小把，姜、食盐各少许。

【做法】鸭子切块，所有食材一同入锅，水适量，先武火煮沸10min，再文火炖50min，直至鸭肉熟烂，放入调料即可食用。

【功效】养阴健脾。

【适用人群】适用于口干、纳差、容易疲劳的人群。

莲 子

莲子又称莲实、莲米、水之丹，是文学作品中常常描述的"莲"的成熟种子。莲子蛋白质含量高，脂肪含量低，肉质细腻，香甜软糯，对于久病、产后或老年体虚者，更是常用的营养佳品，作为养生佳品食用时，一般不弃莲子心。莲子能淡化皮肤黑色素，去除雀斑，提亮肤色。莲子心为成熟莲子种仁内的绿色胚芽，能清心火，泡水代茶饮对口舌生疮、牙龈肿痛有很好的疗效。

中医学认为莲子具有补脾止泻、益肾涩精、养心安神的功效，用于脾虚久泻、遗精带下、心悸失眠，主治多梦、失眠、健忘、心烦口渴、腰痛脚弱、耳目不聪、遗精、淋浊、久痢、虚泻、妇女崩漏带下及胃虚不欲饮食等。莲子最突出的作用是宁心安神、滋阴生津、补精，尤其适合更年期的女性和备孕的男性食用。

莲子作为养生食物使用时，一般不弃莲子心。莲子心味苦，有清热、固精、安神、清心之功效。将莲子心 2g 用开水浸泡饮之，可治疗高热引起的烦躁不安、神志不清和梦遗滑精等症状，也用于治疗高血压、头昏脑涨、心悸失眠等。

莲子在传统养生药膳中具有不可替代的地位，很多药膳中都会加入清香可口的莲子。莲子为主要材料可以制作饮料、粥类、汤、糕点等。

1. 红莲羊肚汤

【材料】大枣 5 枚，莲子、山药各 15g，羊肚 1 个，米酒少许，姜母 3 片，食盐适量。

【做法】羊肚彻底洗干净、切成薄片，莲子浸水约 2h，所有食材放入锅中，加入适量的水、米酒，炖煮至熟烂后，加入少许食盐调味即成。

【功效】养心健脾。

【适用人群】适用于脾胃虚弱者。中满痞胀及大便燥结者忌服。

2. 莲子大枣龙眼肉羹

【材料】莲子 15g，大枣、龙眼肉各 20g，冰糖适量。

【做法】莲子去心，大枣去核，与龙眼肉一起放入锅内加水适量，放入冰糖炖至莲子酥烂即可食用。

【功效】补血健脾，养心安神。

【适用人群】适用于中气不足、便溏者。易上火者忌食。

3. 雪梨银耳大枣莲子汤

【材料】雪梨 1 个，银耳 30g，莲子 20g，大枣 5 枚。

【做法】雪梨去皮切成块，银耳、莲子、大枣泡发洗净，所有食材放入锅中，加足量清水（水量是所有食材的 2~3 倍），大火煮开后转小火炖 1h 即可。

【功效】润肺镇咳，健脾滋阴。

【适用人群】适用于气阴两虚者。中满痞胀者忌用。

4. 红莲椰汁炖雪蛤

【材料】发好的雪蛤 200g，水发莲子 30g，大枣 25g，白糖 100g，椰汁、冰糖各 50g，淡奶 30g。

【做法】将雪蛤洗净，连同清水 500g、白糖 100g 一起放入容器内，上笼蒸 5min，捞出分装碗中，下莲子、大枣待用。炒锅上火，加水 150g，下椰汁、淡奶、冰糖，烧开后，盛入装碗的雪蛤中，蒸 10min 取出，即成。

【功效】美白皮肤，补血养心。

【适用人群】适用于气血亏虚者。中满痞胀者忌用。

大　枣

大枣，是日常生活中极为常见的一种干果，也是养生界唯一能与枸杞子媲美的养生食品。大枣含有非常丰富的维生素，如维生素 A、维生素 B 和维生素 C，所以大枣也被称为"天然维生素丸"。

俗话说："一日吃三枣，青春不显老"。大枣性温，味甘，具有补中益气、养血安神、健脾养胃的功效。大枣是一种营养丰富的食材，含有 18 种氨基酸、蛋白质、纤维素、胡萝卜素和维生素 B_2 等营养物质，铁含量高，营养易被机体吸收。大枣可以调和气血，帮助肝脏提升排毒能力，提高免疫力。大枣当中所含有的成分能够加速机体正常代谢，起到抗疲劳、抗癌、增强机体耐力的作用，还可以减轻一些有毒物质对肝脏的损害。大枣中的维生素能够提高皮肤的代谢速度，防止皮肤过早老化，并预防一些黑色素在皮肤中沉着，有抗皮肤衰老、增强皮肤弹性及美白祛斑的功效。大枣所含的铁元素及糖类、有机酸、氨基酸等一系列成分，能够加速血液循环，增强造血功能，有效改善女性面色萎黄、暗淡无光等。大枣补中益气、健脾益胃，对于脾胃虚弱者来说，每天适当地吃一些大枣，或与党参搭配炖汤服用，能改善脾胃功能。

大枣虽好，但并不适合所有人吃。对于糖尿病患者来说，日常饮食中最好不要有大枣，因为大枣糖分含量高达 67.8%，比米饭的含糖量要高 2.5 倍，糖尿病患者一旦进食大枣，会使血糖值在短时间内快速上升，甚至出现即使服用药物，血糖值仍旧居高不下的危险情况。虽然大枣能健脾养胃，但对于长期患有慢性胃部疾病的人群来说，很容易出现消化不良的症状，因为大枣含有大量鞣酸，进入胃部之后很容易形成胃结石，就会导致消化不良症状加重。

1. 大枣党参汤

【材料】党参 10g，大枣 20 枚。

【做法】共同煎煮 2 次，每次 40min，合并药液后代茶饮。

【功效】益气健脾，养心安神。

【适用人群】适用于病后体虚、面色苍白、倦怠乏力、心悸气短、失眠健忘、头晕目眩者。气滞者及糖尿病患者慎用。

2. 花生大枣羊肉汤

【材料】大枣、花生各 30g，羊肉 100g，调料少许。

【做法】羊肉洗净切块，与花生、大枣及调料混合后加水适量，用文火炖煮 2h，食肉喝汤。

【功效】益气补虚，健脾养血。

【适用人群】适用于慢性疾病或大病后身体虚弱者。气滞者及糖尿病患者慎用。

3. 大枣首乌桑椹粥

【材料】大枣 30 枚，制何首乌、桑椹各 10g，大米 100g，红糖少许。

【做法】先将制何首乌用水煎煮 40min，然后在何首乌药液中放入大枣、桑椹及大米同煮成粥，食前加红糖少许调味。

【功效】补肝肾，益精血，乌须发。

【适用人群】适用于中老年人肝肾不足、腰膝酸软、头晕目眩、耳鸣耳聋和须发早白者。气滞者及糖尿病患者慎用。

4. 大枣膏

【材料】大枣 500g，白糖适量。

【做法】将大枣洗净去核，加水煮烂成膏状，放进白糖用容器储存，早中晚各服用 1 汤匙。

【功效】益气补虚。

【适用人群】适用于肝炎及肺结核病后恢复期，以及身体虚弱、疲乏无力者。气滞者及糖尿病患者慎用。

5. 甘麦大枣汤

【材料】大枣 15 枚，浮小麦 50g，甘草 10g。

【做法】将以上 3 味药洗净，煎煮 1h，去甘草后食用。

【功效】益气养心，安神定志。

【适用人群】适用于心烦失眠、情绪波动较大者。

6. 大枣莲子龙眼羹

【材料】大枣 20 枚，龙眼肉 10g，莲子 50g，白糖少许。

【做法】将大枣、龙眼肉及莲子洗净，加水适量，煮烂熟后加白糖调味，早晚食用。

【功效】健脾养血，养心安神。

【适用人群】适用于神经衰弱、失眠多梦、心悸健忘、疲乏无力、精神萎靡者。气滞者及糖尿病患者慎用。

茯　苓

茯苓又称玉苓、茯灵、万灵桂、茯菟。茯苓作为知名中药，无论是现代药方还是古方，都占据一席之地。

中医古籍记载，茯苓有利水渗湿、祛暑解热的功效，是一味非常契合夏日的中药材，若能加以适当炮制，尤其适用于体质虚弱的中老年人群，能收获相当可观的养生效果。从中医学角度看，脾主运化，即我们吃下去的谷物、喝下去的水，都需要通过脾脏转化，变成机体运转所必需的能量。茯苓可利水渗湿，也就是说，在脾脏转化水汽之时，茯苓可以帮助更快、更高效率地转化水汽，避免湿气停滞，对健康造成不良影响。

另外，茯苓的滋补效果，也可以在一定程度上减轻脾脏的运行负担，达到滋养脾脏、强健脾脏的目的。作为滋补型中药，相信很少有朋友会将美容养颜和茯苓挂钩，其实有关茯苓美容养颜的记载，早在古时就有了，四大名著之一的《红楼梦》就有相关记载。从医学角度来看，茯苓不但能美容养颜，帮助皮肤更好地留住水分，提高皮肤健康，还能在一定程度上诱发干扰素和白细胞的生成，有效延缓衰老，保持细胞年轻态。因此若养成服用茯苓或茯苓膏的习惯，长久坚持下来，能使皮肤保持水润，继而达到美容养颜的效果。而且适当地服用一些茯苓，还可以提高免疫力，降低炎症的发生率。

茯苓的吃法多样，最简单的当属熬粥。可选些温性或平性的食材，如补脾、生津的山药，与茯苓一同熬粥。也可在煮粥时，添加茯苓、薏苡仁、生姜等一同熬制。茯苓和薏苡仁都具有健脾利湿的功效，生姜可以温胃散寒，所以这款粥不仅能助消化，也能缓解畏寒。如果将茯苓和黑芝麻打成粉与面粉一起做成面条食用，还有养发乌发的效果。

茯苓虽好，但也需注意以下几点。进食茯苓时避免食用米醋或浓茶，否则很可能会影响药物的疗效，不利于疾病的治疗，同时还可能会引发中毒或过敏。部分患者皮肤表面会出现红疹，同时伴有瘙痒感。也有患者出现腹胀、腹泻等症状。严重者还会出现支气管哮喘，从而危害健康。部分人群在服用茯苓之后，会出现心神不安、失眠、多梦等症状，尤其是体虚者，因此这类人群最好不要长期服用茯苓。另外，糖尿病患者最好不要进食茯苓，因为茯苓含有大量淀粉，不利于糖尿病患者控制血糖。

1. 茯苓枸杞茶

【材料】茯苓、红茶各 3g，枸杞子 10g。

【做法】将茯苓研为粗末，与枸杞子、红茶一起放入杯中，加入开水冲泡，静待 5min 即可。

【功效】补肾益精，健脾利湿。

【适用人群】适用于水肿、四肢酸痛、小便不利、脾虚泄泻者。

2. 茯苓薏苡仁粥

【材料】茯苓、薏苡仁各 30g，陈皮 6g，粳米 150g。

【做法】茯苓、薏苡仁、粳米洗净，陈皮切丝备用。茯苓、薏苡仁、粳米一起入锅煮粥，粥将成时，加入陈皮丝，再煮 5min 即成。

【功效】利水渗湿，理气通利。

【适用人群】适用于水湿内盛之便溏或小便不利者。

3. 茯苓馄饨

【材料】黄母鸡肉 400g，茯苓粉 200g，豆豉 50g，馄饨皮、食盐各适量。

【做法】将豆豉加入水中，大火烧开，转小火煮 0.5h，取汁弃豆豉，备用；将黄母鸡肉剁碎，加入茯苓粉，再加入适量食盐，调制成馅；用馄饨皮包成小馄饨，入豆豉汁中煮熟即可。

【功效】补益气血。

【适用人群】适用于脾胃虚弱者。虚寒滑精、气虚下陷者慎服。

4. 茯苓养胃汤

【材料】茯苓、芡实、莲子各 20g，鲜怀山药 100g。

【做法】芡实、莲子温水泡 1h，向锅内加入适量清水煮沸，加入上述材料，慢火煮 1h 即可。

【功效】补中益气，健脾渗湿。

【适用人群】适用于便溏、腹泻、食后腹胀者。

枸杞子

近几年来，枸杞子可谓是养生界的"明星"，可用于泡水、煮粥、炖汤、做甜品等。枸杞子是植物枸杞所结的果实，有食用及药用价值，起到非常好的养生保健效果。它不仅美味可口，而且营养丰富，被誉为"补肾圣品"。

枸杞子含丰富的维生素 A 和胡萝卜素，可以保护视力、预防眼疾；枸杞子可以强化肝脏功能，保护肝细胞，减轻肝损伤预防脂肪肝；枸杞子可以提高机体免疫系统细胞的活性，增强免疫力，预防感冒等疾病；枸杞子可以调节神经系统，缓解神经衰弱、失眠等。可见枸杞子在维持机体正常生理功能和健康方面起着重要作用。

枸杞子的食用方法多种多样，可以生食或加工成各种美食。枸杞子可生食，可加入各种菜肴中，亦可熬粥。

枸杞子是传统养生中常用的滋补佳品，但不能过量食用，一般每天不超过

50g，过量食用可能会出现副作用，如腹泻、头晕、胃部不适等。

枸杞桂圆大枣粥

【材料】枸杞子 10g，龙眼肉 15g，大枣 4 枚，粳米 100g。

【做法】上述材料洗净，加水熬粥食用。

【功效】养血安神。

【适用人群】适用于血虚失眠者。

黄 芪

黄芪，古时称"黄耆"，"耆"有年长之意，意寓黄芪具补益、延缓衰老的养生功效。

黄芪有"补药之长""补气之要药""疮家圣药"之美称。黄芪性温，适宜气虚体弱者常食。精神疲倦、气短者，不妨适当喝点黄芪水或黄芪汤，可以帮助改善气虚症状。脾虚人群常出现乏力的症状，可用黄芪、党参和白术一起煲汤，能在一定程度上缓解症状。黄芪有补气养血、益中之功效，能改善脾胃虚寒引起的乏力、腹泻等症状。现在人们生活水平越来越高，口味也越来越重，许多人每天摄入的盐、糖、脂肪已经严重超标，久而久之就容易患高血压、糖尿病等疾病，多喝黄芪水可以降血压。如果溃疡久不愈合，黄芪加金银花、紫花地丁等中药材煎水服可有效促进伤口愈合。黄芪本身就有活血的作用，可以促进伤口的气血供应，促进伤口愈合。在生活中，绝大部分女性体质比较虚弱，出现脸色苍白、腹泻及手脚冰冷等症状，可以尝试喝黄芪水来改善。虚胖人群常喝黄芪水，可以去除体内多余的湿气，让虚胖的症状得到缓解。

黄芪有滑胎的作用，对孕妇及胎儿都有伤害，因此孕妇禁服黄芪，特别是妊娠晚期。黄芪是一味补益中药，常服可益气健脾，然而黄芪也有禁忌证。①感冒、咳嗽、发热者不宜饮用黄芪水：黄芪有收敛的功效，对预防感冒、增强体质、提高免疫力有着非常显著的作用，但若已经感冒发热的人再饮用黄芪水，则不利于退热、止咳，反而会加重病情。②注意黄芪摄入量，避免过多服用：人都有一个认知误区，认为补益类中药材没有坏处，因此随意进补。要知道不管是什么食物，过量食用都是不合适的。黄芪煎汤，30g 为宜；泡水喝，10~15g 为宜。食用过多可能会引起头晕目眩、面红、失眠等症状。③热毒炽盛者禁用：各种化脓性感染，如痤疮感染、咽部感染、腹膜炎等，表现为满面通红、咽红、咽干、咽痛、口苦口干、唇舌红绛、舌苔黄燥、脉滑数等，热毒炽盛者服用黄芪容易滞邪，使病情加重，如果一定要服用黄芪，要配伍清热解毒类中药，如黄连、栀子、大黄、败酱草等。

黄芪可煲汤、泡茶、泡酒（对于不善饮酒的人来说，或因病情需要，也可采用低度白酒、黄酒、米酒或果酒等，并需定期监测肝功能和肾功能。肝病、心脑血管病、胃肠道疾病、易出血患者忌服酒）、烧饭、熬粥等。

1. 生白扶正酒

【材料】木香、红参各6g，生黄芪30g，鸡血藤45g，制何首乌15g，白酒1000ml。

【做法】将上药粉碎成粗粒，纱布袋装，扎口，置容器中，白酒浸泡14d后取出药袋，压榨取液，将榨得的药液与药酒混合，静置，过滤后装瓶即得。

【功效】补气血，扶正气，升高白细胞。

【适用人群】治疗不明原因或放射治疗中出现白细胞减少症的患者。

2. 古方养生酒

【材料】人参20g，黄芪、枸杞子、女贞子（制）、黄精（制）各30g，白酒1000ml。

【做法】将人参、黄芪、黄精切薄片，女贞子打碎，并将诸药装入纱布袋里，扎口，置入容器中，以白酒浸泡，密封容器，2周后启封，取出药袋，压榨取液，将榨得的药液与药酒混合，静置，过滤后装瓶即得。

【功效】补气滋阴。

【适用人群】适用于神经官能症、低血压及贫血患者。头晕、精神萎靡、失眠健忘、腰酸耳鸣、气短乏力、面色萎黄等，凡具有上述症状者均可服用。

3. 益气补虚酒

【材料】党参、黄芪各35g，白酒600ml。

【做法】将党参、黄芪切碎，置容器中，加入白酒，密封，浸泡15d后即可取用。

【功效】益气健脾，益肺补虚。

【适用人群】适用于气短乏力、自汗畏风者。

4. 大补气血酒

【材料】黄芪、茯苓、枸杞子各60g，党参、大枣各30g，冰糖50g，白酒1500g。

【做法】将以上5味中药材及冰糖放入干净容器中（玻璃或陶坛），加入白酒密封浸泡30d。

【功效】补气血，健脾肾。

【适用人群】适用于气血亏虚、身体瘦弱、体质差的人群。

鹿　茸

鹿茸为"东北三宝"之一，是雄鹿的嫩角在没有长成硬骨、带着茸毛、含有血液时采收的嫩角。

鹿茸是一种贵重中药材，有滋补强壮之功效，对虚弱、神经衰弱者有疗效。鹿茸能提高机体的抗病能力，增强记忆功能，改善睡眠，增加食欲，改善性功能，提高性欲，对中、老年人的性功能减退等有良好的治疗作用。鹿茸能提高免疫力，降低肌肉疲劳度，对身体衰弱、久病后和疲劳者，均有一定的强壮作用。鹿茸可使心率加快，血压降低；促进长期不愈合的溃疡和创口愈合；改善跌打损伤引起的头痛、腰痛、关节疼痛、麻木等症状；促进红细胞再生，对再生障碍性贫血、血小板减少症、白细胞减少症等均有一定的治疗作用。

需要注意的是，鹿茸属于温热壮阳之品，以下几类人群不宜服用鹿茸。①手足发热的人。②小便发黄，咽喉干燥或干痛，不时感到烦渴的人。③鼻衄，或女子月经量多，颜色鲜红的人。④感冒，头痛鼻塞，恶寒发热，咳嗽痰多的人。⑤血压高，头晕、走路不稳的人。

鹿茸的用法很多，现将几种简单实用的方法介绍如下。

（1）鹿茸最佳服用时间为霜降之后，气候转凉，机体气血开始收敛，生长速度也随之减慢，此时服用鹿茸最好。鹿茸可单服，或与人参等其他滋补中药同服，同服效果更为显著。用量一般为每次0.3~0.5g，多在睡前服用。

（2）鹿茸可配伍其他滋补中药泡酒。这种方法简便易行，但因喝酒的量不易控制，而且酒中的乙醇会影响机体对钙质的吸收和利用，因而不够理想。亦可将鹿茸研成细末，睡前用盐开水送服，同样可收到良好的效果。

（3）用鹿茸做成药膳，或加入其他中药，可使药性互补，达到更好的疗效。例如，可用0.5g鹿茸末与小米或粳米熬粥食用；或往粥内加入0.5g鹿茸粉、10g生晒参粉及少许糖搅匀服用，每日1次。

1. 鹿茸三鲜羹

【材料】蒸熟鹿茸片6g，水发海参、鸡肉各100g，净冬笋50g，鸡汤300ml，精盐6g，湿淀粉20g，香油5g，味精2g。

【做法】将海参、鸡肉、冬笋同切成1.3cm见方的片，焯水沥干。以旺火烧开鸡汤，加入海参、冬笋和鸡片，烧沸去沫，放入精盐、味精，用湿淀粉勾芡，勾芡不可过浓。滴入香油盛入汤盘内，再将鹿茸片撒在上面，即成为美味可口的鹿茸三鲜羹了。

【功效】补肾助阳。

【适用人群】适用于肾阳虚患者，临床表现为眩晕、耳聋、目眩、腰膝酸痛、阳痿、滑精、子宫虚冷、崩漏、白带异常等。阴虚火旺者或女性月经量多者忌用，突发急性病时也需要停止服用。

2. 鹿茸芪仙鸡汤

【材料】鹿茸片 6g，黄芪、淫羊藿各 20g，仙茅 10g，鸡肉 150g，细盐适量。

【做法】选新鲜鸡肉，洗净，去皮及肥膏，放入开水中稍煮，取出，洗净；将鹿茸片、黄芪、淫羊藿、仙茅分别清洗干净。将所有食材都放入电子瓦煲内，加入适量水，炖 4~5h，加入细盐调味，即可食用。

【功效】补肾助阳。

【适用人群】适用于肾阳虚者。

当　归

当归被誉为"补血第一药"，素有"妇科圣药"和"血家百病此药通"的美称，是养生佳品。当归作为日常生活中经常使用到的中药材，主要作用是养血、活血、润肠，具有很好的活血补血、调经止痛等功效，尤其适用于血虚者及月经不调的女性。日常生活中，很多人喜欢用当归泡水喝，这样操作简单，同时还能调养身体。

当归味甘而重，专于补血，适用于血虚引起的各种症状，如面色苍白无华、唇甲淡白、心悸、四肢麻木、头晕眼花、手脚冰凉等。当归不仅能补血，还能活血行滞而止痛，是妇科补血活血、调经止痛的要药，又因其性温，因此特别适合血虚、血瘀有寒的女性，在治疗女性月经不调、月经量少、月经愆期、闭经、痛经等方面均有显著的疗效。当归还可以温经通络、镇痛解痉，凡是虚寒性腹痛、跌打损伤、风湿痹通等均可以用当归治疗。另外，当归还能润肠，从而促进排便、排毒，多用于血虚肠燥引起的便秘，对女性产后便秘、老年人群便秘、功能性便秘均有一定的治疗作用。当归可增强机体免疫力，同时还是一种无毒的天然美容药。将当归研磨成粉，用其敷脸可以促进脸部血液循环，有效去除黄褐斑、雀斑。冻疮多由阳气不足、外寒侵袭、阳气不伸，寒凝血瘀所致，所以临床上可以采用温经散寒、活血化瘀的中药材进行治疗，当归活血养血，与生姜搭配使用，可以防治冻疮。

当归益处甚多，但不是所有人都适合吃当归。①腹泻人群不建议吃当归，因为当归有润肠通便的作用，腹泻人群吃当归会加重腹泻。②消化不良和容易腹胀的人群不建议吃当归，因为当归会引起脾胃气机壅滞，容易导致腹胀和消化不良。③当归性温，一般人群适当食用是不会上火的，但如果本身就有上火的症状，如牙疼、咽喉肿痛等，禁服当归，以免加重病情。

当归入药膳，做法多种多样。

1. 当归牛骨汤

【材料】当归 20g，牛胫骨 500g，生姜、花椒、食盐适量。

【做法】上述食材共入锅内，加生姜、花椒、食盐煮汤，1h 后取汤温服。

【功效】补肝肾，强筋骨。

【适用人群】适用于肝肾亏虚者，临床表现为筋骨酸痛、贫血、腰膝酸软、足跟疼痛等。

2. 当归大枣排骨汤

【材料】当归 20g，大枣 10g，排骨 200g，生姜、葱头、胡椒粉、大蒜、食盐各少许。

【做法】排骨切块，与当归、大枣共入砂锅中，加入生姜、葱头、胡椒粉、大蒜、食盐等，加清水炖至排骨熟烂，饮汤食肉。

【功效】益气养血，养肝健脾。

【适用人群】适用于肝脾两虚者及贫血患者。

3. 当归马蹄粥

【材料】当归 10g，马蹄（荸荠）100g，水发大米 150g。

【做法】马蹄洗净，去皮，切成大小均匀的块状；当归洗净，沥干水分，备用。锅中加水烧开，放入当归，小火煮 15min 后取出当归。将大米倒入锅中，用小火煮至米粒熟软。往锅中放入马蹄，续煮 10min 即可。

【功效】补血活血，调经止痛，润燥滑肠。

【适用人群】适用于月经不调、闭经、腹痛患者。

4. 当归生姜羊肉汤

【材料】羊肉 500g，当归 10~15g，生姜适量，食盐少许。

【做法】将羊肉切成小块，焯水后与当归和生姜一同放入锅中加水炖煮，待羊肉熟烂后加适量食盐即可饮汤食肉。

【功效】补血活血，温经散寒。

【适用人群】适用于阳虚体质者。

5. 当归首乌鸡汤

【材料】当归、何首乌各 20g，枸杞子 15g，鸡肉 200g，生姜、葱花、食盐、味精各少许。

【做法】鸡肉洗净切块，与当归、何首乌、枸杞子共入锅内，加适量清水煮至鸡肉烂熟，放入生姜、葱花、食盐、味精调味，饮汤食肉。

【功效】补肝肾，益气血。

【适用人群】适用于肝血不足者，临床表现为身体虚弱、头晕目眩、倦怠乏力、心悸怔忡、失眠健忘、食欲不佳等。

荷 叶

荷叶是睡莲科植物莲的叶子，大者直径可达 60cm。荷叶色绿，质脆，味微苦，闻之有一股淡淡的清香气。盛夏时节，蛙声阵阵，荷叶田田，荷花飘香，绿意盎然，美不胜收。这些随处可见的荷叶，除用于观赏外，在夏季养生方面也值得推广。

荷叶有清热消暑、止渴生津、升发脾胃清阳、健脾利湿，开胃消食的作用，适合夏季食用。荷叶还能除烦利尿，促进肠蠕动，排出毒素，分解脂肪，适用于肥胖水肿的人群。

新鲜荷叶可以直接泡水喝，不仅口感清香怡人，而且益处颇多。鲜荷叶泡出来的茶水，具有分解脂肪、通便、利尿等作用，其中的营养物质没有经过脱水，会更利于其功效的发挥。炮制后的荷叶味苦涩、微咸，性辛凉，味道可能并不那么可口，但具有清暑利湿、升阳发散、祛瘀止血等功效，对多种病症有一定疗效。鲜荷叶茶和干荷叶茶只是荷叶的制法不同，实际上两者的功效并没有太大的差异。荷叶一般只能冲泡 1 次，再次冲泡，则寡淡无味，而且营养成分也会大大减少。下面介绍荷叶的几种常用的食用方法。

1. 荷叶饭

【材料】大米 500g，牛油 100g，虾、叉烧肉、瘦肉、烧鸭肉、冬菇、鲜荷叶各适量，鸡蛋若干个。

【做法】大米洗净，加入牛油，搅匀，放入清水适量，在锅内隔水蒸熟。取出摊开晾凉，保持松散。将虾、叉烧肉、瘦肉、烧鸭肉、冬菇等切成小丁，炒熟；鸡蛋煎熟切片。上述食材混合作馅，拌入饭中，用新鲜荷叶包裹。再放入笼中用大火蒸熟即可。

【功效】清暑利湿。

【适用人群】适用于暑湿泄泻、眩晕等患者。虚甚者忌用。

2. 荷叶粥

【材料】荷叶、大米、绿豆、莲子、枸杞子、冰糖各适量。

【做法】荷叶焯水，切成碎块，加水煮 5min；再倒入提前浸泡好的大米、绿豆、莲子、枸杞子，用中火煮 30min 左右；如果条件允许，最好在粥上面放一大片荷叶，像锅盖一样盖在上面，味道更清香。熬好的粥稍微放凉后，加入少许冰糖即可。

【功效】清暑利湿。

【适用人群】适用于中暑、头昏脑涨、胸闷烦渴、小便短赤者，中老年人常喝荷叶粥可降血脂、血压。糖尿病患者忌服。

3. 山楂荷叶排骨汤

【材料】山楂、鲜荷叶、排骨、乌梅、薏苡仁各适量，食盐少许。

【做法】排骨洗净，焯水备用；将洗净的山楂、排骨、乌梅、薏苡仁放入砂锅内，加适量清水，猛火煮至水开，改用中火慢熬 3h；再放入鲜荷叶，煮至水开，加食盐调味即可。

【功效】消暑利湿，补益健脾。

【适用人群】适用于暑湿泄泻者。反酸者忌服。

4. 扁荷粥

【材料】白扁豆、冰糖、荷叶、大米各适量。

【做法】白扁豆、大米洗净，荷叶洗净，切丝，冰糖研细；先取白扁豆放入水中煮沸，再下大米煮至白扁豆黏软时，加入荷叶和冰糖，煮 20min 后即可食用。

【功效】清暑利湿，和胃厚肠，降脂祛腻。

【适用人群】适用于暑热症患者。糖尿病患者忌服。

5. 荷叶冬瓜盅

【材料】荷叶、冬瓜各适量，油、食盐、胡椒粉各少许。

【做法】冬瓜洗净，沥干水分，随后切取一端，呈茶盅状，挖去瓤，蒂部削平，口部周围切锯齿纹，口朝上摆放在蒸锅中；挖出的冬瓜瓤切成小方块，取鲜荷叶 1 张，洗净切碎，一同放入冬瓜盅内，加适量清水，加油、食盐调味；在笼屉上旺火蒸 25min 直至冬瓜蒸熟，此时冬瓜、荷叶和调料的味道已互相渗透，最后撒上胡椒粉即可。

【功效】清热解毒，凉血止血，减脂降压。

【适用人群】脾胃虚寒者忌服。

三 七

三七又名田七，是一味非常好的中药材，是云南白药的主要成分，被誉为"外伤科的圣药"。古籍记载，三七如漆黏物，能合金疮。李时珍在《本草纲目》里称赞三七为"金不换"。清代药学著作《本草纲目拾遗》记载："人参补气第一，三七补血第一。"可见，三七从古时就颇受医家青睐。

三七具有很强的止血化瘀的功效，距今已有四百多年的使用历史。三七粉在历史上享有盛名，不仅是因为它的止血作用，还因为它有美容养颜的功效，尤其适用于女性。三七可以促进血液循环，提高新陈代谢能力，促进排毒，有效防止黑色素沉淀，起到祛斑美容的效果。三七活血散瘀，还能消肿止痛，尤其适用于关节疼痛。中老年人易出现神经衰弱、失眠多梦、食少乏力、精神不振，三七可提高睡眠质量，振奋精神，增进食欲，可于每日临睡前温水吞服生三七粉 2g。

注意事项：①女性在经期及妊娠期间禁服三七粉。②三七粉要少量多次服用，否则会引发许多副作用，不要误认为服用越多效果越好。过量食用三七粉会引起恶心、呕吐、鼻衄、月经量增多、四肢无力等症状。③三七一般用来保健，正常体质每天服用 3~5g，分 2~3 次服用较为合适。

1. 七龙眼粥

【材料】熟三七粉、西洋参粉各 2g，龙眼肉 10g，粳米 50g，油、食盐或糖各适量。

【做作】先将龙眼肉、粳米及适量水同煮 30min 至成粥后，将熟三七粉和西洋参粉放入粥内搅拌均匀，加入油、食盐或糖调味即成。

【功效】补气养血。

【适用人群】适用于心脏病患者，症见心悸、心慌、气短、乏力等气血不足者，有热象者忌用。

2. 三七鸡

【材料】三七 10g，小母鸡 500g，食盐适量。

【做法】三七研粉，小母鸡宰杀后去内脏，留下鸡胗，去除鸡内金中的脏物，尔后把三七粉装进鸡内金里，封口。然后把鸡胗装回小母鸡内，加适量食盐，置盆中隔水蒸熟即可。

【功效】补气血，定痛。

【适用人群】适用于十二指肠溃疡、胃溃疡、胃出血后体质虚弱、贫血及眩晕者，亦适用于久病体虚者。

3. 三七牛心

【材料】三七、瘦肉各 10g，牛心 300g，食盐适量。

【做法】将牛心及血管里的积血洗净，三七研成粉并装进牛心里，用瘦肉封口，加适量食盐，置盆中隔水蒸熟即可。

【功效】补气血，养心，益胃。

【适用人群】适用于胃溃疡、十二指肠溃疡患者及心血不足、气血两虚者。

4. 二宝粥

【材料】三七粉 3g，鲜山药 100g，生姜 1 片，粳米 50g，油、食盐或糖各适量。

【做法】先将鲜山药切成薄片后和粳米、生姜、水同煮 30min 至成粥后，将三七粉放入粥内搅拌均匀，加入油、食盐或糖调味即成。

【功效】健脾益气，止血止痢。

【适用人群】适用于慢性肠炎、慢性痢疾患者，脾胃虚寒者亦适用，症见便溏、便血等。

石　斛

石斛是一味名贵的中草药，它还有其他优美的名称，如仙草、不死草、还魂草、仙斛兰韵等。石斛为滋阴圣品，具有"润、厚、长"三大中药特性。

石斛在我国有着悠久的使用历史，早在秦汉时期就有石斛药用价值的记载，石斛补五脏虚劳导致的消瘦，长期服用可以达到养肠胃的效果。除此之外，石斛还具补阴益津之功效。女性需要滋阴，石斛作为滋阴圣药，能够充分起到降郁解燥的作用。阴津损耗或生成障碍，导致阴津不足、阳气过甚，出现大汗、腹泻等症状，而石斛则可以很好地滋阴润燥，改善机体因为阴津缺乏导致的口干、口渴等症状。石斛还可以养肝明目，适当食用可以防治肝炎、胆囊炎等，肝开窍于目，所以肝脏好了，眼睛才能好。石斛还可以促进胃液分泌，在肠胃表面形成保护膜，抑制幽门螺杆菌，保护肠胃。石斛之所以被称为"不死草"，是因为它可以帮助机体抵抗外来的病原体，抑制癌细胞的生长和扩散，对癌症化学治疗、放射治疗后的辅助治疗及康复都有很好的帮助。石斛虽好，却不适用于每个人，阳盛者禁服。

石斛可生吃，起到强阴益精、开胃健脾的作用。石斛亦可用于煲汤，单用或配伍其他中药材，如西洋参，起到补虚养阴、清热的作用。

1. 石斛酒

【材料】石斛 120g，黄芪、丹参、杜仲、牛膝、人参、五味子、白茯苓、山茱萸、山药、萆薢、防风、生姜各 60g，枸杞子、天冬、薏苡仁各 90g，细辛 10g，白酒适量。

【做法】将上述中药材洗净，研成细末，用白酒浸泡 7d 即成，每次服 30ml，每日服 3 次。

【功效】补虚劳，益气力，除痹弱，利关节，坚筋骨。

【适用人群】适用于身体消瘦、体倦乏力、关节不利等人群，尤其适用于中老年人。

2. 石斛麦冬茶

【材料】石斛、麦冬、百合各 10g。

【做法】取上述中药材，用沸水浸泡代茶饮。

【功效】生津止渴。

【适用人群】适用于胃肾虚热者，温热病早期阴未伤者、湿温病未化燥者、脾胃虚寒者禁服。

灵 芝

灵芝在古代被称为"瑞草""仙草""还阳草"，被人们视为吉祥之物，因为灵芝能提高免疫力，具有非常好的保健效果，一直是中药铺子里最尊贵的"镇店之宝"。古代帝王之家常保存灵芝，代表君王万寿无疆，名流之士门前悬挂灵芝，以招吉唤祥。灵芝入药历史悠久，《神农本草经》将其列为上品，认为灵芝能益精气而坚筋骨，养心血而安神志，是养生佳品，甚至还有"久服延年益寿"之说。中医学认为，灵芝味甘苦，性平，归心、肺、肝、脾经，可养心安神、养肺益气、理气化瘀、养肝健脾，主治虚劳体弱、神疲乏力、心悸失眠、头晕目眩、久咳气喘、食欲不振、反应迟钝、呼吸短促等。

灵芝可调节免疫力，祛邪扶正，固本强身；灵芝可补益心气、调养心血，适用于心气虚或心脾两虚所致之心悸怔忡、健忘失眠；灵芝可养肺，尤其适用于肺气虚所致之气短、气喘、咳嗽等。中医学认为肺主气司呼吸，灵芝入肺经，是补肺养肺的不错选择；灵芝可调节微循环，促进血液流通，带来营养，带走代谢废物，从而增强皮肤修护功能，让皮肤白里透红，促进新陈代谢，起到延缓老化的作用。

相传彭祖之所以能活到 800 岁，是因为他以灵芝为日常食物，从而得以健康长寿。除泡水、烹饪外，用灵芝泡酒也是很常见的食用方法。

灵芝龙眼肉酒

【材料】灵芝、制黄精各70g，何首乌30g，龙眼肉、党参、枸杞子、炙黄芪、当归、熟地黄各50g，山药、茯苓、陈皮、大枣各40g，粮食酒适量。

【做法】上述中药材研为细粉，加入粮食酒，静置，滤过，即成。

【功效】滋补强壮，温补气血，健脾益肺，保肝护肾。

【适用人群】适用于身体虚弱、产后体虚、贫血、须发早白等人群。

鱼腥草

鱼腥草，俗称折耳根，又名蕺菜，是一种野菜，喜生长于长江以南的溪、塘、沟坎等潮湿之地。相传春秋时期，越王勾践在吴国做人质时，采蕺食蕺。除了作为一种野菜广受青睐外，鱼腥草还是一味常用的中药，有清热解毒、止咳祛痰、消痈排脓、利尿通淋的作用。研究表明，鱼腥草具有抗菌、抗病毒、提高机体免疫力等作用，被称为"天然而又安全的抗生素"。最难得的是，鱼腥草的药性可以上至咽、肺，下至尿道、阴道、肾，外至皮肤。有时候到医院做血液学检查，发现白细胞升高，即使搞不清楚是哪里发炎，用鱼腥草来调理，很快就能见效。

春夏二季常吃折耳根，以食为药，有防治上呼吸道感染、肠炎、尿路感染的功效。我国西南地区的人们不仅拿折耳根当茶饮，还喜欢把折耳根当菜食用。折耳根有鱼腥之气，入口细嚼却有一种特别的香涩味道，每到折耳根生长繁盛季节，人们便把紫红色的折耳根连根挖起，顺便扯几根圆头细颈的野葱（香葱），清洗干净后，冷水浸泡0.5h，沥干水分入盘，加入切成小段的野葱，调以食盐、酱油、醋、白糖、油辣子、花椒油、味精、姜汁、蒜蓉等，拌匀，一盘酸甜兼具、鲜香可口的凉拌折耳根就做好了。

何首乌

在传统中药材中，何首乌的块根被用作补益剂和抗衰老剂，制何首乌具有补益精血的功效，生何首乌具有解毒、截疟、润肠通便的功效。长期内服何首乌可有效改善白发，常用于治疗脱发和须发早白，因此，很多有乌发功能的洗发水中就有何首乌的成分；何首乌可提高肾上腺相关功能，调节内分泌；何首乌有很强的通便作用，缓解肾脏压力，尤其适用于肝肾不足导致失眠、心悸、腰腿酸痛的患者；何首乌可有效预防动脉粥样硬化和冠心病；何首乌对肝损伤有一定的修复作用；何首乌提取液可降低肝脏脂肪酸和胆固醇的含量，改善脂肪肝、乙肝等引起的肝功能异常。

何首乌有哪些饮食禁忌？①何首乌不能生食，这一点必须得注意。②便溏及湿气引起的痰症均不宜食用何首乌。③盛装何首乌的容器不能是铁器，最好是陶瓷，否则药性会减弱。④何首乌不能与无鳞鱼、萝卜、葱、蒜同吃，同吃会减弱药性。⑤何首乌大量服用可产生肝损害，对胃肠产生刺激作用，出现肠鸣、恶心、腹痛、腹泻、呕吐等症状。严重者可出现阵发性强直性痉挛、躁动不安、抽搐，甚至发生呼吸麻痹。

1. 何首乌蒸羊肝

【材料】何首乌20g，羊肝250g，枸杞子10g，姜片2片，葱2段，食盐、生抽、米酒各1茶匙，白糖、麻油各少许。

【做法】何首乌温水浸泡5h，切片，羊肝切片，略腌制，枸杞子洗净备用。然后将所有材料、调料拌匀，略腌制，上锅蒸约6min。

【功效】补益肝肾，益精血，乌须发。

【适用人群】适用于肾虚者。

2. 首乌润肠饮

【材料】生何首乌、当归各10g，火麻仁、黑芝麻各15g。

【做法】既可以磨粉冲服，也可以煲汤喝。

【功效】润肠通便。

【适用人群】适用于肠燥便秘、大便干结者。

3. 首乌乌须发汤

【材料】制何首乌20g，熟地黄、菟丝子各30g，当归10g，枸杞子15g，乌鸡半只，大枣3~5枚。

【做法】菟丝子用纱袋另包，与其他原料一起放入砂锅中煲汤。

【功效】补益肝肾。

【适用人群】适用于须发早白、脸色青白、头晕、血虚者。气滞者忌服。

4. 首乌降脂茶

【材料】生何首乌10g或制何首乌20g，丹参、决明子各15g，山楂20g。

【做法】煎水代茶饮。

【功效】活血降脂。

【适用人群】适用于高血压、高血糖、高血脂及肥胖人群。虚寒者忌服。

红景天

红景天为景天科植物红景天或大花红景天的根茎。红景天应用历史悠久，两千多年前，青藏高原人就以它入药，以强身健体、抵抗不良环境的影响。民间常用红景天煎水或泡酒，以消除劳累、抵抗山区寒冷、防病健体和滋补益寿。红景天有扶正固本、补气养血、滋阴益肺的神奇功效，素有"高原人参"和"雪山仙草"之美称。

《神农本草经》将红景天列为上品，赞其轻身益气、不老延年、无毒可多服、久服不伤人。红景天能补肾、理气养血，主治周身乏力、胸闷等，还能活血止血、清肺止咳、解热、止带下。

近年来，研究表明红景天有极好的调理作用，是机体细胞和潜能的激活剂，不仅具有较强的抗疲劳、抗缺氧、抗衰老、镇静、抗炎、解毒作用，还具有极好的抗癌、抗辐射、提高免疫力的作用。

红景天服用禁忌：红景天虽然有非常好的保健作用，但不宜过量食用。一般来说，每天食用5~10g即可。红景天有一定的活血作用，孕妇和哺乳期妇女不宜食用。

1. 红景天茶

【材料】红景天15g，龙眼肉或枸杞子10g，大枣3枚。

【做法】将上述中药材一起泡茶。

【功效】益气养血。

【适用人群】适用于高血压、低血压患者及生活在高温、严寒、缺氧、有污染、有辐射、有噪声环境中的人。

2. 红景天酒

【材料】红景天5g，白酒250g。

【做法】将红景天放入白酒中浸泡，1周后即可饮用，每天服用1次，一次以30mg为宜。

【功效】益气养血。

【适用人群】适用于老年人、恢复期患者、运动员及特殊环境中（如高温环境、缺氧环境等）的工作人员。此外，体虚者服用可以滋补强身，改善神经衰弱、失眠、健忘、疲惫等症状。

3. 红景天滋补汤

【材料】红景天 30g，黄芪、枸杞子各 15g，大枣 7 枚，雪莲花 3 朵，鸡肉、排骨或瘦肉各适量，食盐少许。

【做法】上述食材洗净，共入炖盅。

【功效】滋阴补虚，润肺养肺。

【适用人群】适用于肺病、神经麻痹症、发热等患者。

藏红花

藏红花是鸢尾科植物番红花的干燥柱头，被誉为"养生第一花"。其味甘，性平，入心、肝经，为药食两用植物。古时藏红花经印度转至西藏，被误认为西藏所产，故称藏红花，习用至今。

藏红花有活血化瘀、解郁镇痛、健胃通经之功效。时至今日，人们将藏红花泡水代茶饮，用以养生保健。饮用藏红花茶，不仅能防治心脑血管疾病，还能有效调节内分泌，治疗女性月经不调，美容养颜。

藏红花服用禁忌：①藏红花不能和茶叶一起服用，茶叶中的鞣酸会影响到藏红花中有效物质的吸收。②藏红花不能与丹参、鹿茸等补气血的滋补品一起服用，因为藏红花性平，有助于活血养血，若和性温热的滋补品一起服用，容易上火，特别是体质偏热的人群。③孕妇、儿童及月经期女性不宜服用。

藏红花食用方法很多，可泡水、泡酒，亦可在日常做菜、熬粥的同时，放入几根藏红花，既营养又健康。

1. 藏红花茶

【材料】藏红花花丝 5~10 根，蜂蜜适量。

【做法】将藏红花花丝放入热水中，可以连续泡 3~4 次。可加入适量的蜂蜜，连同花丝一起服下。

【功效】活血化瘀，开郁散结。

【适用人群】适用于血瘀患者。消化性溃疡、易出血患者及孕妇忌服。

2. 藏红花酒

【材料】藏红花 2~3g，白酒 500ml。

【做法】将藏红花浸泡在白酒中，浸泡 1 周后饮用，每日饮 20~30ml。

【功效】活血化瘀，开郁散结。

【适用人群】适用于忧思郁结、胸膈痞闷、惊怖恍惚、闭经、产后瘀血腹痛、跌扑肿痛患者。消化性溃疡、易出血患者，以及妇女经期、妊娠期间忌服。

冬虫夏草

冬虫夏草是一味名贵中药材，为麦角菌科真菌冬虫夏草菌寄生在蝙蝠蛾科昆虫幼虫上的子座和幼虫尸体的干燥复合体。冬虫夏草主产于青海、四川、云南、甘肃及西藏自治区的高寒地带和雪山草原。

早在公元 780 年，《中华藏本草》就记载了冬虫夏草"补肾、润肺"；明朝《寿世保元》载其主治，虚劳咯血，阳痿遗精。此后古代医家对冬虫夏草做了深入研究，《本草从新》记载冬虫夏草味甘、性平，保肺，益肾，补精髓，止血化痰，治劳嗽。2020 年版《中华人民共和国药典》记载冬虫夏草能补肾益肺、止血化痰，用于肾虚精亏、阳痿遗精、腰膝酸痛、久咳虚喘、劳嗽咯血。

众多研究者对冬虫夏草的药理活性做了深入研究，发现其能双向调节免疫力，辅助抗肿瘤、抗氧化、防衰老等，适合久病体弱者。

冬虫夏草服用禁忌：儿童、孕妇、哺乳期妇女、感冒发热、脑出血、有实火或邪胜者不宜服用冬虫夏草。风湿性关节炎患者应减量服用。

冬虫夏草是昆虫和真菌的混合体，需要足够长时间炖煮，才能使其有效成分充分溶解出来，所以不建议用水泡服。可把冬虫夏草和其他食材一起烹煮食用，如鸽、鸭、鸡或排骨，小火炖 1~2h，对康复期患者有很好的疗效。

1. 冬虫夏草煎

【材料】冬虫夏草适量。

【做法】水煮 20~30min，如果处方中还有其他中药，一般将冬虫夏草单独煎，以免其有效成分被药渣吸附而浪费。

【功效】补肺益肾。

【适用人群】适用于久病体弱者。

2. 冬虫夏草酒

【材料】新鲜冬虫夏草 5 根，白酒 500g

【做法】将新鲜冬虫夏草浸泡在白酒中，密封 1~3 个月，每日服用 2 次，每次饮 15~20ml。

【功效】补肺益肾。

【适用人群】适用于久病体弱者。不宜饮酒者忌服。

大　黄

大黄来源于蓼科多年生草本植物掌叶大黄、唐古特大黄或药用大黄的根及根茎。唐古特大黄也就是著名的"西宁大黄"，为青藏高原特有的道地药材，因其质量好、品质佳而畅销国内外。

大黄被古代名医张景岳誉为"药中四维"之一，同附子并列为"乱世之良将"。《神农本草经》谓其"主下瘀血，血闭，寒热，破癥瘕积聚，留饮宿食，荡涤肠胃，推陈致新，通利水谷，调中化食，安和五脏"。

现代药理学研究表明，大黄具有抗肿瘤、抗菌、抗病毒、降血糖、保护心血管等作用，此外，大黄还能保护脑及心脏，调节雌激素水平，改善记忆功能，减弱免疫排斥反应等。

大黄不仅在临床中发挥着重要的作用，在养生中亦有妙用。宋代洪迈的《夷坚志》记载："捣生大黄为末，调醋敷疮上，治腮腺炎。非为愈痛且灭瘢，是美容之良药。"元代朱丹溪创造"一味大黄散"，仅大黄一味，黄酒炒三遍，为末，用茶调服，治疗眩晕。

需注意的是，大黄在制法上宜巧，如将大黄切成小块，黄酒拌匀，放蒸笼内或罐内密封，放入水锅内，蒸透后晒干，如此反复 3 次。常用剂量为 3~12g，外用适量。

大黄服用禁忌：血虚气弱、脾胃虚寒者及孕妇慎用。

黑枸杞

黑枸杞为茄科枸杞属植物黑枸杞的果实，成熟后呈紫黑色，主产于青海柴达木盆地，具有极强的耐旱性，市场价值高。

黑枸杞入肾经，常用于防治精血不足导致的面色晦暗、须发早白等症状，尤其适用于体质虚弱、抵抗力差者。

现代药理学研究表明，黑枸杞含有丰富的花青素，被誉为"花青素之王"。黑枸杞具有很强的抗自由基和抗氧化能力，能够降血压、调节血脂、预防动脉粥样硬化、延缓衰老、调节内分泌、美容养颜。

成年人每天食用黑枸杞 3~6g（5~10 粒）最佳。黑枸杞可以直接食用或泡茶、入药、泡酒。黑枸杞泡茶饮用，不宜高温冲泡，以 60℃ 左右温水为宜。黑枸杞水颜色会因水质不同而呈现出蓝色或紫色等，这是因为黑枸杞富含花青素。自来水（碱性水）冲泡呈蓝色、矿泉水（中性水）冲泡呈紫色，可直接饮用，冲泡 5~6 遍，黑枸杞中的有效营养物质全部浸出，直至水变为白色为止。泡酒可以即泡即饮，但最好泡 1 个月后再饮用效果更好。

蕨 麻

蕨麻是蔷薇科委陵菜属植物鹅绒委陵菜的膨大块根，藏语名"戳玛"，又名

"人参果""延寿果""仙人果"等。华北、东北等地区也有鹅绒委陵菜分布，但这些地区的鹅绒委陵菜的根部不能膨大，所以并不能称为蕨麻。只有青藏高原地区生长的鹅绒委陵菜，其根下部膨大呈纺锤形或椭圆形，才称为蕨麻。

在藏药典籍中，关于蕨麻的记载众多。藏医药经典古籍《晶珠本草》中记载，春蕨麻性凉，秋天性变温，故秋蕨麻质佳，具有健脾益胃、生津止渴、益气补血、收敛止血、止咳、化痰等功效，主治病后贫血、脾虚泄泻、风湿麻痹、吐血、崩中、营养不良等。

现代药理学研究发现，蕨麻含有三萜皂苷、多糖、氨基酸等多种生物活性成分，能抗缺氧、抗寒冷、抗应激、抗氧化、增强免疫力等。

蕨麻甘甜味美，给人们留下了深刻的印象。蕨麻米饭是将煮熟的大米和蕨麻同盛于一个碗内，米在下蕨麻在上，浇上酥油汁，加上白糖，其色为红（蕨麻）、白（大米）、黄（酥油）交错，味道不亚于我们熟悉的八宝饭。在药膳食疗中，蕨麻常与大米同煮粥，可补虚健脾。长期食用可增强体质，提高免疫力，是女性、儿童、中老年人的养生佳品。蕨麻也可与肉类一起烹制成美味的菜肴，如蕨麻炖羊肉，有温中暖下、健脾养胃之功效，适合脾虚泄泻、病后贫血、营养不良、脾肾阳虚之人经常食用，健康人群食之可强身健体。下面介绍几款流行于青藏高原的蕨麻食疗方。

1. 蕨麻粳米粥

【材料】蕨麻 30g，粳米或糯小米 100g，冰糖 15~30g。

【做法】蕨麻去杂洗净，与淘洗干净的粳米或糯小米一同放入砂锅内，加清水小火煮粥，快熟时放入冰糖调味即可。

【功效】补中益气，强身健体。

【适用人群】适用于病后贫血、营养不良、脾虚腹泻、风湿痹痛患者。

2. 蕨麻鸽粥

【材料】蕨麻 15g，乳鸽 1 只，粳米或糯小米 100g，精盐、绍酒、味精各适量。

【做法】蕨麻去杂洗净，鸽子去毛及内脏，洗净，斩块。将粳米或糯小米淘洗干净入瓦锅内，加入鸽子、蕨麻、绍酒和清水，小火煮粥，调入精盐、味精。

【功效】补五脏，益气力。

【适用人群】适用于大病初愈、身体虚弱的人。

3. 蕨麻炖乌鸡

【材料】蕨麻 30g，乌骨鸡 1 只，生姜 3 片，绍酒、精盐、胡椒粉各适量。

【做法】蕨麻去杂洗净，乌骨鸡去毛及内脏，洗净，斩块。将蕨麻、乌骨鸡、绍酒、生姜同放入炖盅内，加入适量清水，炖至鸡肉熟烂，调入精盐、胡椒粉。

【功效】健脾胃，补气血。

【适用人群】适用于脾胃虚弱、不思饮食、气血不足者。

雪　莲

雪莲是菊科多年生草本植物天山雪莲的干燥地上部分，主要分布于西北部的高寒山地，生长于新疆天山、青藏高原等地。作为西域奇花，雪莲曾被《山海经》收录，被世人誉为"百草之王"，堪称"中华仙草"。

雪莲具清热解毒、祛风湿、消肿、止痛之功效，可治疗头外伤、妇科病、类风湿关节炎、中风、高原反应，外敷消肿。现代医学理论认为雪莲花温肾助阳、祛风除湿、通经活络、调经止痛、驻颜强身、延缓衰老，主要用于治疗痛经、月经不调、小腹冷痛、阳痿、风湿性关节炎及类风湿关节炎，还可用于产后康复。

雪莲基本无毒副作用。由于过度的非法采挖，雪莲自然资源日益匮乏，目前已成为国家二级重点保护野生植物和濒危物种。

雪莲花的食用方法有很多，如浸酒、煲汤、泡茶。

1. 雪莲枸杞酒

【材料】雪莲 15g，枸杞子、红花各 10g，白酒 2500ml。

【做法】将雪莲、枸杞子、红花及白酒密封于酒瓶内，浸泡 15d 即可饮用。每日早晚各服 1 次，每次饮 10~20ml。

【功效】活血化瘀，温阳通络。

【适用人群】适用于风湿性关节炎、类风湿关节炎、肩周炎、腰腿疼痛患者。孕妇忌服。

2. 雪莲鹿茸虫草酒

【材料】雪莲、枸杞子各 20g，鹿茸 5g，冬虫夏草 2g，红花 10g，冰糖适量，白酒 2000ml。

【做法】将上述中药材及冰糖、白酒密封于酒瓶内，浸泡 15d 即可饮用。每日早晚各服 1 次，每次饮 10~20ml。

【功效】补肾壮阳。

【适用人群】适用于肾虚导致的性功能减退患者。不宜饮酒者及孕妇忌服。

3. 雪莲乌鸡煲

【材料】雪莲 20g，乌鸡 1 只（500g 左右），葱、姜、食盐、糖、油各少许。

【做法】油加热，下葱、姜炒出香味，加入食盐、糖，下乌鸡、雪莲，加水大火烧沸后改文火炖约 45min，肉烂后停火，吃肉喝汤。

【功效】补肾壮阳，调经补血。

【适用人群】适用于气血虚弱者。阴虚阳亢者及孕妇忌服。

4. 雪莲乳鸽煲

【材料】雪莲、枸杞子、肉苁蓉各 10g，山药 150g，乳鸽 1 只，葱白 50g，姜丝、料酒各少许，食盐、酱油、油各适量。

【做法】锅烧热加油适量，倒入山药翻炒至金黄色，出锅待用。乳鸽切成小块，肉苁蓉热水泡软后切片，与枸杞子、山药、雪莲同入砂锅，加适量水，加料酒、姜丝、葱白、食盐、酱油调味，小火炖 20min，鸽肉软烂即可食用。

【功效】补肾益精，养肝明目，抗衰老。

【适用人群】适用于气血虚弱者。阴虚阳亢者及孕妇忌服。

天　麻

天麻是兰科植物天麻的干燥块茎，作为一味常用中药，具有药用、食用和保健三重价值。

天麻最早以"赤箭"之名载于《神农本草经》，为上品，"久服益气力，长阴，肥健，轻身，增年"。天麻味甘、性平，归肝经，不仅可以定惊、祛风湿，还可以益气、养肝、强筋骨。

天麻是肝经定风的要药，凡属肝风内动所致之眩晕、惊厥、抽搐、惊风等，皆可用天麻治疗。现代医学研究表明，天麻含天麻苷、对羟基苯甲醛、天麻醚苷等活性成分。研究表明，天麻对冠状动脉、脑动脉等有一定的扩张作用，可以增大血流量，减少冠心病及脑卒中的发生率。2002 年，天麻被列入可用于保健食品的名单，成为法定意义上的"保健"食品。2019 年底，天麻被纳入《按照传统既是食品又是中药材的物质目录》，成为法定意义上的"药食两用"品种。

天麻常用的食疗方法有以下几种。

1. 天麻煮鸡蛋

【材料】鲜天麻 60g，鸡蛋 3 个。

【做法】将鲜天麻切片放锅内煮 30min 后，打入鸡蛋，煮熟后即可食用。每日食用 1 次，或隔日 1 次。

【功效】平肝息风止痉。

【适用人群】适用于头痛、目眩者。气血虚甚者慎服。

2. 天麻牛肉汤

【材料】天麻3~6g，牛肉适量。

【做法】天麻浸软，切片待用，肉片做汤，加入天麻片共煮。药、肉、汤俱食，宜常服。

【功效】滋阴潜阳，平肝息风。

【适用人群】适用于肝阴虚风动者，临床表现为急慢惊风、抽搐拘挛、眩晕、头痛、半身不遂、肢体麻木、风湿痹痛等。气血虚甚者慎服。

3. 天麻乌鸡汤

【材料】天麻15g，乌骨鸡1只，姜、食盐、黄酒、味精各适量。

【做法】将乌鸡去除毛、爪、内脏后，洗净，天麻切片装入鸡肚内，放入锅中，加入姜、食盐、黄酒、清水。先用武火烧开，再用文火将鸡肉炖至熟烂，加入适量的味精即可，食鸡肉饮汤。

【功效】补益气血，平肝息风。

【适用人群】适用于气血两虚或产后体虚引起的头晕、贫血及低血压等病症。

4. 天麻什锦饭

【材料】天麻10g，粳米100g，鸡肉30g，胡萝卜50g，香菇1个，酱油、黄酒、白糖各适量。

【做法】天麻浸泡约1h，使其柔软。鸡肉切成碎块，胡萝卜洗净后切片，香菇用水发好洗净后切成细丝。天麻、鸡肉块、香菇、胡萝卜片与洗净的粳米一起入锅，放入酱油、黄酒、白糖、清水，上锅蒸熟。

【功效】健脑强身，镇静安眠。

【适用人群】适用于头晕眼花、失眠多梦、健忘者。

5. 天麻山药炖乳鸽

【材料】天麻、山药各100g，乳鸽1只，生姜片3片，葱白段适量，料酒35ml，精盐10g，鸡精5g，胡椒粉3g。

【做法】将高压锅置于火上，锅内加入水、天麻、山药、乳鸽块、生姜片、料酒、胡椒粉、精盐、葱白段，待乳鸽软烂，加入鸡精调味，即可食用。

【功效】补益肝肾，健脾和胃，补气益肺，滋肾固精。

【适用人群】适用于眩晕、头痛者。

6. 天麻鸭汤

【材料】天麻100g，生地黄30g，母鸭1只（约500g），食盐、味精各少许。

【做法】将母鸭宰杀，去毛及内脏，与洗净切片的天麻、生地黄共炖至鸭肉熟烂，加食盐、味精调味，食肉饮汤。

【功效】滋阴潜阳，平肝息风。

【适用人群】适用于阴虚阳亢、头晕目眩、耳鸣头痛、口苦咽干者。

7. 天麻茶

【材料】天麻20g，白菊花2g，枸杞子3g，大枣2枚。

【做法】天麻洗净，切成薄片，与白菊花、枸杞子和大枣一起用80℃水泡10min。

【功效】清肝明目安神。

【适用人群】适用于高血压、失眠患者。

❈ 三、高原保健养生方

补中益气汤

《脾胃论》

【组成】黄芪　甘草炙，各五分（各15g），人参　白术各三分（各9g）　当归身二分（6g）
橘皮　升麻　柴胡二分或三分（6g或9g）

【主治】气高而喘，身热而烦，其脉洪大而头痛，或渴不止，其皮肤不任风寒而生寒热。

【功用】补中益气，升阳举陷。

【释义】本方是李东垣精研脾胃学说的代表作，为治劳倦内伤之法。劳役过度，饥饱失常，喜怒忧恐，致脾胃虚弱，进而中气不足，清阳下陷。脾胃气虚，纳运不健，食不知味，大便溏薄，则生化不足，气虚失荣，可见面色萎白，体倦肢软，舌质淡，脉洪而虚等。气虚不能输津上承，故口渴而喜热饮。

东垣拟订补中益气汤，原是以内伤气虚发热作为主要治疗目的，是治中气虚弱的常用方剂。因其具补中益气、升阳举陷之功效，后世医家将其广泛用于气虚下陷所致的各种病证，中气虚弱，升举无力，脏器失固之脱肛、子宫脱垂；气虚且陷，血失气摄之便血、崩漏；气虚不能摄水之小便淋漓、失禁；气虚不能托邪外出之久痢、久疟。

【适用范围】①气虚发热。症见发热，自汗出，渴喜热饮，少气懒言，体倦肢软，面色㿠白，大便稀溏，舌质淡，苔薄白，脉洪而虚。②气虚下陷。症见脱肛，子宫脱垂，久泻，久痢，久疟等。

归脾汤

《济生方》

【组成】白术　茯神_{去木}　黄芪_{去芦}　龙眼肉　酸枣仁_{炒，去壳，各一两（各18g）}　人参　木香_{不见火，各半两（各9g）}　甘草_{炙，二钱半（6g）}　当归_{一钱（3g）}　远志_{蜜炙，一钱（3g）}

【主治】思虑过度，劳伤心脾，健忘怔忡。

【功用】益气补血，健脾养心。

【释义】本方原出自宋代严用和《济生方》，但方中无当归、远志。至明代薛立斋为加强本方养血宁神之功效，将此二药补入。随着后世医家的临床实践，本方适用范围不断扩大，治思虑过度、劳伤心脾，症见健忘、怔忡、惊悸、盗汗、纳呆、肠风、崩漏、下血、吐血等。本方除用于治疗精神疾病外，如神经衰弱，还广泛用于治疗气血不足所致之心血管疾病，脾不统血所致之各种血证，如贫血，异常子宫出血，血小板减少性紫癜，再生障碍性贫血，胃及十二指肠溃疡等，以及气血不足之眩晕、脱发等。

【适用范围】①心脾两虚。症见心悸怔忡，健忘失眠，盗汗虚热，食少体倦，面色萎黄，舌质淡，苔薄白，脉细缓。②脾不统血。症见便血，带下，崩漏，月经先期，量多色淡或淋漓不尽。

六味地黄丸

《小儿药证直诀》

【组成】熟地黄_{炒，八钱（24g）}　山茱萸　干山药_{各四钱（各12g）}　泽泻　牡丹皮　茯苓_{去皮，各三钱（各9g）}

【主治】肾怯失音，囟开不合，神不足，目中白睛多，面色㿠白等。

【功用】滋补肝肾。

【释义】本方由钱仲阳从《金匮要略》肾气丸减桂附而成，是滋阴补肾的著名方剂，所治诸证，皆因肾阴亏损，虚火上炎所致。原方主治小儿"五迟"之证，现广泛用于肾阴亏虚所致的各种病症，对于慢性肾炎、高血压、糖尿病、肺结核、肾结石、甲状腺功能亢进、中心性浆液性脉络膜视网膜病变、无排卵性异常子宫出血、更年期综合征等属肝肾阴虚者均可加减运用。

【适用范围】一切慢性疾病过程中出现的肝肾不足、肾阴亏损之证，症见腰膝酸软、眩晕、耳鸣、盗汗遗精及小儿囟开不合，或虚火上炎所致之骨蒸潮热、手足心热、消渴、虚火牙痛、口燥咽干、舌红少苔、脉细数。

四君子汤

《太平惠民和剂局方》

【组成】人参去芦　白术　茯苓去皮（各9g）　甘草炙（6g）

【主治】荣卫气虚，脏腑怯弱，心腹胀满，不思食，肠鸣泄泻，呕哕吐逆。

【功用】益气健脾。

【释义】四君子汤是补气的基本方剂，名为"四君子"，取其作用平和之义，治疗气虚诸证，是补虚的常用方剂。脾胃为后天之本，凡病久虚不愈，诸药不效者，用此方随证加减，培补中土，药气四达，水谷精微输布，机体自然强健。

【适用范围】脾胃虚弱。症见面色萎白，语声轻微，四肢无力，食少，便溏，舌质淡，脉细软。

八珍汤

《瑞竹堂经验方》

【组成】当归去芦　川芎　熟地黄　白芍　人参去芦　甘草炙　茯苓去皮　白术各一两（各15g）　生姜5片　大枣1枚

【主治】失血过多，或因克伐，血气耗损，恶寒发热，烦躁作渴等。

【功用】补益气血。

【释义】本方治证多由病后失调、久病失治、失血过多或因服克伐之药过度以致气血两虚。本方统治气血两虚之多种病证，如月经不调、崩漏及疮疡不能愈合等。现代多用此方治疗多种原因所致之贫血、迁延性肝炎、慢性肝炎、神经衰弱等，尤其适合作为体质虚弱或病后呈气血两虚之证的调补剂。

【适用范围】气血两虚。症见面色苍白或萎黄，头晕目眩，四肢倦怠，气短懒言，心悸怔忡，食欲减退，舌质淡，苔薄白，脉细弱或虚大无力。

理中丸

《伤寒论》

【组成】人参　干姜　甘草炙　白术各三两（各9g）

【主治】霍乱，头痛发热，身疼痛，寒多不用水者，理中丸主之。

【功用】温中祛寒，补气健脾。

【释义】本方主治脾胃虚寒导致的多种病证，证中以寒为主，虚为次，药味仅四味，配合严谨，使中阳温运、中气旺盛，以复清阳上升，浊阴下降，阴阳顺接。由于阳虚失血，小儿慢惊，胸痹等，皆由中阳不振所致，故均可用本方治疗。

【适用范围】①中焦虚寒，自利不渴，呕吐腹痛，不欲饮食，霍乱等。②阳虚失血。③小儿慢惊，病后喜唾涎沫，胸痹等由中焦虚寒所致者。

生脉散
《医学启源》

【组成】人参（9g） 麦冬（9g） 五味子（6g）

【主治】脾胃虚弱之人，遇六、七月霖雨，诸物皆润，人汗沾衣，身重气短，更逢湿旺，助热为邪，西北二方寒清绝矣，人重感之，则骨乏无力，其行如梦寐间，朦朦如烟雾中，不知身所有也。

【功用】益气敛阴，生津养心。

【释义】本方为治疗气阴两虚的常用方，以益气、生津、保肺为主要调理目标，益气为前提，脉得气充，则可复生，故曰"生脉"。本方益气补肺、养阴敛肺，适用于久咳肺虚、气阴不足者。

【适用范围】①热伤元气，阴津大伤。症见体倦气短，咽干口渴，脉虚细。②久咳肺虚，气阴两伤。症见呛咳少痰，气短自汗，口干舌燥，苔薄少津，脉虚数或虚细。

【禁忌】本方具有滋补收敛之性，外邪已尽，仅见气津耗伤者，方可用之。若外有表邪，或暑热病甚，气阴未伤，不可误用，以免恋邪，变生他证。

当归补血汤
《内外伤辨惑论》

【组成】黄芪一两（30g） 当归酒洗，二钱（6g）

【主治】肌热，燥热，困渴引饮，目赤面红，昼夜不息。其脉洪大而虚，重按全无。

【功用】补血生血。

【释义】当归补血汤是补气生血之剂，主治劳倦内伤、血虚气弱所致之营血亏虚，元气不足之血虚于内，阳浮于外之血虚重证。结合李东垣创制该方原旨及近代发展，现代主要用于以下几方面。①血虚证：大出血或持续慢性出血所致之贫血、过敏性紫癜等呈气血两虚者。②血虚发热：治血虚阳浮之假热证，多种慢性低热呈气血两虚者，取"甘温除热"之意。③其他病证：疮疡久不收口、慢性肾炎、术后贫血等。

【适用范围】劳倦内伤，血虚发热，肌热面赤，烦渴欲饮，脉洪大而虚，妇女经期、产后血虚发热或头痛，疮疡溃后久不愈合。

【禁忌】阴虚发热者忌用。

七宝美髯丹

《本草纲目》引《积善堂方》

【组成】赤白何首乌<small>米泔水浸三四日，瓷片刮去皮，用淘净黑豆二升，以砂锅木甑，铺豆及首乌，重重铺盖蒸之。豆熟，取出去豆，曝干，换豆再蒸，如此九次，曝干为末</small> 赤白茯苓<small>去皮，研末，以水淘去筋膜及浮者，取沉者捻块，以人乳十碗浸匀，晒干研末，各一斤（各500g）</small> 牛膝<small>去苗，酒浸一日，同何首乌第七次蒸之，至第九次止，晒干</small> 当归<small>酒浸，晒</small> 枸杞子<small>酒浸，晒</small> 菟丝子<small>酒浸生芽，研烂，晒，各八两（各250g）</small> 补骨脂<small>以黑芝麻炒香，四两（120g）</small>

【主治】气血不足，羸弱，周痹，肾虚无子，消渴，淋沥，遗精，崩带，痈疮，痔肿等。

【功用】滋补肝肾。

【释义】本方原由明代方士邵应节所传，用之多效，为传统养生名方，全方通补结合，补而不滞，共奏滋补温养肝肾精血之功效，须发得养，自然乌黑华美，故名"美髯"，组成药味多入肝肾二经，乃益精血之品，是治疗肝肾虚损所致的多种慢性病的良方。

【适用范围】肝肾不足。须发早白，齿牙动摇，梦遗滑精，腰膝酸软等。

肾气丸

《金匮要略》

【组成】干地黄<small>八两（24g）</small> 山茱萸 山药<small>各四两（各12g）</small> 泽泻 牡丹皮 茯苓<small>各三两（各9g）</small> 桂枝 附子<small>炮，各一两（各3g）</small>

【主治】①脚气上人，少腹不仁。②虚劳腰损，少腹拘急，小便不利者，八味肾气丸主之。③短气有微饮，当从小便去之，苓桂术甘汤主之，肾气丸亦主之。④男子消渴，小便反多，以饮一斗，小便一斗，肾气丸主之。⑤妇人病，饮食如故，烦热不得卧，而反倚息者，何也？师曰：此名转胞，不得溺也；以胞细了戾，故致此病，但利小便则愈，宜肾气丸主之。

【功用】温补肾阳。

【释义】肾气丸始载于《金匮要略》，又名崔氏八味丸，后世称之为"金匮肾气丸"，是补肾的祖方。腰痛、痰饮、消渴、脚气、水肿、阳痿、遗精、男性不育、遗尿或小便余沥，带下等由肾阳不足或阴阳两虚所致者，肾气丸主之。现代常用肾气丸治疗慢性肾炎、肾性水肿、尿路感染、前列腺增生、糖尿病、甲状腺功能减退、肾上腺皮质功能减退、慢性支气管哮喘、老年性白内障及老视等，辨证属肾阳不足者。

【适用范围】肾阳不足。腰膝酸软，下半身常有冷感，少腹拘急，小便不利或小便反多，脚气，痰饮，消渴，转胞等，尺脉沉细，舌质淡而胖，苔薄白不燥。

二至丸

《扶寿精方》

【组成】女贞子_{蜜酒拌蒸}　墨旱莲_{捣汁熬膏，各500g，加桑椹干为丸}

【主治】补腰膝，壮筋骨，强阴肾，乌髭发，价廉而功大。

【功用】补肝肾，益阴血。

【释义】二至丸中的女贞子于冬至日采收为佳，墨旱莲以夏至日采收为佳，故称"二至"。本方为肝肾阴虚之证而设，药性平和，补肝肾，养阴血，滋而不腻，为平补肝肾之剂，近代常用本方治疗神经衰弱引起的失眠、心悸、吐血、便血、尿血及月经过多等。

【适用范围】肝肾阴虚。眩晕耳鸣，失眠多梦，口苦咽干，腰膝酸痛，下肢痿软，须发早白，月经过多。

龟鹿二仙胶

《医便》

【组成】鹿角_{十斤（5000g）}　龟甲_{五斤（2500g）}　枸杞子_{三十两（900g）}　人参_{十五两（450g），以上熬胶}

【主治】精极者，梦泄遗精，瘦削少气，目视不明，此方主之。

【功用】填阴补精，益气壮阳。

【释义】本方治"精极"，即肾阴阳两虚、任督精血不足之证。本方四药配伍，两两相合，助阳而又能生阴，滋阴而又能化阳，阴阳气血交补，精生而气旺，气旺而神昌，以成滋阴养阳、补元气、填精血之方。可治一切精神气血虚弱之证，又能抗衰防老、聪耳明目、延年益寿。

【适用范围】肾阴阳两虚，任督精血不足。全身瘦弱，遗精阳痿，两目昏花，腰膝酸软。

天王补心丹

《校注妇人良方》

【组成】人参去芦　茯苓　玄参　丹参　桔梗　远志各五钱（各5g）　当归酒浸　五味子　麦冬去心　天冬　柏子仁　酸枣仁炒，各一两（各9g）生地黄四两（12g）

【主治】宁心安神，益血固精，壮力强志，令人不忘。清三焦，化痰涎，祛烦热，除惊悸，疗咽干，育养心神。

【功用】滋阴养血，补心安神。

【释义】近代以来，本方用于治疗神经衰弱、心脏病、精神分裂症、复发性口腔溃疡、荨麻疹等，凡心肾不足、阴亏血少者，均可酌情选用。此外，脑力劳动者应用本方可有预防神疲健忘的作用。

【适用范围】心肾阴亏血少，虚火内动。心烦少寐，梦遗健忘，大便干结，口舌生疮，舌红少苔，脉细而数。

【禁忌】脾胃虚弱、胃纳欠佳、腹满便溏、苔腻者，或痰湿滞留者皆不可用。《摄生秘剖》云："忌胡荽、大蒜、萝卜、鱼腥、烧酒。"

保和丸

《丹溪心法》

【组成】山楂六两（18g）　神曲二两（6g）　半夏　茯苓各三两（各9g）　陈皮　连翘　莱菔子各一两（各3g）

【主治】一切食积。

【功用】消食和胃。

【释义】本方是治食积常用方，食积为病，多因饮食不节、暴饮暴食所致，本方药力较缓，为消食之轻剂，适用于食积不甚者。

【适用范围】一切食积。脘腹痞满胀痛，嗳腐吞酸，恶食呕逆，泄泻，舌苔厚腻，脉滑。

【禁忌】脾虚食滞者，不宜应用本方。

酸枣仁汤

《金匮要略》

【组成】酸枣仁二升（15g）　甘草一两（3g）　知母　茯苓　川芎各二两（各6g）

【主治】虚劳虚烦不得眠。

【功用】养血安神，清热除烦。

【释义】本方主治肝血不足、血不养心，以"虚烦"症状为关键，亦用于自主神经功能紊乱、高血压、心脏神经症等呈心血虚或心肝火旺者。

【适用范围】肝血不足，虚热内扰。虚劳虚烦不得眠，心悸，盗汗，头晕目眩，咽干口燥，舌红，脉细弦。

❖ 四、膏方

膏方养生，是养生保健的重要方法，它是通过服用膏方并借助其补养或通泻作用，调和气血、平衡阴阳、通调脏腑、畅通经络、通泻痰瘀，达到益寿延年、祛病强身的目的。膏方，又称"煎膏""膏滋"，是在中医基础理论指导下，根据患者具体情况，将多种中药材反复煎熬、去渣、浓缩，加入饴糖或蜂蜜等胶状药材后收膏而成。膏方多为复方，并且一般用药多达十几味，用量大，又经过煎煮浓缩，药效强，往往可以标本兼顾，综合调治，还可以根据不同体质、不同证候个性化拟方，具有养生调摄、治病疗伤、扶正祛邪、培元固本的功效。另外，膏方体积小，便于携带，服用方便，既可直接食用，又可温水冲化饮服，特别适合快节奏生活的现代人。

"治未病"思想讲求未病先防、既病防变、瘥后防复。亚健康人群或体质偏颇人群，由于机体阴阳气血失调，多处于气阴两虚、气虚夹湿、肝脾两虚、脾肾不足等多脏腑失衡的状态，一般的汤剂恐不能收综合调理之效。膏方由复方组合而成，既能补虚又能祛邪，标本兼顾，既能辨证，又能辨体质，其药力和缓，稳定持久，适合用于治未病。膏方不仅可以滋补强壮以祛除虚损劳伤，还能治病纠偏，兼顾面广，除急性病发作期患者外，大多数人可以使用膏方调养。

膏方萌芽于春秋战国至西汉时期，至明清时期，已发展至成熟阶段，清代宫廷、民间常运用膏方调理身体。此时的膏方大多是没有时间限制的，一年四季均可服用。清代晚期，冬令膏方逐渐在江浙一带流行，至近现代，膏方持续发展并越来越受到推崇，常常作为治未病的重要手段之一。近年来，随着人民生活水平的提高及防病健身意识的增强，加上膏方服用和携带方便，体现辨证施治和因人、因地制宜的个体化治疗原则，被广泛用于治未病和亚健康人群的调理。膏方应用于亚健康人群、中医体质偏颇者、各类慢性非传染性疾病患者、术后恢复期患者及部分健康人群，尤其是慢性非传染性疾病患者。常见的慢性疾病，如高血压、冠心病、慢性胃炎等，通过膏方的调理，可以控制疾病发作，减轻症状。

养心延龄益寿膏

【组成】茯神　全当归酒炒,各50g　柏子仁炒　丹参　白芍酒炒　丹皮　干生地酒洗　香附米炙　枳壳炒　酸枣仁炒,各40g　醋柴栀子炒　黄芩酒炒　陈皮各30g　川芎　白术炒,各20g

【做法】以上药材加水煎煮3次，去渣，合并药汁，加龟甲胶50g，黄酒100ml，小火浓缩至稠汁，晾凉成膏。每次服2勺，温开水化开饮服。

【适用范围】该膏方养心安神、补肾滋阴、调肝理脾，主治失眠、抑郁、更年期综合征等。

扶元和中膏

【组成】党参150g　炒白术　茯苓研细末　当归身　炒杜仲　生黄芪各100g　砂仁研细末,40g　炒谷芽　焙鸡内金50g　姜半夏80g　佩兰　生姜　制香附各60g　大枣去皮,20枚

【做法】以上药材加水煎煮3次，去渣，合并药汁，加阿胶50g，黄酒100ml，小火浓缩至稠汁，晾凉成膏。每次服1勺，温开水化开饮服。

【适用范围】该养生膏方由古方和中散化裁而成，补益脾肾，主治嗳气、消化不良。

加味枇杷膏

【组成】枇杷叶50~60片　大梨去心,2个　炼蜜半杯　大枣80g　建莲肉40g

【做法】先将枇杷叶加水多煎煮几次，滤去枇杷叶取药汁，将梨、枣、蜜、莲肉与枇杷叶汁小火同煮1h，用瓷罐储存，随意温食。

【适用范围】该膏方专治气血两虚，身体羸瘦，四肢倦怠，纳呆等一切体弱之症，亦适用于体弱伴咽痛干咳者。

理脾和肝化湿膏

【组成】白芍　玄参　猪苓　茯苓　菟丝子各50g　鸡内金40g　西洋参　化橘红　泽泻　旋覆花包煎　炒枳壳　瓜蒌皮　玉竹　菊花　桑皮　竹茹　三仙饮各30g　苍术　川贝母各20g　莱菔子15g

【做法】以上中药材加水煎煮多次，去渣，再熬为浓汁，兑蜜100g。每次服3勺，温开水化开饮服。

【适用范围】该养生膏方理脾化湿、补益肝肾、清肺止咳，主治体倦，肥胖，代谢性疾病等。

益阴固本膏

【组成】熟地黄　茯苓　芡实各200g　牡丹皮　白术　菟丝子各100g　牡蛎煅,80g　石斛　莲须各50g　山药炒,40g　麦冬去心,20g　肉桂15g　黄连　山茱萸各10g

【做法】以上中药材加水煎煮多次，去渣，再熬为浓汁，加龟甲胶和阿胶50g，加黄酒100ml，小火浓缩至稠汁，晾凉成膏。每次服2勺，以温开水或淡盐水化开饮服。

【适用范围】该养生膏方由六味地黄汤合交泰丸化裁而成，主要用于阴虚所致之心烦、夜寐不安、夜间盗汗及更年期综合征等。

生津和胃膏

【组成】大梨捣汁,3个　藕捣汁,1支　荷梗3尺　玄参20g　橘络　甘草各10g　生姜捣汁,3片　莲子心10根

【做法】以上药材煎煮2次，去渣，取药汁，加入蜂蜜100g，小火浓缩至稠汁，晾凉成膏。每次服1勺，温水化开饮服。

【适用范围】该养生膏方清热止咳、生津和胃，用于中暑、咳嗽、烦躁及头面部大汗。

明目延龄膏

【组成】霜桑叶　菊花各100g

【做法】以上2味中药以水熬透，去渣，再熬为浓药汁，兑炼蜜收膏。每次服用1勺，温水化开饮服。

【适用范围】眼干，眼涩。

牛黄健步膏

【组成】党参150g　白术去心,土炒　白芍盐酒炒　生地黄酒洗　熟地黄　牛膝酒洗　杜仲姜酒炒　黄柏盐酒炒　知母盐酒炒　麦冬去心,各100g　黄芪　当归酒洗　干枸杞子　龟甲酥炙　破故纸盐酒炒,各80g　橘红　南星姜汁炒　天麻　白茯神　远志甘草水泡,去心　石菖蒲　酸枣仁炒　木瓜　薏苡仁炒　羌活酒洗　独活酒洗　防风酒洗,各50g　鹿茸酥炙,30g　五味子20g　牛黄　沉香各10g　薄荷3钱

【做法】以上中药材加水煎煮多次，合并药汁，加入炼蜜和黄酒100ml，小火浓缩至稠汁，晾凉成膏。每次服2勺，以温水或淡盐水化开饮服。

【适用范围】牛黄健步丹专治风痰痿痹之证，如中风、面瘫，症见口眼歪斜、手足瘫痪、步履艰辛、心神恍惚等。

冠心消痛膏

【组成】毛冬青 150g　黄芪　黄精 酒制，各100g　黄芩　五味子　麦冬　核桃仁　丹参　赤芍 各50g　川芎　瓜蒌子　法半夏 各30g　红参　炒枳壳　茯苓　蒸陈皮　薤白　郁金　白术　三七 各20g　姜黄　红花　木香　醋乳香　醋香附　醋延胡索　降香　桃仁 各10g

【做法】以上中药材加水煎煮 3 次，去渣，合并药汁，加入黄酒 50ml、阿胶 50g 熬煮成膏。每次服 1 勺，温开水化开饮服。

【适用范围】该养生膏方主要用于血瘀痰阻证，包括冠心病、心脏支架植入术后、高血压等，症见胸痛、眩晕等。

治鼻炎膏

【组成】黄芪 200g　辛夷 180g　党参　熟地黄　大枣 各150g　白术 120g　白芍　桂枝　白芷　法半夏　茯苓　当归　山药　酒萸肉　黄芩　柴胡　桔梗　益智仁　金樱子　诃子　淫羊藿　仙茅　菟丝子　炒白扁豆 各100g　防风　蜜麻黄　牡丹皮　泽泻　炙甘草　枇杷叶 各80g　五味子 60g　麦芽　陈皮 各50g　细辛 30g

【做法】以上中药材加水煎煮 3 次，去渣，合并药汁，加入生晒参 100g、阿胶 120g、鹿角胶 40g、龟甲胶 40g、黄酒 120ml、红糖 150g 熬煮成膏。每次服 1 勺，温开水化开饮服。

【适用范围】过敏性鼻炎。

第六节　青藏高原藏、回、蒙医养生保健

辽阔的青藏高原是藏族等各族人民世代繁衍生息的地方，他们凭借勤劳的双手和聪明才智，扎根生活在这片富饶的土地上。我国历史文献中对青藏高原的记载始于汉代，《后汉书·西羌传》记载，南接蜀、汉，西北接鄯善、车师诸国，所居无常，依随水草，地少五谷，以产牧为业。当时主要指青海、甘南一带，与现今西藏仍有一定距离。青海东部一带的羌族在与中原地区汉族的交往中，掌握了农业生产技术，开始在"三河"（湟水、黄河、大通河）地区定居农耕。由于畜牧业的发展，散居于河湟江岷之间的羌族各部，从青海、甘肃和四川等地逐渐迁入并散布于西藏各地。

青藏高原是多民族聚居地区，以藏族聚居和地广人稀为重要的社会特征。世居高原有汉族、藏族、回族、土族、羌族、撒拉族、蒙古族、彝族、裕固族、珞巴族、

门巴族、维吾尔族、哈萨克族、塔吉克族、柯尔克孜族、傈僳族等30余个民族，各民族都有着悠久的历史和优秀的传统文化，保持着独特且丰富多彩的民族风情和习俗。

历史上自从有了人类，也就有了医疗行为，医学发展历史与人类进化历史同样古老，可以说，每一个文明都有自己的传统医学。居住在青藏高原的各族人民在长期与自然灾害和疾病斗争的过程中，传承了各民族民间的传统医药及预防保健知识，积累了丰富的实践经验，在防病、治病、保护人民群众健康中发挥了独特的医疗作用。

❖ 一、藏医养生

藏族人民长期生活在高原，是对高原环境适应最佳的民族，在高原长期适应的过程中，形成了具有高原特色的医疗保健体系。藏医药学历史悠久、内容丰富，拥有丰富的古文献，是公认的世界医学领域内历史最悠久的医学体系之一。它以人为出发点，讲究天地人和，科学地阐释了机体各个系统在客观环境中的功能，从机体的整体性及其同外界环境的辩证关系出发，阐述了机体生命活动和外界自然环境的相互关系，讲述保持健康、延长寿命的健康养生知识。藏医养生学内涵丰富，手段多样，强调整体观，极具自身传统文化特征，包括起居养生、饮食养生、药物养生等。

（一）藏医养生理论

藏医理论认为，机体内存在着隆、赤巴、培根三大因素。七大物质基础有饮食精微、血、肉、脂肪、骨、骨髓、精。三种排泄物是大便、小便、汗。藏医以五源（水、火、土、风、空）和三因素（赤巴、培根、隆）作为基础，解释了机体生理活动、病理变化、养生、诊断、治疗等相关知识。隆、赤巴、培根被称为生命的三因，三者协调则健康无病，三者发生紊乱则疾病随之产生。因此，隆、赤巴、培根既指机体功能，又指疾病名称。

隆在汉语中所对应的是气，它是生命活动的动力，机体的呼吸、肢体活动（包括运动、语言、思维）、血液循环、五官感觉、大小便排泄、食物分解和营养输送都是由隆决定的。赤巴在汉语中对应的是火，它是生命活动的能量，其功用在于产生热能并维持体温，增强胃的消化功能，使人知饥渴、能消化、润气色、壮胆量、长智慧。培根在汉语中对应水和土，它的作用主要是促进消化，可以磨碎食物、增加胃液，司味觉，为机体提供营养，润滑和坚固关节。同时还能够调节人的胖瘦，滋润人的皮肤，调节睡眠，稳定情绪等。

从季节角度来说，隆、赤巴、培根都有特定的潜伏和发作季节。春季气候与隆相适应，因此隆在春季会逐渐蓄积，夏季开始发作，到了秋季就会痊愈；同样，赤巴在夏季蓄积，秋季发作，冬季痊愈；培根则在冬季蓄积，春季发作，夏季痊愈。

从饮食角度来看，隆病多是由于过量进食带有苦味的食物、房劳、饥饿、失眠、空腹时过度劳动、大量失血、上吐下泻、受凉、劳累过度、长期营养不良、大小便时用力过度等造成的。赤巴病是由于过量进食轻而辛辣锐利及油腻的食物，暴怒，负重，挖掘坚硬的土地，强拉硬弓，行路遇险，骑马跌伤，外伤，过量进食肉、酥油、酒等造成的。培根病是由于过量进食苦味、甜味、沉重、冷凉、油腻的食物，进食过饱又不爱活动，白天睡觉，受潮，受凉，过多地进食鲜豆、桃子、山羊肉、干肉、植物油、陈腐的糠萝卜、野蒜、酥油炒面及生腐变质的食物，过多地饮用山羊奶、乳酪、凉水、凉茶，食物未经充分消化又接着大量进食等造成的。

隆病、赤巴病、培根病是由季节、饮食、毒物等多种因素综合起来造成的。我们只有了解了疾病产生的内因和外因，才能在日常生活中有意识地调整自己的起居行为，从而有效地预防疾病的发生。

1. 顺应自然

人生存于自然界，依赖于自然界，自然界的运动规律失调，机体的生命活动就会受到影响，引起生理或病理改变，导致身心状态异常或发生疾病。因此，机体必须与大自然协调一致，顺应自然变化，机体就健康。相反，如果与大自然不能很好地协调，就不能克服大自然带给人的副作用，也必然给机体的生长发育和健康带来不利影响。藏医药学尊重生命法则与生态规律，认为三因素会随自然环境的变化而变化，疾病则是内环境平衡被打破的产物。人的饮食必须随着四季的变化而进行有规律地调整。因此，在养生实践中，当顺应四时，根据所处环境调整起居、饮食、劳逸等，以达到养生保健的目的。

2. 动静结合

藏医认为要注意动静结合，因为机体的动静关系着精、气、神的旺衰存亡。关于静，《四部医典》提出需安静自然，可延年益寿。另一方面，藏医又主张以动养生，《四部医典》提出："勤竞行走搓身去培根，身坚耐劳可出正常力。"要夜卧早起，广步于庭，多运动，常擦身，能增强体质。藏医提倡动静结合，适度运动可把机体的精神、形体、气息三者有机结合起来，对机体施加整体性的影响，从而改善各系统的功能。藏族能在缺氧环境中很好地生存，与藏医主张动静结合、自我调节可能有很大关系。

3. 调养精神

藏医提倡良好的心态和善行有利于养生，强调养神、养德、养性和养心，注重调整人的精神心理，认为心性养生是健康的保证。注重调整人的精神心理，这是疾病预防与治疗的重要手段，和现代养生理念中的心理治疗有同样的疗效。藏医认为，良好的情绪是心身养生的基础。情绪变化与惊恐、忧愁等因素相关，也是导致赤巴、培根、隆出现病症的重要因素。藏医认为心理问题主要有外因（风、寒、湿）和内因（喜、怒、忧、思等七情），人们在生活中要注意控制情绪。现代心理学和藏医心理养生理念相结合，可帮助人们疏导情绪、保障身心健康，显著提高养生效果。藏医认为养生不仅要有良好的心理素质，还要以善为本，提倡人们举止言行要谨慎，强调人应该有良好的精神状态。

（二）藏医养生内容

1. 四季养生

因为西藏冬夏长、春秋短的特殊气候环境，藏历中以两个月为一季，将一年分为六个季节，分别是初冬、隆冬、春季、盛夏、季夏和秋季。每个季节，三因素都会发生变化，引起三因失调。因此，每个季节都各有其养生的原则。

（1）初冬起居：初冬季节是指藏历的十月和十一月。此时天气寒冷，毛孔闭合，机体内部的热量开始蓄积，新陈代谢加快，需要进食大量的食物以补充热量。如果食物摄入量不足的话，就会导致体质减弱。此时适宜采取以下几种措施。①尽量选择甘、酸、咸三味的食物。②常喝肉汤，多吃酥油、乳制品等油脂含量较高的食品，经常用芝麻油涂抹全身。③注意御寒，穿保暖的衣服，多晒太阳，多烤火，多热敷，选择阳光充足的房屋居住。

（2）隆冬起居：隆冬季节是指藏历的十二月和一月。此时天气更加寒冷，要依照初冬季节的保养方法，并更加小心保养。可以适当多进食油腻食品，多在体内积蓄培根。冬季机体处于缓慢状态，体内阳气收敛、阴精潜藏，养生要注意"收"和"藏"。做到精神安定、早睡早起，以利阳气潜藏、阴精积蓄，为春来生机勃发做好准备。

（3）春季起居：春季是指藏历的二月和三月。此时阳光温和、天气转暖，毛孔开始张开，体内的能量逐渐散失，因此培根病比较容易发作。此时适宜采取以下措施。①多吃苦、辛、涩三味的食物，如陈年的青稞面、旱地鸟禽的肉等。②保持心情舒畅，少在室内闷坐，多到室外空气清新的环境中活动。多擦身来祛除培根病，宜在芬芳阴凉的园林中居留。

（4）盛夏起居：盛夏季节是指藏历的四月和五月。此时阳光日渐强烈，体内所积聚的能量开始散失，体力逐渐被削弱。因此宜吃甘甜、清凉的食物，忌食咸、辣、酸味的食物，忌在阳光下久晒。多用凉水冲身，穿衣宜薄，宜在清凉、芬芳的环境中居住。

（5）季夏起居：季夏是指藏历的六月和七月。此时雨水丰富、空气潮湿。在这种情况下，胃中的阳气容易受到损伤，因此适宜进食热性的食物，尤其是辣、涩、苦味及油腻的食物，多喝旱谷所酿的酒，尽量居住在楼上，这样可以达到躲避寒气的目的。

（6）秋季起居：秋季是指藏历的八月和九月。此时被夏雨压住的赤巴已经积蓄到一定程度，在秋天阳光的照射下，便会开始发作，容易引起赤巴病。因此宜食甜、苦、涩味的食物，多用冰片、檀香、马兰花等香草熏衣和喷洒居室，起到怡神养性的作用。

2. 饮食养生

藏族人有独特的生活环境，也有独特的饮食习惯和生活起居方式。饮食习惯是一日四餐，早餐离不开糌粑、酥油、曲拉和奶茶，早餐对机体能量的补充至关重要。在饮食上应当注意营养均衡，除了摄取营养丰富的食品，还要补充蛋白质、维生素。在青年时期应当注意饮食习惯，切忌暴饮暴食。在日常生活中应当根据实际条件，适当调整饮食、改善营养结构、提高机体各项功能、增强机体抵御疾病的能力，从而延缓衰老、增强机体活力。

《四部医典》记载，饮食调节可达到调理身体、治病的目的，常见的食物种类包括以下几种。

（1）谷物类：稻米、小米、荞麦、青稞等。这类食物可增加机体的精液，因为谷物都是甘味的，也易消化。例如，大米属轻性，可使体内隆、赤巴和培根减少，而使精液增多，可治疗肌肉松弛。骨折时应吃小米。豆类的本性轻而甘凉，治腹泻，除食用以外，还可用豆粉搽身。芝麻性寒，可增加体内精液，治疗隆病。

（2）肉类：牛肉、羊肉及其相关干肉等。肉类是藏族常用食物，其药性凉、轻而粗，但平原上的动物肉性温而重，前者治疗培根发热，后者对胃痛、背痛均有疗效。

（3）油脂类：性凉、重，味甘，有补养作用，是老人、儿童、身体瘦弱者、皮肤粗糙者、精血耗损者、脑力劳动者及隆病患者的滋补佳品。酥油使人气色好，精力充沛，但陈酥油使人健忘，体力衰微。藏医重视油脂类食物的摄入，与民族习惯及高寒地势的自然条件有关。

（4）奶及奶制品类：藏医认为牛奶具有补气血的功效，且其含有油脂，可增加机体黏液和活力，治疗气类和胆汁类疾病。

（5）酒类：藏医认为其味甘、酸、辛，可治失眠，可助消化，也可治嗜睡症。适量饮酒，有益于瘦削的人；老酒对隆病、培根病有益。但饮用过多，则等同于饮毒药。

（6）蔬菜类及调味料：绿叶蔬菜若生长在干燥地区，是温而轻的，若生长在潮湿地区则药性凉而重。蔬菜可治疗肾病和风湿病，而调味料则可治疗发热性疾病。萝卜治疗隆、赤巴、培根病；干姜治疗隆病；花椒可扩张脉管，食用过多容易诱发培根病和隆病；藏茴香味辛，有祛风理气之功效，可治疗隆病和目疾。

（7）液态食物：奶类和水。藏医认为牛奶味甘，使人面色红润、皮肤有光泽，药性凉而重，可引发培根病。奶牛的奶可治疗肺结核，对眩晕、咳嗽、口渴、饥饿、尿频等都有一定疗效。山羊奶药性轻，可治疗呼吸困难、腹泻及因发热而导致出血的疾病。生奶药性重而凉，刚挤出的奶如甘露，营养极好，但纯奶并不容易消化。藏医也非常重视水的医疗作用，认为可供医用的水有雨水、雪水、河水、泉水、井水、海水及森林水，其中雨水的质量最好。沸水凉后药性轻，对赤巴患者有益。

3. 睡眠养生

藏医养生的一个基本原则就是保持充足的睡眠。睡眠不足的危害是极大的，熬夜会耗损体力，增加隆病的发生概率。补充睡眠，才能恢复耗损的体力，避免隆病的发生。需要特别强调的是，夏季日长夜短，人也容易感到体虚乏力，导致隆病。因此，对于那些体弱多病、劳累过度、年老力衰、多语、醉酒或受到惊吓的人，更需要在夏季里养成午睡的好习惯，以补充体力、预防隆病。睡眠过多对机体是有害的。失眠或睡眠质量低的人，可以适当饮用牛奶、淡酒、肉汤等，也可以用芝麻油来涂抹面部。

4. 房事养生

房事应该依据季节的变化进行调整，适当合理的房事对养生有很大的助益。不论何时如果不节制地行房事，将会引起眼睛等感觉器官功能衰退和头晕等，甚至死亡。

5. 香料养生

（1）佩戴香囊：将多种名贵芳香类中草药按比例混合，装入香囊，佩戴于身

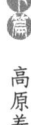

上，芳香弥散，可祛邪避秽、预防流感等。

（2）熏香：藏香由藏红花、雪莲花、藏蔻、红景天、丁香、冰片、檀香木、沉香、甘松等几十种名贵藏药及香草手工制作而成，极具药用价值。藏香具有解毒、杀菌、抗感染、抗病毒作用，可杀灭空气中的致病微生物，净化空气，预防病毒的传播。室内燃藏香，芳香弥散，净化空气，可预防流行性感冒、疖腮、手足口病，滋润肌肤，增强抗病能力，预防心脑血管疾病的发作。芳香通过皮肤渗透，可预防关节疼痛，调理肌肤，缓解精神紧张，减轻神经性头痛，提高睡眠质量。

6. 药浴养生

在长期的生产生活实践中，藏医很早就认识到了沐浴有利健康。在此基础上，藏医根据藏地独特的地理环境、气候条件，创造出了藏药浴疗法，并逐步总结出一套完备、系统的药浴理论。《四部医典》是目前已知的最早记载藏药浴疗法的著作。

在西藏亚东县西部，有一处著名的康布温泉，由 12 个温泉组成，彼此距离很近却有不同的疗效，如治疗中风的"神女池"、治疗各种关节炎的"阿甘池"、治疗皮肤病的"阿珠池"、治疗伤筋断骨的"老鹰池"等。附近还有两座旧拐杖堆成的小山，这些拐杖都是人们来这里治好疾病后扔下的。按照当地的说法，这 12 个温泉可以治疗 100 多种疾病，附近的村民在忙完农活后就会赶来泡浴。西藏的矿泉资源极其丰富，有 677 处之多，居全国第二。《晶珠本草》中记载的矿泉也有 101 种之多，各种矿泉因所含有的矿物质不同，气味、水色、功效、也不尽相同，因而形成了丰富多彩的藏医矿泉浴。

矿泉浴要因人、因时、因地制宜。首先个人体质不同，所患疾病不同，进行矿泉浴时应选择合适的矿泉，否则对患者无益，甚至有害；在时令上天然矿泉水往往随时节变化而变化，枯水时节的矿泉水比雨季时好，后冬和春、夏、秋季末的矿泉水比较好；沸水时的矿泉，蒸气向上直升比蒸气弥漫时效果要好。因此，春、秋季末是最好的泡浴时间，此时不但气候舒适，而且矿泉水功效也较佳，患者也会比较容易适应。

现代科学研究表明，矿泉浴的医疗作用包括机械作用（浮力作用和压力作用）、温度作用和化学作用。化学作用包括调整自主神经功能、调节蛋白质代谢、影响水和离子代谢、调节免疫功能、影响组胺代谢等。

寻找天然矿泉耗费人力物力，故藏医模仿矿泉的治病原理，摸索总结出人工药浴的经验。随着对药物知识的积累，人工药浴逐渐丰富起来，形成了以"五味甘露汤"为主方，与其他药物相结合的人工药浴。五味甘露汤由圆柏、黄花杜鹃、水柏枝、藏麻黄、青蒿组成。其中圆柏主治肾病，黄花杜鹃祛痰，水柏枝清内毒，麻黄清肝脾热，青蒿散四肢肿胀。五味配合，具有祛痰化湿、清热解毒、活血化瘀、益肾壮腰等功效。药液配制好后，根据病情，有局部洗浴、全身洗浴、熏蒸、缚浴等不同施治方法。

❈ 二、回医养生

回医学是祖国医学的重要组成部分。自西汉张骞出使西域，中国与西域的交流日益频繁，相当一部分阿拉伯地区的药物被当时汉医吸收和应用，以香料药居多，可以说，"香料入药"奠定了回族医药学的方剂基础。五代词人李珣著《海药本草》，李时珍《本草纲目》引用《海药本草》药品百余种；元大都、上都专设回回药物院，明代尚有《回回药方》36卷流传（现残存4卷）。回医与中医一样重视预防疾病，在长期的生产、生活实践中，逐步形成了自己独具特色的传统养生文化。

（一）回医养生理论

回族医学的本质是自然生态医学，以天人混沌的"真一"为核心，以元气、阴阳、四元、三子、七行学说为基础，并兼收希腊医学的四元素、四体液与四际分空学说。根据以上学说论述"天、地、人"的相互关系。宇宙万物皆系真一所派生、演化而来。人被视为宇宙万物中最完美的生灵，是天地自然（大宇宙）先天理象性智的被造物。以人之心身（小宇宙）来考察揭示人与自然、人与社会的统一协调规律，把对生命的认识深入到更高的层次。动静平衡理论重视机体内外稳态和顺的生态环境，动静平衡是"天、地、人"同步健康的基础，以"真一七行，动静平衡"为哲学基础，人、自然、社会与心身统一的自然生态观是回医理论基础的概括。

1. 顺应自然，按时起居

春、夏、秋、冬四时自然气候的变化，与生命活动密切相关，机体必须适应四时气候变化。自然界的阳气，一天之中有昼夜消长盛衰的节律，机体为维护生存、防止病邪的侵害，就必须随着自然界阴阳的消长，及时进行适应性调整。

2. 合理饮食

回医指出，养生之道，莫大于饮食，因而主张吃佳美的食物，禁止进食不洁的食物。回族选择食物的标准是"佳美"，即"貌俊、性温、洁净"。即便是佳美的食物，也不能过多食用，尤其不能暴饮暴食，回医认为不饥不食、食不求饱，过食、积食为百病之宗。

3. 沐浴

回医重视精神养生，要求心身俱净，沐浴行为贯穿一生。"洁净"包括道德品行优良、心态健康、饮食卫生、环境清洁、生活作风良好等。回医提倡奉行"洁净"原则，通过洁净身心及环境，升华人格，返璞归真，可调神养性、预防心理疾病及传染性疾病等。

（二）回医养生内容

1. 饮食养生

在饮食消费观念上，回族人民主张饮食不能毫无节制。回族人民认为机体的强壮得益于食物的营养和质量，而不是食物的数量。饮食搭配主张营养均衡，食不过饱，饮不过量，反对暴饮暴食。许多疾病均由吃喝过量引起，过量进食，会增加胃的压力，使糖尿病、脂肪肝、痛风等疾病发病概率增加，更有甚者会导致大脑早衰。节制饮食对内分泌、循环、消化系统相关疾病都有较好的保健作用。

（1）肉食类：回族认为，"牛羊吃百草，百草是百药"，回族的肉类食物以牛肉、羊肉为主，并食用营养丰富的温顺洁净的肉类食物，如鸡、鸭、鱼、虾等。

牛肉蛋白质含量高、脂肪含量低，被誉为"肉中骄子"。古有"牛肉补气，功同黄芪"之说。《本草纲目拾遗》载："消水肿，除湿气，补虚，令人强筋骨、壮健。"现代医学研究证实，牛肉富含氨基酸、维生素 B_6、钾、蛋白质等，能增肌肉、补铁补血、增强免疫力、抗衰老。

元代忽思慧《饮膳正要》记载了回族民间的许多菜肴，如"河西肺""河西米汤粉"等，其中绝大部分以羊肉为原料，并提到羊肉味甘，大热，无毒，补中益气。《本草纲目》记载，羊肉能暖中补虚、补中益气、开胃健身、益肾气、利胆明目，治虚劳寒冷、五劳七伤。可见羊肉具有很高的营养价值和保健功效。

民谚有"逢九一只鸡，来年好身体"的说法。《食疗本草》指出黑雌鸡可治反胃、腹痛、骨痛、乳痈。中医学认为鸡肉可以温中益气，补精填髓，补虚益智。现代医学认为，鸡肉含有丰富的维生素 C、维生素 E、蛋白质，含有对机体生长发育至关重要的磷脂类，是中国人膳食结构中脂肪和磷脂的重要来源之一。

（2）瓜果蔬菜类：椰枣、葡萄、苹果、洋葱、番茄、菠菜等。从现代营养学上看，这些瓜果蔬菜含有丰富的营养素。

（3）茶饮类：回医提倡饮茶，回族人民的茶类饮品特别丰富，历史源远流长。回族人民喜用雪水、泉水、流动的江河水泡茶，除茶叶外，还加入玫瑰花、山楂、冰糖、枸杞子、核桃仁、葡萄干、芝麻、大枣等，如"白糖清茶""八宝盖碗茶"等。八宝茶是青藏高原回族最主要的茶饮之一，有滋阴补肾、清心润肺、提神健脑、清凉明目、清热解毒的功效，长期饮用还可延年益寿，养颜美容。

2．香药养生

香药，是具有芳香气味的中药中的一种，回医药学的诞生与古代中外"香料贸易"有着十分密切的关系。香料在我国的历史最早可追溯到西汉时期，当时张骞两次出使西域后，当地的香料药物便开始输入中原。中医学认为"香能散疫气"，香料药物大量引入中国，推动了我国瘟疫理论及治疗的发展。宋代赵汝适在《诸蕃志》中记载从阿拉伯人贡的香药有犀角、乳香、龙涎香、木香、丁香、安息香、没药、硼砂、蔷薇水等百余种。《宋代香药贸易史》记载："夫香药种类至繁，作用至多，可为防腐避垢，去疾治瘟，寓有圣洁之意，非第芬芳馥郁，足为适性怡情而已。在昔化学香味未兴时代，天然香药，实与民生日用，不可分离。"回族人民在日常生活中，常用香药熏洗衣物、化妆、美容、调制食品，达到祛邪防腐、治病强身、净化居室等目的。因此有"香药来自回回"之说。

关于香药的作用，《宋代香药考》将香药分为芳香解表、芳香发散、芳香祛风、芳香清热、芳香理气、芳香保湿、芳香温里、芳香和胃、芳香活血、芳香开窍、芳香补益等11种类型，其中比较常用的香药有沉香、乳香、苏合香、檀香、麝香、丁香、木香、白芷等。香药对机体的作用包括3个方面：生理影响、心理影响和外部环境影响。①生理影响：主要是对神经系统和心脑血管系统的影响。从医学角度上讲是指香药具有开窍醒神、理气通络、祛风寒湿、消肿止痛等功效。②心理影响：主要是指香药的芳香气味可以将人带入到轻松愉悦的氛围中，从而达到颐养身心的目的。③外部环境影响：主要是指通过熏香、焚香，利用香药的芳香气味来清新空气、驱邪辟秽、杀虫消菌，以此来净化空气。不管是对生理、心理还是外部环境的影响，都在一定程度上反映了香药养生保健的功效。

（1）香药沐浴：将香药浸泡或煎煮用来洗浴，以此强身健体。一方面可凭借香药芳香气味醒神爽身、辟邪气，另一方面可行气活血、理气通络、散寒逐瘀、祛风止痒，对皮肤病、关节病、气滞寒凝诸痛证等有较好的保健作用。

（2）佩戴香囊：可祛邪避秽、净化空气、预防流行性感冒，从而达到预防、保健的目的。

（3）焚香、熏香：香药搭配，制作成可供点燃的香，通过焚香、熏香来净化室内环境，既馨香怡人又可杀菌消毒。

（4）食品调料：在食品中添加香药，一方面可以提升食物的香味，增加食欲，另一方面香药本身的养生保健功效，有助于食用者的健康。

❋ 三、蒙医养生

蒙医，是蒙古族医药学的简称，是蒙古族人民长期同大自然和疾病斗争的经验总结，在两千余年的发展过程中不断吸收汉医、藏医等其他医学体系经验和精华，同时也不断总结本民族医药学经验，形成了独立而完整并具有鲜明民族特色和地域特点的传统医药学体系。

蒙医以古代朴素的五元（土、水、火、气、空）为理论基础，认为植物生长发育与"五元"有密切的关系。土是植物吸养之源，是植物的基础，生命之根本。水是植物所需养料的溶媒，也是植物体内运化因子，有滋润营养植物、促进生长的作用。火在植物内为能量、动力因子，阳光、温度可使植物生长成熟。气为植物内的生化因子，具有养育植物、促进生长的作用。空在植物内为间隙因子，是物质形成管腔孔道之因素，外界是一切物体所存在的空间。

（一）蒙医养生理论

蒙医以"赫依""希拉""巴达干"三根的关系来解释机体生理、病理现象。具体来说，赫依相当于中医学"气和风"，是推动机体生命功能的力量渊源。希拉相当于中医学"火和热"，是推动脏腑及七素（水谷精微、血、肉、脂肪、骨、骨髓、精子）进行功能活动的热能和物质基础。巴达干相当于中医学的"水和湿"，是机体消化食物、调节体液功能和内分泌物质的能源。若三者保持平衡，与自然界环境变化相适应，就健康无病；若三者失去平衡，便会产生各种病变，甚至导致死亡。经过长期临床实践，蒙医将这些病证归纳为20种基本性质。赫依病的性质是糙、轻、寒、细、强、动等6种；希拉病的性质是锐、脂、热、轻、臭、泄、湿等7种；巴达干病的性质是寒、脂、重、钝、柔、固、黏等7种。针对这些病质，蒙医采取多种治疗方法和手段。蒙医养生理念以机体赖以生存的三根及七素为物质基础，强调"三根与七素三秽（便、尿、汗）"的相对平衡状态，预防"三根与七素三秽"的偏盛、偏衰及紊乱。

蒙医养生理论的重要依据是著名蒙医学家伊希巴拉珠尔所撰写的《甘露四部》，当中提到治疗方法包括健康机体的治疗方法和患病机体的治疗方法，而健康机体的治疗方法是指要注意气候的变化，饮食起居要有节制，不得过度、过少或误为之，这般可保持机体的健康状态。健康机体的治疗指的就是养生保健及治未病，主要从饮食、起居和气候季节等方面进行调养，从而达到防病强身的目的。

1. 依时起居

在高寒地区，由于独特的地理环境和气候条件，蒙古族在医疗与保健方面也与特殊的气候相适应。所以在季节划分方面，与中原地区及其他地区差异较大，有着自己独特的划分方法。四季划分一般以太阳在十二宫中运行的规律为原则，蒙医学把一年分为六时，即春季、暑季、夏季、秋季、早冬、冬季。季节及气候变化会引起机体内环境的变化，因此，每个季节有各自的养生原则。

蒙医学注重季节的变化，主张顺天时而动，根据四季对机体的影响，适时调摄。概括来说，一切饮食起居，冬季宜温热，春季宜粗糙，暑季和秋季宜凉爽。夏季以服食苦、辛、涩三味为主，秋季则以服食甘、涩、苦三味为主。在疾病的治疗上，冬季所蓄积之巴达干，借春季之温暖而发作，宜用催吐法治之；春季所蓄积之赫依，借夏季之淫雨潮湿而发作，宜用轻导泻灌肠法治之；夏季所蓄积之希拉，借秋季之残暑而发作，宜用泻法治之。

2. 饮食治疗

元代蒙医学家、营养学家忽思慧的《饮膳正要》是我国现存的最早的营养学和预防医学著作，内容丰富，图文并茂，记载了蒙古族大量饮食卫生知识、有关验方和营养学方面的内容，代表着蒙古族饮食疗法的较高成就。蒙古族人民中流传着这样一句谚语："病之始，始于食不消；药之源，源于百煎水。"诸如奶食、肉食、骨汤之类，食用适当，可以起到滋补、强身、防病、治病的作用。

蒙医认为食物在性质上有轻重之别，轻性食物可以吃饱，重性食物宜只食半饱。食物为产生和滋养体内七素之物质基础，合理调摄，增强机体抵抗力。合理饮食可预防和调整三根的平衡。粗纤维类食物与热性之品相合能使赫依蓄积，寒凉因素使赫依发作，性温而油腻之品，可使之平息。同样，锐性食物与热性之品相合能使希拉蓄积，温热因素能使希拉发作，性钝而寒凉之品，可使之平息。油腻食物与凉性之品相合能使巴达干蓄积，重、湿、腻条件使巴达干发作，性热而涩之品，可使之平息。

（二）蒙医养生内容

1. 四季养生

（1）春季养生：春季指农历的二月和三月。此时天气由严寒转暖，机体表面毛孔也开始张开，体内的热能逐渐散失，因此巴达干病比较容易发作。

饮食调养：宜进食苦、辛、涩三味较多的食物，如陈年的青稞面、旱地鸟禽的肉、蜂蜜、开水、姜汤等粗糙的饮食。

起居调摄：宜多到户外散步，宜在芬芳阴凉的园林中居留，要多运动，禁止熬夜，保证充足的睡眠。

蒙医传统疗法：宜常用豌豆粉擦身祛除巴达干病，常健身、泡药浴，达到防病与养生的目的。

（2）暑季养生：暑季指农历的四月和五月。此时阳光逐渐强烈，机体所积聚的能量开始散失，体力逐渐被削弱，体内赫依元素积聚。

饮食调养：宜进食轻、润、凉的食物，忌食咸、辣、酸味的食物，饮酒要与凉水混合。由于冬季蔬菜品种较少，机体摄取的维生素往往不足，应多进食一些新鲜蔬菜，多进食绿色食品，少进食高脂肪食物。

起居调摄：穿衣宜薄，增加运动，坚持锻炼，宜在清凉芬芳的环境中居住，忌在阳光下久晒。

蒙医传统疗法：宜按摩健身，消除疲劳，使机体轻快、肌肉丰满，延缓衰老。常洗澡能壮阳、健身、美容、消除体臭甚至延年益寿。

（3）夏季养生：夏季指农历的六月和七月。此时雨水丰富、空气潮湿，胃中热气容易受到损伤，因此赫依病比较容易发作，同时体内希拉元素积聚。此时宜进食热性食物，这样可以达到躲避寒气、预防赫依病的目的。

饮食调养：宜进食辣、涩、苦味及油腻食物，多喝旱谷所酿的酒。

起居调摄：宜居住在干燥的楼房，坚持锻炼，宜穿绵软且温凉舒适的衣服。多在树下乘凉，养成午睡的好习惯，可祛邪健身。

蒙医传统疗法：宜常洗澡、游泳，可壮阳、健身、美容、消除体臭、延年益寿。

（4）秋季养生。秋季指农历的八月和九月。由于夏季风雨的凉性压住了希拉病的势头，使其积蓄到了一定程度，到秋季便会引发希拉病。为了防治希拉病，膳食调配要平衡。

饮食调养：宜食甜、苦、涩味的食物，同时多进食蔬菜瓜果、瘦肉、奶制品等。

起居调摄：宜居住在有芳香药水的屋内，坚持锻炼，平时可熏衣、芳香喷洒居室等。

蒙医传统疗法：宜穿用樟脑或檀香熏过的衣服，也可泡药浴。

（5）早冬养生：早冬指农历十月到十一月。此时气候寒冷，毛孔闭合，机体内部的热量开始积聚，新陈代谢加快。

饮食调养：宜进食甘、酸、咸三味较多的食用，常喝肉汤，多吃酥油、乳制品等油脂含量较高的食品。

起居调摄：宜晒太阳，穿保暖衣服，坚持锻炼，居住在阳光充足的房屋。

蒙医传统疗法：宜多烤火、热敷，常用芝麻油涂抹全身。

（6）冬季养生：冬季指农历十二月和一月。此时气候更加寒冷，要依照早冬季节的保养方法，并更加小心保养。可以适当多摄入油腻食物，在体内多积蓄能量。冬季也是体内巴达干元素积聚的时节。

饮食调养：进食甘、酸、咸三味食物，多进食肉汤、酥油、乳制品，以及油脂含量较高的食物。

起居调摄：宜居住在阳光充足的房间，睡眠要充足，坚持锻炼，避免长期熬夜，穿保暖衣服，晒太阳。

蒙医传统疗法：多烤火、热敷，常用芝麻油涂抹全身，以消除疲劳，使肌肉丰满，能延缓衰老。

2. 饮食养生

蒙医将饮食分为食物和饮料两大类。食物类包括粮食类、肉食类、油脂类、乳食类、蛋类、水果类、蔬菜类、熟食类和调味品等9大类；饮料包括水类、奶类、茶类、酒类等，总计包括近200种饮食。食物、药物分为甘、咸、酸、苦、辛、涩等6味和重、油、寒、钝、轻、糙、热、锐等8种性能。不同性味有不同功效。

一日三餐，每餐适量，不宜过饥、过饱、过渴、过热、过凉。将胃分成4份，其中食物2份，饮品1份，空余1份。食材营养均衡，最好的饮品是开水。要保护体内热能，维护"调火赫依""消化希拉""腐熟巴达干"的功能。

注意饮食的温度和数量，易消化食物可以适当多吃，不易消化食物要少食。多运动多食，少运动少食。保证营养均衡，维持正常体重。

寒性与热性食物不宜同食，鱼肉与乳类不宜同食，蛋类与鱼肉不宜同食，鸡肉与酸奶不宜同食，蜂蜜与植物油不宜同食，从未食用过的食物不宜贸然食用。不同体质的人群饮食性味应有所差异。注意合理膳食，不偏食，谷类、蔬菜、水果、肉类等合理搭配，保证营养均衡。营养过剩、肥胖者要控制饮食，保持饥饿状态，则可恢复正常体重。

戒烟限酒，养成低盐、低脂、少糖的饮食习惯，可有效降低心脑血管疾病、糖尿病等相关疾病的发病率。

注意食品卫生，避免食用不洁食物，不吃过期食品。注意饮用水安全，少量多次饮用，饮水不宜过冷或过热；饮水、洗脸、洗澡、漱口等生活用水都要符合卫生标准。保护环境，防止水源污染，避免饮用高氟、高砷的水质。餐后饮水则发胖，餐前饮水则消瘦，餐间饮水可维持正常体重。

3. 体质养生

蒙医根据个人体质的不同，用不同的方法进行调养。蒙医学以赫依、希拉、巴达干三根为理论基础，将体质特性分为赫依型体质、希拉型体质、巴达干型体质、赫依希拉混合型体质、巴达干赫依混合型体质，巴达干希拉混合型体质和三者聚合型体质。根据体质特性的不同，人在情志、体型、举止等方面均有不同表现。下面列举3种常见的体质特性及养生建议。

（1）赫依型体质：体格矮小，干瘦，肤色发青，语言及行动灵活，嗜酸、咸味及热性食物。此类特征之人宜居住在幽静而温暖干燥的环境，室内光线不宜过强，精神上避免刺激，要保证充足的休息和睡眠时间，心情舒畅，保持乐观。

（2）希拉型体质：体格中等，肤色及毛发呈浅黄色，因体热旺盛而耐寒，多汗，行动敏捷，反应迅速，嗜甘、苦、涩味及凉性食物。此类特质的人要避免过度日晒、火烤、强体力劳作和身心劳累等。居室应保持温暖干燥。

（3）巴达干型体质：体形肥胖，皮肤呈白色，耐饥饿，性情温和，嗜辛、酸、涩味食物及粗粮。此类特质之人尽量多参加体力活动，不要过度安逸，以利气血运行、食物消化。早晚饭后散步，居处要保持温暖干燥和空气清新，如果出现腹胀症状，可用皮毛类或温热之食盐热敷，或在巴达干之穴位进行火灸或针刺。

4. 心理养生

心理养生要求大众学会管理、调节情绪，积极适应社会状态，松紧适宜，避免过度思虑和情绪波动，保持心情舒畅和开朗乐观的生活态度。蒙医可通过心理干预治疗某些疾病。

5. 传统养生

（1）营养法：调理热能增强体质，主要适用于年迈体弱、思虑过度、营养不良和体质虚弱者，多进食滋补的白食（奶制品包括牛乳、驼乳、羊乳）、红食（肉食类）和谷物。

（2）削泻法：适用于滋补过度、营养过剩者，采用泻法和汗法。

（3）灸疗法：用艾条烧灼、熏熨穴位，达到温通经脉、调和气血、增强抵抗力的作用。灸疗分为蒙古灸、白山蓟灸、西河柳灸、火把灸等，有深灸、烧灸、烤灸、微灸法。通常适用于消化不良、水肿、头痛、关节疼痛、疖肿、癫狂、健忘等。

（4）策格疗法：策格是马奶发酵后的一种特制饮品，性轻而温，味甘、酸、涩，具增强胃火、帮助消化、调理体质、活血化瘀、改善睡眠、解毒、补血之功效。通常适用于胃肠疾病、月经不调、高血压、心脏病、神经衰弱、坏血病、结核等。《饮膳正要》明确记载了酸马奶的性味和功效，明清时期出现的《医药选编》等蒙医著作就多次提到了"酸马奶疗法"。现代研究表明酸马奶含多种营养成分，对内科慢性疾病有较好的效果，如慢性胃炎等。

（5）浴疗法：包括药浴和天然浴，有驱逐体内热邪和黄水的作用，使黄水自毛孔中排出，从而增强胃火和五官功能，达到防病治病的目的。

（6）罨敷法：利用药物或物品，敷于机体表面的某一部位或穴位，具有增强胃火、强健体质、促进气血运行、止痛消肿的作用。罨敷法分为冷罨敷和热罨敷。通常适用于巴达干性病、赫依性病、消化不良、痧症、黄水病等。

（7）涂擦法：在与疾病相对应的穴位涂擦特制的油脂或软膏，进行按摩、涂擦等操作，具有燥黄水、消肿化瘀、调理气血、恢复器官功能、强身健体的功效。涂擦法分为油涂法和软膏涂法，通常适用于皮肤粗糙、体力虚衰、思虑过度、愁苦不欢、失眠、劳累过度等。

（8）运动法：最好的运动是散步，老年人、儿童及赫依型、希拉型体质者不宜过度运动，年轻体壮者宜在冬春二季参加重体力活动。巴达干型体质者要经常参加强体力活动。

根据机体状况决定运动量，通过练习安代舞，达到增强体质、活血通络、愉悦心情的目的。积极参加蒙古族三大运动，即骑马、射箭、摔跤，达到健康长寿的目的。经常做蒙医养生操，可以调节赫依、希拉、巴达干的功能，达到养生延年的目的。

第五章 常见病高原保健

平原人进入高原后，机体在神经调节和体液调节下发生一系列代偿适应性变化，以适应高原环境，这个过程称为"习服"。此种改变不具有遗传性，是可逆的。习服可产生对高原低氧的耐力，是机体柔韧性的表现。适应则是指在高原居住并繁衍多代后发生的改变，是对低氧环境真正的遗传选择性适应。适应可以遗传，并具有生化、生理和解剖学特征，使机体能在高原环境中达到最佳状态。

机体由平原进入高原后，由于低氧、低气压、紫外线辐射强等诸多因素的影响，机体各系统从组织器官到细胞分子，从功能到形态结构都发生了一系列改变。所谓功能改变是指缺氧导致机体各系统生理功能发生暂时性紊乱，产生相应的症状。功能紊乱的程度、症状的轻重及持续时间的长短与海拔高度、个体差异及劳动强度有关。适应良好的人进入高原后，机体很快会建立起一系列代偿机制，使各系统功能达到新的动态平衡，以适应低氧环境，如肺动脉压升高、红细胞增生及血红蛋白含量增加，便于机体组织细胞内氧的交换和运输。高原适应不全者心室增大，红细胞过度增生使血液浓、黏、稠、聚，影响血液循环，并出现多器官病理损害。高原低氧环境对机体的影响涉及各个系统，如呼吸、循环、血液、神经、消化、泌尿等系统，在平原患有某些疾病或处于亚健康状态者，进入高原环境后，机体病变可以急性发作或迅速恶化，如频繁心绞痛发作、心肌梗死、脑血管意外、消化道出血、糖尿病酮症酸中毒等，一些相应系统生理功能不良或罹患疾病者，最好不要进入高原，也就是通常所说的高原禁忌证。疾病携带者进入高原后尤其要注意自身的保健，避免诱发或加重疾病。

第一节 呼吸系统疾病

在高原地区，由于环境缺氧，首先动脉血氧分压降低，通过外周化学感受器产生代偿性反应，即兴奋呼吸中枢，呼吸加深加快，肺通气量随之增加，动脉血氧饱和度增加，这一代偿性反应称为低氧通气反应。其意义在于，把原来未参与换气的肺泡调动起来，增大肺部呼吸面积，提高氧的弥散，使更多新鲜空气进入肺泡，提高肺泡气的氧分压，降低二氧化碳分压。呼吸深快时胸廓活动幅度增大，胸腔负压增加，促进静脉回流，回心血量增多。肺血流量增多促进气体在肺内交换，心排血量增加可加快氧在血液中的运输。低氧通气反应是人类与生俱来的特性，个体间有显著差异，低氧通气反应高者对低氧环境的习服适应能力强，低氧通气反应低者对高原低氧环境的习服适应能力差。

一、急性上呼吸道感染

（一）概述

急性上呼吸道感染是指自鼻腔至喉部之间的急性炎症的总称，简称"上感"，是由多种因素共同作用于机体产生的一种常见的感染性疾病，主要症状为发热、畏寒、头昏、头痛、全身酸痛、乏力、鼻塞、流涕、咽喉肿痛、咳嗽等。通常病情较轻、病程短、可自愈，预后良好。急性上呼吸道感染看似不严重，但若不及时治疗，严重时会引起支气管炎、肺炎等下呼吸道感染，甚至引起其他系统疾病。

发病不分年龄、性别、职业和地区，免疫功能低下者易感。淋雨、受凉、气候突变、过度劳累等可降低呼吸道局部防御功能，致使原存的病毒或细菌迅速繁殖，或直接接触含有病原体的患者，均易诱发本病。老幼体弱者、免疫功能低下者或有慢性呼吸道疾病，如鼻窦炎、扁桃体炎，更易发病。

（二）高原对急性上呼吸道感染的影响

急性上呼吸道感染是高原常见疾病，临床表现以头痛、鼻塞、咽痛为主，伴有心慌、气喘、声音嘶哑、痰中带血丝、鼻衄、吞咽有异物感等，表现较平原上呼吸道感染者严重。有时症状与轻微高原反应混杂在一起，需仔细鉴别。高原反应引起的头痛，吸氧后可缓解。

在高原，由于缺氧、寒冷、疲劳等因素的影响，急性上呼吸道感染发病率极高。急性上呼吸道感染并无明显的季节性，这可能与高原特殊的自然环境、气候变化不受季节限制有关，但大部分患者发病均在初来高原2个月以内。受气候条件等因素的影响，急性上呼吸道感染多迁延不愈，病程长于平原地区，平均7~14d。

（三）保健

1. 饮食保健

保证摄入足够的蛋白质、维生素和热量。发热期间避免高蛋白饮食，以防增

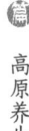

加肠胃及机体分解代谢的负担，若发热时患者无食欲，可少食多餐，以清淡流食为主，同时变换食物以增强食欲。尽量避免油腻、辛辣等刺激性食物，要保证水分的摄入，足够的水分可以保证呼吸道黏膜的湿润，有利于病变黏膜的修复、痰液的稀释和排出，也有利于毒素成分从汗液、尿液中排出。

2. 运动保健

平素加强锻炼、增强体质，若坚持锻炼或循序渐进地进入高原，发病是可以减少或防止的。但患病后要避免过度劳累，注意休息，避免熬夜，以促进体力及精力的恢复，从而抵抗病邪。临床上多见急性上呼吸道感染后咽喉肿痛迁延不愈者，多为经常用嗓、劳累、熬夜、吸烟、饮酒及偏嗜辛辣者。

3. 注意保暖

急性上呼吸道感染者注意保暖，避免受凉、受潮，不得随便脱衣摘帽，被雨水打湿后要及时更换衣服并擦干身体。居室保持适当湿度，以防干燥空气吸入气管，痰液不易咳出。房间空气要保持清新，定时通风换气，开窗时要注意关门，避免对流风。老年患者可以避居于单独一间屋子，待其他房间通风且室温回暖后再活动。

4. 呼吸道卫生或咳嗽礼仪

呼吸卫生或咳嗽礼仪是控制源头、预防呼吸道病原体传播的综合措施。咳嗽或打喷嚏时用纸巾、手帕遮掩口鼻。若病情许可，应佩戴口罩，否则尽可能与其他人员保持至少1m的距离；使用后的纸巾应丢进垃圾桶；双手接触呼吸道分泌物后应做好手部卫生。

感染初期应联合抗病毒和改善症状的药物，必要时可使用抗生素。板蓝根颗粒对感冒有一定预防作用，平时容易感冒者进入高寒地区或一般人在出现前驱症状时可冲服板蓝根颗粒。

❖ 二、慢性阻塞性肺疾病

（一）概述

慢性阻塞性肺疾病是一种具有气流受限特征的疾病，气流受限不完全可逆、呈进行性发展，与肺部对有害气体或有害颗粒的异常炎症反应有关。慢性阻塞性肺疾病包括慢性支气管炎，出现不可逆性气道阻塞的晚期支气管哮喘及阻塞性肺气肿，临床症状以反复的咳、痰、喘为主，疾病晚期常合并有慢性肺源性心脏病、肺性脑病等。

研究发现，平均气温、日变温、最高气温、最低气温、相对湿度和平均风速等 6 个气象因子的综合作用，能使慢性阻塞性肺疾病患者病情在 48h 内出现波动，寒冷能引起气道痉挛并损害慢性阻塞性肺疾病患者的肺功能。慢性阻塞性肺疾病是无法完全根治的疾病，一旦诊断，基本上无法逆转。因此，大部分患者都无法摆脱这个疾病的困扰，尤其是冬春二季，稍有不慎就会急性加重，而反复炎症会导致肺功能下降，即使治疗后可以好转，肺功能也恢复不到之前的状态，逐渐进入呼吸衰竭阶段并威胁生命。

（二）高原对慢性阻塞性肺疾病的影响

由于高原寒冷、干燥、冬季长等特点，高原居民罹患慢性支气管炎的概率高于平原，并且由于高原氧气稀薄，血氧分压低于平原人，所以与平原相比，肺功能分级相同的慢性阻塞性肺疾病患者动脉血氧分压更低，更易出现较严重的低氧血症和呼吸衰竭。慢性肺部疾病再加上高原低氧环境，与平原相比，高原肺源性心脏病患者的发绀、红细胞增多的症状更为严重，肺动脉高压及右心扩大出现早，疗效较差。

高原地区慢性阻塞性肺疾病患者能耐受在平原地区不能存活的低氧水平，与高原慢性缺氧及长期低氧血症刺激引发的机体病理生理改变有关。研究显示，慢性阻塞性肺疾病的死亡率会随着海拔的升高而升高，与海平面相比，这些患者死亡年龄较轻且得病后存活的时间较短。高原地区老年人死亡原因分析表明，肺源性心脏病仅次于脑血管疾病，是老年人死亡的第二大原因。

（三）保健

对慢性阻塞性肺疾病患者来说，平时的保健及用药控制同样重要，吃穿住行各个方面都要注意。

1. 饮食保健

很多慢性阻塞性肺疾病患者在后期非常消瘦，这种消瘦不仅是脂肪的消耗，更是肌肉的萎缩，因此补充流失的营养非常重要。高原地区因气候及地域等原因，民众普遍饮酒、嗜食辛辣刺激及牛羊肉食品，慢性阻塞性肺疾病患者多合并有高黏滞血症，长期高脂饮食加重血液黏、浓、聚，加重组织缺氧。因此，要减少肉类食物的摄取，少食牛、羊肉，改食鸡、鸭、鱼，多食水果、蔬菜等钾含量高的食品。注意避免加重胃肠道负担，尤其是慢性阻塞性肺疾病后期阶段出现心力衰竭，胃肠道容易淤血，更加难以消化食物。另外，慢性肺源性心脏病阶段，机体里会储存过多的水分和盐分，要控制二者的摄入，防止下肢浮肿。

2. 运动保健

当病情不严重，天气较好时，患者可以适当地外出旅行或运动，避免到人多的地方。因为每个人携带的细菌不一样，慢性阻塞性肺疾病患者免疫力比较低下，容易被病原体感染，造成病情加重。慢性阻塞性肺疾病患者由于肺功能障碍，通气、弥散功能均减弱，到高原后出现呼吸困难、明显的低氧血症、显著的肺动脉高压和红细胞增多，病情加重，故旅游目的地不要选择高海拔寒冷地区，尤其是空气稀薄的高原地区，尽量选择温暖潮湿的地方。

3. 注意保暖

冬春季节尤其需要注意保暖，慢性阻塞性肺疾病特别容易在寒冷干燥的季节发作，且此时又是多种病原体滋生的时节，一旦感染就会诱发慢性阻塞性肺疾病急性加重。应尽量少穿容易引起气管过敏的衣物，尤其是毛织衣物、真皮及带有刺激性气味的衣物，否则容易引起慢性阻塞性肺疾病患者气管痉挛，导致疾病加重。

4. 居住环境

居住环境要清洁干燥，潮湿阴暗的环境容易滋生细菌，尤其是真菌，吸入后可能加重慢性阻塞性肺疾病症状。避免接触烟雾及粉尘，戒烟。空气污染严重时尽量不要开窗通风，室内用空气净化器净化空气。冬季要注意室内通风，通风时患者应到其他房间躲避，待通风完毕、室温上升后再回来。

❈ 三、支气管哮喘

（一）概述

支气管哮喘，简称哮喘，是一种以慢性气道炎症为特征的异质性疾病，表现为喘息、气促、胸闷和咳嗽等呼吸道症状，伴有可变的呼气气流受限，呼吸道症状和强度可随时间而变化。临床症状以反复发作的喘息、气急、胸闷、咳嗽为主，常在夜间、凌晨发作或加重。多与接触变应原、冷空气、物理性刺激、化学性刺激等有关。

哮喘发病的危险因素包括宿主因素和环境因素。宿主因素与遗传、性别、种族、肥胖、气道高反应性等有关。环境因素如尘螨、真菌、花粉、面粉、动物皮毛、谷物粉、药物、食物、添加剂、烟草、空气污染等，可引发哮喘。

（二）高原对哮喘的影响

高原地区的哮喘患者总数少于平原地区。研究发现，在高海拔地区机体的免疫系统发生明显变化，且与气道炎症减轻有关（如嗜酸性粒细胞活化减少、无呼气和支气管高反应性）。研究表明，非过敏性哮喘患者在高海拔地区气道炎症减轻，高海拔气候对哮喘的有益影响超出了过敏原的影响。

高原地区具有高海拔、低气压、低氧等特殊条件。高原治疗主要是将抗炎治疗、避免过敏原、减少颗粒暴露和强紫外线照射等结合，刺激维生素 D 的光合作用，减少嗜酸性粒细胞的活化，减轻炎症反应，改善呼吸功能。高海拔地区空气密度较低，可以降低气道阻力，有助于哮喘患者的呼吸运动。

哮喘患者无明显肺功能障碍不是进入高原的禁忌证，相反，在平原常哮喘发作者去高原后发作次数减少甚至消失，这与高原空气清新、很少有致敏原有关。研究还发现，低氧条件下小支气管平滑肌应激性降低，利用高山现场或低压舱模拟高原治疗哮喘已获疗效。

（三）保健

1. 饮食保健

哮喘患者多为消耗性体质，饮食要做到营养丰富、清淡易消化。多喝水减少组胺分泌。多进食蔬菜水果及坚果，可祛火清痰、健脾养肺。多进食富含植物蛋白的食品，少吃或不吃海产品及肥腻食品。常吃乳酸菌食品可以降低人对环境中的致敏原的反应性，显著改善免疫功能。

2. 运动保健

巩固哮喘的治疗，能够减少复发。适当的体育锻炼可以帮助患者提高非特异性免疫功能，达到强身健体的目的。哮喘患者不适合大量高强度的体力活动，在体育锻炼中切忌不能急于求成，要遵循循序渐进的原则，贵在持之以恒。运动之前应做准备活动，在必要的情况下可事先吸入短效 β_2 受体激动剂 1~2 次。哮喘要进行巩固治疗，减少或防止复发，改善肺功能，提高患者的生活质量，增强体质。

3. 注意排痰

痰是导致哮喘的主要因素，痰液阻塞气道，增加气道阻力，加重缺氧，影响通气和换气功能导致哮喘的发生，并使炎性介质产生增加，肺内炎症不易控制，进一步引发气道痉挛。因此，应重视排痰。

4. 远离诱发因素

尽量避免能够诱发哮喘的因素，以免哮喘发作。哮喘患者应能识别发作的早期信号，确定并避免或消除引起哮喘发作的变应原和其他非特异性刺激，去除吸烟及其他不良生活习惯诱发因素。

❈ 四、肺炎

（一）概述

肺炎指肺实质的炎症，由感染、物理刺激、化学刺激和免疫损伤等所致，以感染最常见，为各种病原微生物引起的肺部炎症。一般在受凉、劳累、上呼吸道感染后继发肺炎，青壮年以受凉、劳累、酗酒后出现发热、咳嗽、咳痰等较为常见，老年人以误吸较为常见，尤其是脑血管意外患者。肺炎对患者危害很大，症状轻的患者会有发热、咳嗽、有痰、胸痛等表现；重症者则喘气急促、呼吸困难，并可危及生命。未接种肺炎球菌疫苗的老人，尤其合并免疫功能受损者，如其他慢性疾病、肿瘤、长期服用免疫抑制剂等；肺内有结构性病变的患者，如慢性阻塞性肺疾病、支气管扩张、慢性左心衰竭等，均为易感人群。

（二）高原对肺炎的影响

高原冬春二季气候寒冷、干燥、缺氧，机体易受凉，易患流行性感冒及上呼吸道感染等，使高原地区肺炎发病率增高。机体受凉之后，呼吸系统的抵抗力减弱，易遭受病毒侵袭，呼吸道黏膜被破坏，屏障作用减弱。由于冷空气刺激，呼吸道腺体分泌物增多，痰量增加。高原空气干燥，痰液变得黏稠，甚至呈胶冻状，难以咳出，为大多数细菌的繁殖创造了条件。缺氧能降低机体的免疫功能，吞噬细胞功能障碍，细菌到达肺部后，很难被吞噬细胞迅速清除，细菌大量繁殖并引起感染，造成组织损害。虽然高原细菌数量相对较少，但肺炎的发病率仍然较高，尤其初入高原者更易罹患肺炎。海拔越高，气温越低，机体越易受凉，故发病率有随海拔升高而增高的趋势。高原上长冬无夏，因而一年四季均可发病，但仍以冬春二季发病者为多，每年11月至次年5月发病者约占全年发病者的80%。初入高原者更易发病，发病人数约占肺炎病例的50%。相较于平原，高原患肺炎时症状较重，严重时合并肺水肿，较平原更易出现呼吸循环衰竭。

（三）保健

1. 饮食保健

肺炎常在机体抵抗力低下时发生，抵抗力与营养密切相关，因此，应加强营养，合理膳食。在饮食上要选择高蛋白质、高碳水化合物的低脂肪食物，如牛奶、鸡蛋、豆类、鲜鱼、瘦肉、牛肉、羊肉、鸡肉等。另外，秋季气候干燥，空气湿度低，汗液蒸发快，应多补充水分及水溶性维生素B和维生素C，平时多进食苹果和绿叶蔬菜，以助生津防燥，滋阴润肺。但秋天不应贪食瓜果，以免损伤脾胃。也应少用葱、姜、蒜、韭菜及辣椒等温燥食物。此外，还要养成规律的生活习惯，注意休息，避免过度劳累。改变单一的饮食结构，及时补充各种维生素、含较高营养素及微量元素的食物。

2. 运动保健

任何可以提高肺活量、锻炼肺功能的运动都能促进肺炎的康复，如慢跑、快走、游泳、扩胸运动、太极拳等。但需要注意的是，不管哪种运动都应该适度，避免过度劳累，否则不但起不到促进肺功能恢复的作用，甚至会引起免疫力的下降。

3. 避免诱发因素

注意保暖，调节室内温度，保持空气对流畅通，减少空气污染，做到少吸烟或不吸烟，呼吸道感染时及时给予治疗，并保证氧气的充足。在流行性感冒等疾病流行时，尽量不要到公共场所，防止交叉感染。避免酗酒，因为大量饮酒后，人往往睡得很沉，容易将口腔内的分泌物吸进呼吸道，从而引发肺炎。积极治疗慢性病，以增强抵抗力，清除呼吸道感染的隐患。

第二节　循环系统疾病

一、冠状动脉粥样硬化性心脏病

（一）概述

冠状动脉粥样硬化性心脏病，简称冠心病，是冠状动脉粥样硬化导致管腔狭窄或阻塞，引起心肌缺血、缺氧的心脏病，为动脉粥样硬化导致器官病变的最常见类型。冠状动脉疾病可导致心肌缺血缺氧，因此冠状动脉微血管功能障碍或冠状动脉痉挛也属于冠心病的范畴。主要症状有心前区疼痛、心悸、呼吸困难、恶心、呕吐、出汗、头昏脑涨、血压升高、四肢无力等，严重者可能会猝死。摄入高脂肪、高胆固醇食物，血清胆固醇水平较高的人群，冠心病发病率较高，反之发病率较低。性别、年龄、高血压、吸烟史、高血脂、肥胖、糖耐量异常、高尿酸血症等因素是冠心病的独立危险因素。

本病多在冬春二季发病，与气候寒冷、气温变化大有关，剧烈运动、过度的体力劳动、创伤、情绪激动、精神紧张、饱食、急性失血、休克、发热、心动过速等引起的心肌耗氧增加、血供减少都可能是其诱因。

（二）高原对冠心病的影响

在高海拔地区，冠心病患者因心肌不能得到正常的氧供给，心脏长期暴露在缺氧环境中会导致心脏发生重构。在高原缺氧条件下，心肌细胞离子转运体受到损伤会导致心肌收缩力下降，可能引起心律失常，特别是久居高原的人群会因心肌收缩力减弱导致心脏供血不足。海拔越高，周围环境气温也随之降低，长期暴露在低温环境中会对机体的心血管系统产生影响，心肌需氧量在低温环境中较高，从而增加了心脏的负荷。调查表明，低温环境下心血管疾病的发病率、死亡率都较高。全血黏度随海拔高度的上升也逐渐升高，最终导致血栓形成而诱发心肌梗死。随着海拔的升高，人们暴露在紫外线辐射下的机会越来越多，研究表明，紫外线辐射可能对心脏有益。

老年人对高原气候环境应激慢，出现呼吸困难、心悸、头晕、恶心、乏力等症状时，容易与高原反应相混淆，若不及时处理，会延误病情。

（三）保健

1. 饮食保健

营养失衡会引起心血管功能紊乱，营养不足可以诱发多种心血管疾病。科学合理的饮食可起到防止动脉粥样硬化、控制冠心病、预防心肌梗死发展的目的。

（1）控制总热量：过多的碳水化合物会转化为脂肪，所以仅限制食物中胆固醇及脂肪，而不限制碳水化合物，不能达到降低胆固醇的作用。过多的碳水化合物会刺激机体分泌过多的胰岛素，胰岛素促进外周脂肪的合成和体重增加，所以同时要限制进食过多的碳水化合物，控制总热量，使患者过高的体重降至标准范围内，以占总热能的 60%~65% 为佳。适量吃谷薯类食物，特别是粗加工的谷类食物；不吃或少吃精制糖、蜂蜜、果汁、果酱、蜜饯等甜食；不喝含糖饮料；摄入充足的膳食纤维，膳食纤维以每日 10~12g 为佳。

（2）控制脂肪和胆固醇的摄入：随着人们生活水平的提高，含饱和脂肪酸多的食物摄入增加，如肉类、蛋、奶制品等，会使血清胆固醇增高，是导致高血脂的主要膳食因素，高血脂又是冠心病的危险因素之一。所以应少食含大量饱和脂肪酸的食物，如动物油、奶酪、肥肉、蛋黄等。不饱和脂肪酸可降低血清胆固醇，延长血小板聚集所需时间，抑制血栓形成，因此可多进食含不饱和脂肪酸较多的植物油，如豆油、芝麻油、菜籽油、花生油等。传统油菜籽中芥酸含量为20%~60%，俗称"高芥酸油菜籽"。高含量的芥酸可以促进心肌脂肪堆积，诱发充血性心力衰竭等疾病。芥酸含量为 2% 以下者为低芥酸菜籽油，在国际上被称为"健康的食用植物油"。脂肪摄入总量占总热量 20%~25%，其中动物脂肪以不超过 1/3 为宜。若患者是以血清胆固醇增高为主者，应限制含胆固醇和饱和脂肪酸较高的食物的摄入。如果是血清甘油三酯显著增高者，应减少碳水化合物的摄入。

（3）适当增加植物蛋白的摄入：尤其是大豆蛋白，蛋白质约占总热量的 12%。

（4）多吃蔬菜水果：蔬菜水果是维生素、钙、钾、镁、纤维素和果胶的主要来源。纤维素、果胶能降低机体对胆固醇的吸收。

（5）养成良好的饮食习惯：少食多餐，避免吃得过多、过饱，不进食油腻和过咸的食物，每日食盐摄入量应控制在 5g 以下。忌吸烟、酗酒、饮浓茶，忌食一切辛辣调味品。

2. 运动保健

著名运动医学专家莫里斯认为，通过运动预防冠心病是最划算的一项投资。运动不仅可以增强患者心肺功能，还可以提高肌肉的强度及耐力，改善运动障碍。患者进行科学、安全、有规律、长期的运动，可以降低冠心病再发生率及死亡率，减少患者住院次数及费用。有氧训练主要包括体操、游泳、步行、爬楼梯、太极拳、气功和一些球类运动。抗阻训练要采用专业的康复器械，如上肢功率计、弹力带、力量训练机等。患者在进行抗阻训练时可佩戴心率监测器及心电图显示器，能更好、更安全地进行康复运动。柔韧性训练及平衡训练，如瑜伽、平衡垫训练，能改善周围血液循环、调节机体平衡能力及紧张状态。运动康复的方式多种多样，应根据患者的病情及个人喜好，在医生的指导下选择合适的运动方式，提高运动康复的疗效。

3. 积极治疗、控制病情

保持心情舒畅和乐观的人生态度，遇事心平气和，宽以待人，保持充足的睡眠，培养多种兴趣，避免剧烈的情绪波动，保持情绪稳定。积极避免冠心病的高危因素，例如，高血压患者积极进行降压治疗，监测血压变化；糖尿病患者严格执行降糖方案，监测血糖变化；高血脂患者通过适量活动、低脂饮食，必要时接受降脂治疗使血脂达标等。冠心病患者每年要进行常规体检，掌握自身疾病的发展程度及健康状况，坚持按时服药，不贸然停药，定期复查。

❋ 二、高血压

在国际慢性高原病的诊断标准中，高原原发性高血压已经不属于慢性高原病范畴，但作为高原地区常见的慢性疾病，一直危害着高原居民的健康。在急进高原和短期移居高原的平原血压正常人群中，部分人群由于对高原缺氧环境适应不良，出现了持续高血压或者低血压状态，而回到平原地区后，血压又恢复至正常水平。在平原地区血压正常，而在高原地区血压异常的状态被称为高原高血压或高原低血压。进入高原地区后，异常的血压就开始对这部分人群的健康产生危害，并随着时间延长不断加重。不同于急性高原反应，高原高血压不存在明显的症状，即使出现头晕、头痛等症状也容易被误认为是急性高原反应导致的，这使得高原高血压发病具有一定的隐匿性，难以及时发现，需提高对高原高血压的健康教育普及。

（一）概述

高血压是临床上最常见的心血管系统慢性疾病，西医指出静息状态下，动脉收缩压高于 140mmHg 或舒张压高于 90mmHg 则可诊断为高血压，同时可能伴有血脂和血糖代谢紊乱。随着经济的快速发展，人们生活水平大幅提高，饮食结构和生活习惯发生了巨大改变。高蛋白及高脂肪食物摄入量的增加、作息不规律、运动的减少导致高血压患者数量急剧增多。高血压患者主要的临床表现有动脉血压升高，早期可能出现头晕、头痛、心悸、耳鸣、失眠等症状，随着疾病的进展，心、脑、肝、肾等器官出现功能异常，进而发生器质性病变。

高血压的患病率有地域、种族、年龄的差别，各国情况也不尽相同，总体上来讲，发达国家高于发展中国家。高血压发病率及血压水平随年龄增加而升高，老年人较为常见，尤其是收缩期高血压。高钠、低钾膳食是我国大多数高血压患者发病的主要危险因素之一；超重、肥胖、吸烟、过量饮酒、总胆固醇升高、活动不足成为我国高血压发病率增高的其他重要危险因素。

（二）高原对血压的影响

高原环境对动脉血压的影响与机体暴露于高原环境的时间长短密切相关，所以对急进高原人群和高原常住居民的血压影响程度也是不同的。

1. 对急进高原人群血压的影响

快速进入高原低氧、低压环境时，血压普遍会代偿性升高，这是进入高原初期的习服过程，被称作"低氧性增压反应"。其中部分人血压超出了生理限度而发生了高血压。在早期的血压变化中，一方面，收缩压升高占主导地位，因为在高原缺氧环境下红细胞会增多，血液黏度增高，外周血管阻力相应增高，从而导致收缩压显著、持久地上升；另一方面，缺氧会使心率加快，舒张期变短，导致舒张压也相应升高。

2. 对高原常住居民血压的影响

随着在高原居住时间的延长，机体对低氧环境逐渐适应，慢性低氧会抑制心肌收缩，导致心排血量逐渐减少，血压也出现不同程度的变化，且血压变化程度与海拔相关。藏族高血压患病率（哈萨克族 52.6%，维吾尔族 54.6%）高于其他少数民族。高海拔藏族血统的参与者血压较高，而非藏族血统的参与者血压较低。在血压的调节适应过程中，个体表现也不尽相同。一部分人群血压会慢慢恢复到平原水平；而有些人的血压则会继续降低，甚至产生高原低血压；有些人以舒张压升高为主，而收缩压无明显改变；也有些人表现为血压持续性升高。研究发现，高原地区部分人群的血压会低于平原人群，且随着在高原居住时间的延长，收缩压和舒张压均逐渐降低，这可能与副交感神经活动增强、交感神经活动减弱致使血压降低有关。

（三）保健

1. 合理饮食

控制肉类、脂肪及热量的摄入，适量摄入蛋白质；限盐增钾，限制钠盐及含钠量高的食品摄入量，多吃富含钾和钙的食品，如豆制品、牛奶等；多吃新鲜的蔬菜、水果。既往研究表明，饮食因素导致的食用盐、酒和脂肪过度摄入可能是世居高原少数民族血压升高的主要原因。

2. 适量运动

在高原缺氧环境下，有氧运动可以保证氧供，如散步、慢跑、游泳等。适量运动可以促进血液循环，改善胃肠道功能，有助于睡眠。不同海拔地区缺氧程度不一样，对运动的影响也不一样，当海拔达到 3500m 以上时，机体开始出现明显的高原反应；海拔达到 4500m 以上时，机体血氧饱和度会显著降低，对机体产生严重影响。所以在进入高原地区后，应根据海拔情况，酌情调整运动量，必要时可吸氧保证机体的氧供水平。

3. 戒烟限酒

吸烟和高血压都是导致动脉粥样硬化的主要危险因素，同时，吸烟还会提高高血压患者发生心血管疾病的总体风险，所以戒烟对降低血压、降低心血管事件发生率至关重要。研究发现，饮酒与高原地区高血压患病率呈线性相关，而且饮酒还会增加降压药物的抗性，所以限酒对改善高原世居人群和移居人群的血压水平很重要。

4. 心理调节

情绪不稳、紧张易怒都会诱发血压升高，也是心血管事件的常见诱因。通过改变行为方式，调节心理平衡，养成良好的环境适应能力，是维持血压稳定很重要的措施。

5. 自我管理

家中自备血压计，定期监测血压，随时了解自己的血压情况；树立治疗高血压的信心；按时、规律服药，不随便停药；平稳降压，不可骤降，尤其是老年患者，否则容易发生血栓栓塞；老年患者服药期间，还应注意直立性低血压。

三、慢性肺源性心脏病

（一）概述

慢性肺源性心脏病是指由支气管、肺组织、胸廓、肺血管病变导致肺血管阻力增加，产生肺动脉高压，伴或不伴有右心衰竭的一类疾病，在我国是常见病、多发病。慢性肺源性心脏病与吸烟密切相关，但约 30% 为非吸烟人群，且以农村女性多见，可能与接触烟、尘有关。个体易感因素、遗传、气道高反应性、环境因素、职业粉尘、化学物质和空气污染等与本病的发病密切相关。本病常年存在，但冬季多发。由于呼吸道感染而诱发呼吸衰竭和心力衰竭，病死率较高。

慢性肺源性心脏病除具有咳、痰、喘等呼吸系统症状外，还有呼吸困难、心悸、乏力、发绀、水肿等循环系统症状，累及其他脏器则出现恶心、呕吐、纳差、尿少、意识障碍、精神紊乱等。并发症主要有肺性脑病、酸碱平衡失调、电解质紊乱、心律失常、消化道出血、肝肾功能损害、自发性气胸、弥散性血管内凝血、休克等。

（二）高原对慢性肺源性心脏病的影响

高海拔地区因气候寒冷、干燥、空气稀薄，机体血液中氧分压、氧饱和度水平较低，出现肺源性心脏病的概率相对较高。高海拔地区患者因长时间缺氧，使得肺动脉压力显著增高，右心室负荷变重，进而出现肥大、充血性心力衰竭。资料表明，肺源性心脏病发病高峰年龄较平原地区早，原发病发展为肺源性心脏病的病程较平原地区短。高原地区肺源性心脏病患者缺氧更为严重，故红细胞增多症、心房纤颤及肾上腺皮质功能减退症的发生率较平原地区高。呼吸性酸中毒发生率明显低于平原，代谢性酸中毒发生率明显高于平原，前者因高原缺氧导致过度换气使排出量增多，后者因患者严重缺氧，无氧代谢增强，产生大量丙酮酸和乳酸而发生乳酸酸中毒。

（三）保健

1. 预防上呼吸道感染

慢性肺源性心脏病是原发于胸、肺基础疾病的晚期并发症，因此，积极防治这些疾病是避免肺源性心脏病发生的主要措施。应讲究卫生、戒烟和增强体质，提高全身抵抗力，减少呼吸道疾病的发生。因此，凡有肺源性心脏病或慢性支气管炎的患者，都应严防上呼吸道感染。平时要加强锻炼，多到户外空气清新的环境中运动，提高肺活量，增强免疫力。同时注意御寒，防止冷空气刺激。出现上呼吸道感染症状时，应合理应用抗菌药，确保及时、联合、足量、足疗程。

2. 保持呼吸道通畅

通气障碍是肺源性心脏病加重的主要因素，因此保持呼吸道通畅至关重要。痰咳不出时，就会加重呼吸道阻塞。蒸汽或雾化有利于湿润呼吸道，稀释痰液，以利于痰咳出。肌内注射糜蛋白酶可分解痰中黏蛋白，从而达到稀释痰液的作用。体弱而无力咳痰的老年患者或咳嗽反射消失的患者，可用吸痰器将痰液吸出，保持呼吸道通畅。

3. 家庭吸氧治疗

肺源性心脏病患者的主要矛盾是气体交换障碍、全身缺氧和碳酸蓄积。所以，吸氧是至关重要的治疗措施。肺源性心脏病加重期的氧疗原则：长期、持续、低浓度，并加温、湿化吸氧。一般每天吸氧 16h 以上，持续 4 周，间歇应在白天，睡眠时不要间断。近年来，吸氧疗法已经普及到家庭，据统计，家庭吸氧可使肺源性心脏病死亡率由 60% 降至 20%。

4. 减轻心脏负担

肺源性心脏病加重期，有 25%~70% 的患者发生心力衰竭，是肺源性心脏病死亡的重要原因，因此应注意避免增加心脏负担，保护好心脏。患者应绝对卧床休息，不能平卧，可取半坐位或前倾坐位，不使患者感觉疲劳；大小便时应尽量减少用力；饮食不可过饱；给予利尿剂和强心剂等治疗。近年发现卡托普利有明显扩张动、静脉的作用，可以减轻心脏的前、后负荷，对改善肺源性心脏病引起的心力衰竭有较好的效果。

5. 加强饮食调养

肺源性心脏病患者呼吸所消耗的能量比正常人多 10 倍，加上右心功能不全导致内脏淤血、水肿，引起食欲降低、吸收不良。多数患者营养不良、免疫力低下，容易发生感染，加重病情。因此，加强肺源性心脏病患者的饮食营养就显得十分重要。应给患者富含维生素、优质蛋白且易消化的饮食。严重营养不良的患者，应适当静脉输液补充脂肪乳、多种氨基酸等，或根据病情补充白蛋白、血浆或全血，以增强免疫力。静脉输液时一定要注意速度，不要因为输血、输液过快而加重心脏负担，引起不良后果。

6. 避免拖延住院治疗

肺源性心脏病患者一旦病情加重，可出现严重缺氧，而缺氧反过来又可进一步损害心肺功能，引起缺氧和酸中毒，形成恶性循环。这时就应及时住院治疗，以免延误病情，甚至威胁生命。目前已有一些有效措施，阻断这种恶性循环，如肝素抗凝疗法、去纤维蛋白疗法等，有助于肺源性心脏病患者迅速从恶性循环中解脱出来，而这些治疗在家庭中是无法进行的。

❖ 四、慢性心功能不全

（一）概述

慢性心功能不全，是由原发性心肌损害、心脏或血管结构异常、心脏负荷异常、贫血等导致的心脏泵血或充盈功能逐渐下降的一组复杂的临床综合征，随着疾病发展，患者出现心力衰竭的临床症状。左心衰竭主要症状有呼吸困难（如劳力性呼吸困难、端坐呼吸、夜间阵发性呼吸困难等）、倦怠、乏力、运动耐量下降、潮式呼吸等。右心衰竭主要症状由慢性持续淤血引起各脏器功能改变所致，例如，长期消化道淤血引起纳差、恶心、呕吐等，肾淤血引起尿少、夜尿多等，肝淤血引起上腹饱胀甚至剧烈腹痛、下垂性水肿、胸腔积液、腹水、黄疸等。心力衰竭加重或急性发作诱因主要有感染、劳累、情绪激动、钠盐摄入过多、心律失常、妊娠、分娩、输液过快过多、药物、出血、贫血、肺栓塞等。

（二）高原对慢性心功能不全的影响

慢性心功能不全是高原地区的常见病和多发病，由于高原空气稀薄、氧分压低，这种特殊的地理、气候特点对长期居住人群的生理功能产生不良影响。高原慢性心功能不全患者具有发病率高、致残率高、病死率高、住院率高、治疗费用高等特点，严重影响患者的生活质量。患者普遍存在疲劳、乏力、活动困难等症状，并发症中以高血压、肺源性心脏病、冠心病居多。慢性心功能不全发病率随海拔的升高而逐渐增高，研究结果显示，海拔 4000m 以上的人群发病率远高于海拔 3000m 以下人群，且汉族发病率高于藏族。

（三）保健

心功能不全患者日常生活要非常注意，尤其是合并基础性疾病的患者。

1. 控制体重

要适当节食，已经出现明显症状的患者，就更需要严格地控制饮食了，一般吃六七成饱即可，少吃精吃，要控制自身的体重。什么样的东西能吃，什么东西不能吃，没有绝对化，应该平衡膳食，建议多摄入蔬菜水果，肉、蛋、米、面占的比例稍微低一点。

2. 少喝水

慢性心功能不全，尤其是下肢经常浮肿、无法平卧的患者，一定要控制饮水量，每天不超过 1500ml，饮水量和排尿量基本持平，这样就能达到体液平衡，避免内环境中的水、电解质紊乱。

3. 控制盐的摄入

高血压患者应少盐清淡，但是心力衰竭患者及服用利尿剂的患者，排尿较多，所以盐分也要适当增加一些，如果盐分摄入不足，患者精神萎靡，血压偏低，食欲不振，情绪也容易变得糟糕。我们要注意到盐的危害，也要注意到盐带给我们的益处，对于心力衰竭患者，限盐应该是适当限盐。另外，利尿剂分为保钾型与排钾型，服用排钾型利尿剂的患者一定要注意充分补钾，以免出现低血钾的问题。有的患者可以适当补充镁及多种维生素，或含有其他离子及微量元素的药物，对患者整体恢复有一定好处。

4. 注意保暖

避免受寒，积极预防感冒。如遇感冒，要及时就诊或自行服用感冒药且多饮水。心力衰竭患者能不能锻炼，很多人觉得应该多锻炼更好，实际上锻炼要适量，不能超负荷锻炼，以患者不感到劳累为宜。

第三节　消化系统疾病

一、慢性胃炎

（一）概述

慢性胃炎是多种病因引起的胃黏膜慢性炎症，以淋巴细胞浸润为主要病理特点，部分患者后期可出现胃黏膜固有腺体萎缩和化生，继而出现上皮内瘤变，最终有可能演变为胃癌。我国将慢性胃炎分成非萎缩性胃炎、萎缩性胃炎和特殊类型胃炎三大类。慢性胃炎发病与幽门螺杆菌感染，自身免疫力差，药物，年龄，长期饮浓茶、烈酒、咖啡，进食过热、过冷、过于粗糙的食物有关。慢性胃炎缺乏特异性症状，并且症状的轻重与胃黏膜的病变程度并不一致。大多数患者常无症状或有程度不等的消化不良症状，如上腹部隐痛、食欲减退、餐后饱胀、反酸、恶心等。严重萎缩性胃炎患者可出现贫血、消瘦、舌炎、腹泻等。

（二）高原对慢性胃炎的影响

高寒、缺氧环境使胃黏膜血循环不能有效地进行物质和气体交换，导致无氧代谢增加，酸性代谢产物和有毒物质大量堆积，直接损害毛细血管内皮细胞，血管壁受损，通透性增加，造成渗出、水肿和出血，而且低氧可刺激大脑神经，使肾上腺皮质激素分泌活跃，胃酸分泌增加，导致胃黏膜屏障受损，失去攻击因子的防御作用，进而发生胃炎。

生活在高原低氧环境中，由于缺氧，红细胞、血红蛋白浓度上升，血细胞比容也相应增高，血液黏度增高，血流速度减慢，出血及血栓形成，胃黏膜供血障碍，组织缺氧、缺血，易导致炎症和局部糜烂、溃疡、坏死，故随海拔高度的增高，慢性胃炎发病率呈增加趋势。另外，在低氧环境下，胃肠道血流减少，消化液分泌减少，胃肠运动减弱，胃排空时间延长，而胃内容物不易排空者，易发生慢性胃炎。高原居民慢性胃炎的发病率较平原人高，且以慢性萎缩性胃炎多见。

（三）保健

1. 规律饮食，忌刺激性食物

一般情况下，慢性胃炎患者采取多餐制，每餐的食用量不多，一天分多次按点进食。①饮食以清淡为主，辛辣之品会对胃黏膜产生刺激，而食物过于油腻又会减慢胃排空的时间，所以尽量少食用刺激性强、油腻及难消化的食物。②过冷、过热、过甜、过咸、过酸、过于粗糙及富含纤维的食物也尽量少食用，因为食物过于生冷不利于肠胃消化吸收，还会导致胃酸大量分泌，会直接刺激炎症病灶；食物太热会造成胃黏膜血管扩张，极易发生出血现象，导致病变部位出现糜烂；过甜、过咸、过酸的食物也会加重病情，因此也不可多吃。③少吃熏制、腌制、富含硝酸盐和亚硝酸盐的食物，多吃新鲜食品，忌烟酒、浓茶及咖啡。

在饮食过程中，细嚼慢咽能够充分发挥牙齿机械功能，促进唾液的分泌，而唾液具有润滑的功能，能够减轻胃部负担。狼吞虎咽的饮食习惯会直接加重胃部负担，同时还会刺激病灶，导致胃病复发，增加患者的痛苦。暴饮暴食还会导致急性胃扩张症状，严重时引发胃出血，严重危害患者的生命。

2. 注意饮食卫生

不吃霉变食物，胃病患者的自身胃部抵抗能力较差，如果摄取的食物中存在大量的细菌或食物变质，一般会导致患者发生急性胃肠炎，对患者的胃黏膜造成直接破坏，致使病情加重。而引起胃肠道疾病的幽门螺杆菌会通过不干净的餐具、器具和食物进行传染，因此胃炎患者更应注意饮食卫生，确保食物烧熟煮透，食用瓜果前要进行冲洗，若食物变质应立即丢弃，并注意餐具的卫生状况。

3. 放松心情

保持心情舒畅和精神愉悦，有助于改善患者胃部的调节功能，促进病情稳定，加快患者的康复速度。除此之外，乐观的情绪、规律的生活及合理的休息能够有效缓解临床症状，抑制病灶的产生。

4. 锻炼身体

加强体育锻炼，不仅能够愉悦患者的身心，还能增强肠胃运动功能。

❋ 二、消化性溃疡

（一）概述

消化性溃疡指胃肠道黏膜被胃酸和胃蛋白酶消化而发生的溃疡，黏膜缺损直径大于 0.5cm 并且深度超过黏膜肌层。消化性溃疡好发于胃和十二指肠，也发生于食管下段、小肠、胃肠吻合口及异位的胃黏膜，如 Meckel 憩室。胃溃疡和十二指肠溃疡是最常见的消化性溃疡。不同国家、地区的消化性溃疡发病率相差悬殊，欧美国家发病率为 6%~15%，我国为 16%~33%。男性发病率高于女性，南方发病率高于北方，城市发病率高于农村。秋冬和冬春交替之时，消化性溃疡病发病率高。

消化性溃疡主要发病原因有胃酸与胃蛋白酶自身消化、感染幽门螺杆菌、使用非甾体抗炎药等。其他危险因素有遗传、饮食生活习惯、胃和十二指肠运动异常、心理因素、疾病、其他药物等。吸烟、不规律饮食均会对消化道黏膜产生严重影响，每天吸烟数量超过 20 支，是消化性溃疡的高危因素。进食辛辣之品、饮料、肥肉、咖啡因等均会加重消化性溃疡。本病临床表现不一，多数表现为中上腹反复发作性节律性疼痛，少数患者无症状，或以出血、穿孔等并发症作为首发症状。部分患者无疼痛表现，特别是老年人、复发性溃疡和非甾体抗炎药相关性溃疡患者。部分患者还可表现为唾液分泌增多、胃灼热、反胃、嗳气、恶心、呕吐等，但均缺乏特异性。

（二）高原对消化性溃疡的影响

对处于海拔 3700m 地区的患者和平原患者进行胃黏膜活检，结果显示高原地区患者的胃黏膜损伤更严重。病变主要局限于胃黏膜浅层，胃小凹和腺体颈部上皮变性、坏死而有缺损，腺体轻度减少，胃小凹上皮增生等。糜烂病变侵犯较浅，不超过上皮层基底膜，表现为黏膜上皮剥脱、糜烂面急性渗出等。溃疡处可见上皮脱落、坏死，底部和边缘无纤维组织。急性溃疡则穿过基底膜并进入肌层，但很少穿越肌层，可有大量炎性细胞浸润，点状出血，若侵犯裸露的黏膜下血管可造成大出血。

低氧环境可严重损伤肠黏膜结构，不仅引起肠黏膜绒毛卷曲、倒伏、凝结，也使肠黏膜微血管受损，通透性增高，导致纤维蛋白及血细胞大量漏出，黏膜屏障功能被严重破坏。同时，机体对缺氧环境产生应激，交感神经兴奋性增加，流经肠黏膜血流减少，加剧胃肠黏膜缺血缺氧，肠黏膜受损、通透性增高，肠黏膜上皮细胞凋亡，黏膜完整性被破坏，加重其他危险因素造成的损害。

（三）保健

1. 注意烹调方式

适宜的烹调方式有蒸、煮、氽、热拌、爆炒等。不适宜的烹调方法有煎炸、熏烤、腌制等。忌选粗纤维的蔬菜和加工粗糙的食品。不适宜的调味品有蒜、辣椒、胡椒、芥末、咖喱、醋等。

2. 戒烟酒

消化性溃疡患者应戒烟，因为尼古丁能改变酸碱度，扰乱幽门正常活动，诱发或加重溃疡。同时，患者应该戒酒，因为酒会刺激胃酸分泌，果酒、啤酒比高度酒刺激性更强。

3. 饮食禁忌

（1）避免刺激性食物：避免进食肉汤、生葱、生蒜、辣椒、咖啡、酒、浓茶等及过甜、过酸、过咸、过热、生、冷、硬的食物。甜食可促进胃酸分泌，刺激溃疡面而加重病情；过热食物也会刺激溃疡面，引起疼痛，甚至使溃疡面血管扩张而引起出血；辛辣食物刺激溃疡面，使胃酸分泌增加；过冷、过硬的食物不易消化。

（2）避免过量进食脂肪食物：肥肉、奶油等可强烈刺激胆囊收缩素的分泌，刺激胃酸分泌，延长胃排空时间，增加胃酸对黏膜的损伤。胆囊收缩素分泌增加，易造成胆汁反流，加重对胃黏膜的腐蚀作用，不利于黏膜修复。

（3）避免过量进食蛋白质：蛋白质是弱碱性食物，摄入过多会促进胃酸分泌。例如，牛奶一直作为传统治疗消化性溃疡的食物，现已证实，是强促胃酸分泌的食物。

（4）避免过量进食碳水化合物：碳水化合物对胃酸的分泌无明显影响，但单糖、双糖可刺激胃酸分泌。

（5）限制多渣食物：避免吃油炸食物及含粗纤维较多的芹菜、韭菜、豆芽、火腿、腊肉、鱼干、各种粗粮。这些食物不仅粗糙、不易消化，而且还会引起胃酸大量分泌，加重胃的负担，但经过加工制成菜泥等易消化的食物后可食用。

4. 加强营养

选用蛋白质和维生素丰富、易消化、含足够热量的食物，如稀饭、细面条、奶、豆浆、鸡蛋、瘦肉、豆腐及富含维生素 A、维生素 B、维生素 C 的食物。这些食物可以增强抵抗力，有助于修复受损的组织和促进溃疡愈合。

5. 其他

吃饭宜定时定量，细嚼慢咽，少说话，不看书报，不看电视，保持精神愉快。在溃疡活动期，可以进食流质或半流质、易消化、富有营养的食物。

第四节　神经系统疾病

一、脑血管疾病

（一）概述

脑血管疾病是指各种原因导致的急性、慢性脑血管疾病。急性脑血管疾病是指由急性脑血液循环障碍导致的局限性和全面性脑功能缺损综合征，大致可分为缺血性脑卒中和出血性脑卒中两大类。其中急性缺血性脑卒中是最常见的卒中类型，约占全部脑卒中的 60%~80%。急性脑血管疾病是神经系统疾病中发病率、死亡率和致残率均居首位的一类疾病，也是神经科常见疾病。

脑血管疾病常见临床表现有头痛、头晕、耳鸣、恶心、呕吐、感觉障碍、偏瘫、口眼歪斜、视觉障碍、言语障碍、意识障碍等。不可控的危险因素主要包括性别、年龄、遗传因素、季节变化等。

（1）性别：脑血管疾病男女发病比例为 1.3∶1~1.5∶1。

（2）年龄：脑血管疾病好发年龄为 50~70 岁。近年来，随着生活方式的改变，动脉粥样硬化引起的脑卒中有年轻化的趋势。

（3）遗传因素：研究显示，父母 65 岁前有脑卒中史，则子女脑卒中风险增加 3 倍。因此，一级亲属中有 ≥ 2 例患蛛网膜下腔出血或颅内动脉瘤者，可以应用无创性检查方法筛查未破裂的颅内动脉瘤。

（4）季节变化：11 月至次年 1 月、7~8 月是脑血管疾病高发季节。

脑血管病可干预的危险因素有高血压，糖代谢异常，血脂异常，心房颤动，其他心脏病（如心肌梗死），无症状性颅内、外动脉狭窄，未破裂的颅内动脉瘤，吸烟，饮酒，超重与肥胖，缺乏运动等。

（二）高原对脑血管疾病的影响

中国"中风带"研究结果表明，高原气候可能在一定程度上与中风的发生率有关。一项全国调查研究显示，西藏的脑血管疾病发病率在中国最高。海拔亦是脑卒中的危险因素，随着海拔的升高，脑卒中的风险也会增加。研究表明，高海拔地区脑卒中的发病率能达到平原地区的 10 倍，而且高原脑卒中平均发病年龄也低于平原地区。另外，在印度士兵中，长期停留在高海拔和极高海拔时，自发性血管血栓和中风的风险要高 30 倍。

高原缺氧会导致脑血管壁缺氧性损伤，导致脑循环障碍，增加脑循环阻力、血管壁阻力和脑循环压力，最终导致高原高血压。低氧环境可以激活内皮细胞凋亡，而非诱导内皮细胞凋亡，导致内皮细胞功能障碍。低氧环境可通过刺激血管生成，单核细胞浸润和氧化低密度脂蛋白摄入巨噬细胞，导致内膜损伤及增厚，最终的结局就是促进脑卒中的"罪魁祸首"颈动脉粥样硬化斑块的形成，是导致高原中风多发的关键因素。

高原缺氧可引起血管痉挛，长期缺氧则引起红细胞增多症等，血液呈现高凝状态，血栓栓子形成，沿血液循环进入脑动脉或供应脑的颈部动脉，造成血流阻塞而产生脑梗死，多合并短暂性脑缺血发作，还可造成脊髓血管、脑静脉、静脉窦及视网膜血栓形成等。

（三）保健

1. 控制可控性危险因素

（1）控制血压：对于高血压前期患者（收缩压 120~139mmHg 或舒张压 80~89mmHg），建议每年进行血压复查和高血压相关的健康体检。高血压患者需要规律使用降压药物，应将血压控制到 < 140/90mmHg；无并发症、年龄 <60 岁的患者，可进一步将血压控制到 <130/80mmHg。年龄 ≥ 65 岁的患者，应将血压控制到 < 150/90mmHg。

（2）体育锻炼：每周进行 3~4 次、每次不少于 40min 的中等或中等以上强度的有氧运动，如快走、慢跑、骑自行车等。

（3）控制体重：男性腰臀比小于 0.9，女性小于 0.8。控制体重有助于降低心血管疾病风险，但对脑卒中和短暂性脑缺血发作的患者是否有效尚无依据。

（4）调节血脂：低密度脂蛋白控制在 2.6mmol/L 以下；合并糖尿病、冠心病、代谢综合征，以及吸烟者的低密度脂蛋白应控制在 2.07mmol/L 以下；缺血性脑卒中患者低密度脂蛋白胆固醇下降超 50% 或低密度脂蛋白 ≤ 1.8mmol/L。

（5）戒烟，限制饮酒。

（6）合理饮食：控制摄盐量，每日不超过 5g，减少饱和脂肪酸的摄入。

（7）治疗心脏病：控制心脏节律和心率，治疗心脏的原发病。

（8）进行心理干预和药物治疗，减轻抑郁。

（9）控制血糖：空腹血糖控制在 6.0mmol/L 以下，餐后血糖控制在 10.0mmol/L 以下，糖化血红蛋白控制在 7.0% 以下。

（10）女性避免使用口服避孕药和绝经期后的雌激素替代治疗。

（11）高同型半胱氨酸血症：患者口服维生素 B_6（1.7mg/d）、维生素 B_{12}（2.4μg/d）和叶酸（0.4mg/d）。

（12）谨慎使用抗血小板药物，掌握阿司匹林的应用原则：①不建议 60 岁及以上人群常规应用阿司匹林进行一级预防。② 40~59 岁且 10 年心脑血管事件风险 ≥ 10% 的个体，经个体化评估后使用阿司匹林（100mg/d）预防脑血管疾病可能是合理的。③心脑血管风险增加的糖尿病患者（年龄 ≥ 50 岁），平衡获益与出血风险后，可以给予阿司匹林（100mg/d）进行一级预防。④任何年龄的人群，如果出血风险增加，不建议常规使用阿司匹林。

（13）谨慎使用抗凝药物，掌握抗凝药物在脑血管疾病一级预防中的应用原则：①年龄小于65岁、没有血管危险因素的非瓣膜性房颤患者可服用阿司匹林。②年龄在65~75岁、没有血管危险因素的非瓣膜性房颤患者，除有禁忌证外，可服用阿司匹林或口服抗凝剂，国际标准化比值（international normalized ratio，INR）维持在2.0~3.0之间。③年龄大于75岁，或者虽小于75岁，但有高血压、左心功能不全、糖尿病等危险因素的非瓣膜性房颤患者，建议口服抗凝剂将INR维持在2.0~3.0之间。④机械性人工瓣膜的房颤患者，建议长期口服抗凝剂。INR目标值因人工瓣膜类型不同而异，一般控制在2.0~3.0。⑤新型口服抗凝剂可作为华法林的替代药物，包括达比加群、利伐沙班、阿哌沙班及依度沙班。⑥伴房颤的缺血性脑卒中或短暂性脑缺血发作患者，若不能接受口服抗凝药物治疗，推荐应用阿司匹林单药治疗，也可以选择阿司匹林联合氯吡格雷抗血小板治疗。

（14）无症状性颈动脉狭窄的治疗：①无症状性颈动脉狭窄患者每日服用阿司匹林和他汀类药物，筛查其他可治疗的脑卒中风险因素，进行合理治疗并改变生活方式。②脑卒中高危患者（颈动脉狭窄＞70%），在有条件的医院（围手术期脑卒中死亡率＜3%的医院）可以考虑行血管内膜剥离。行血管内膜剥离的患者，如无禁忌证，围手术期与术后均建议服用阿司匹林。③血管狭窄＞70%的无症状性颈动脉狭窄患者，在有条件的医院可以考虑行预防性颈动脉支架。④狭窄＞50%的无症状性颈动脉狭窄患者，建议在有条件的医院定期进行超声随访，评估疾病进展。

2. 脑卒中及短暂性脑缺血发作（transient ischemic attack，TIA）的二级预防

（1）血脂异常，合并动脉硬化、血低密度脂蛋白胆固醇水平≥100mg/dl或＜100mg/dl的患者，使用他汀类药物强化降脂治疗。

（2）正确治疗糖尿病。

（3）每周3~4次中等强度（能够出汗或明显提高心率）的运动，每次持续40min。如缺血性脑卒中后遗留残疾，应由康复医师制定康复方案。

（4）不推荐常规补充单一和多种维生素，需要进行营养评估，以免营养不良或过剩。每天钠盐摄入量应小于5g。改变膳食配方，以蔬菜、水果、全麦食品、豆类、鱼类、家禽、橄榄油、坚果、低脂乳品为主，限制红肉、糖的摄入。

（5）睡眠监测：如合并睡眠呼吸暂停应进行晚间持续气道正压通气。

（6）强烈建议患者戒烟和避免被动吸烟，建议戒酒或明显减少酒精摄入量。

（7）颈动脉狭窄的处理：①颈动脉内膜剥离术。6个月内发生缺血性脑卒中或 TIA 者，颈动脉造影发现病变同侧颈动脉狭窄 70%~99%；近期发生缺血性卒中或 TIA 者，颈动脉造影发现病变同侧颈动脉狭窄 50%~69%。两个不同时间的病例围手术期发病率和病死率风险 < 6% 时，应根据年龄、并发症等慎重考虑。国内推荐颈动脉支架。②颈动脉支架。对于有症状的颈动脉狭窄患者，数字减影血管造影显示颈动脉管径狭窄 > 50%，围术期预估脑卒中或死亡的发生率 < 6%；70 岁及以上的老年患者应予支架植入。

（8）房颤患者应预防脑卒中和 TIA 复发：①非瓣膜性房颤者用维生素 K 拮抗剂或阿哌沙班、达比加群。维生素 K 拮抗剂治疗开始后，INR 的目标值为 2.5。②合并房颤的脑卒中或 TIA 患者应在神经症状出现后 14d 内开始口服抗凝剂。不能口服抗凝剂时，可单用阿司匹林治疗或加用硫酸氢氯吡格雷。

（9）风湿性心脏病累及二尖瓣膜，无论有无房颤，可长期应用维生素 K 拮抗剂治疗，INR 目标值为 2.5。

（10）主动脉瓣或二尖瓣置换术前有缺血性脑卒中和 TIA 者，应用维生素 K 拮抗剂治疗，INR 目标值为 2.5~3.0。

❖ 二、失眠

（一）概述

睡眠是保持健康和觉醒的积极生理过程，其主要作用包括以下几点。①生态或环境裨益：睡眠提供了规律的行为静息期，使之与自然环境的昼夜交替节律相匹配。②生理性复原：睡眠剥夺会导致糖代谢异常、胰岛素抵抗，并改变免疫功能。反之睡眠有助于恢复这些功能。③优化觉醒期的神经认知及情绪功能：睡眠剥夺会导致个体机敏性、警觉性、判断力明显下降。④学习能力：操作能力、视觉性等学习能力在睡眠后能够提高。⑤健康与生存：长期睡眠剥夺会导致死亡。睡眠持续时间与肥胖、体重增加、心血管疾病具有相关性。

失眠是最常见的睡眠障碍。失眠是指睡眠的发生或维持发生障碍致使睡眠缺失、睡眠的质和量不能满足个体的生理需要，导致白日瞌睡、萎靡等一系列症状。失眠发病率占普通人群的 30%~40%。影响失眠的高危因素有年龄、性别、离异或单身、无业、存在其他躯体疾病及精神障碍等。需要注意的是，心理社会应激会诱发失眠，致使失眠迁延难愈，而长期的失眠也会增加抑郁症、焦虑症及药物滥用的风险。

（二）高原对失眠的影响

当低海拔人群快速进入高原，或高原居住者到平原后重返高原，除了头痛、头昏、胸闷、气促、恶心、呕吐等不适外，还普遍受到入睡困难、易醒、醒后窒息感等睡眠问题的困扰。研究证实，高原低氧环境导致睡眠质量下降，失眠在久居高原人群中较为普遍，与急性高原病发生密切相关。大部分研究认为抵达高原地区后快速眼动睡眠减少，而人类主观感觉睡眠质量下降主要由周期性睡眠呼吸暂停引起的频繁觉醒所致。研究表明，在海拔 2240m 和 4270m 处，周期性睡眠呼吸暂停的发生率分别占睡眠时间的 24% 和 40%。睡眠呼吸紊乱可引起缺血性心脏病、高血压、心律失常、心功能不全、代谢综合征、肺动脉高压、肺源性心脏病、脑卒中、癫痫、红细胞增多症、血细胞比容上升及血液黏度增高等。

慢性缺氧可使大脑的感觉和智力的敏感度降低，记忆力和分析能力丧失。高原低氧对神经功能的影响导致睡眠结构改变，引起失眠或睡眠质量降低。海拔越高、移居高原时间越长，睡眠质量越差。高原睡眠障碍不仅会影响神经系统，还会对消化系统产生明显损害，导致胃肠功能紊乱，精神状态越来越差，心理压力越来越大，进一步加重睡眠障碍，形成恶性循环。慢性高原病患者由高海拔转入低海拔地区时，睡眠呼吸紊乱消失，血氧饱和度明显升高，血红蛋白含量降低，慢性高原病评分降低，提示高原低氧环境是导致睡眠呼吸紊乱的重要原因，环境改变后，病情有可逆性。肥胖患者在高原缺氧与疾病双重作用下，病情尤为严重。

（三）保健

临床治疗睡眠障碍的方法主要包括使用镇静催眠药物、外源性褪黑素，以及认知行为治疗等。这些方法对改善高原睡眠障碍有一定的意义，但缺氧是影响高原睡眠质量的关键因素，且高原睡眠障碍并非仅表现为失眠，还包括睡眠期间低通气、呼吸暂停等，目前尚无公认的有效方法。研究人员尝试了用多种方法改善人员在高原的睡眠质量，包括增加睡眠期间氧气摄入及苯二氮卓类、乙酰唑胺、红景天等药物治疗，但收效甚微。

1. 增加氧气摄入

借助经鼻辅助供氧装置在受试者睡眠期间给予不同流量的氧气，随着氧气流量的增加，受试者夜间睡眠的血氧饱和度增高，觉醒次数减少，呼吸暂停低通气指数降低，睡眠质量显著提高。

2. 自身调节

（1）足部按摩：研究表明，双脚冰凉者的睡眠质量比足部暖和者的睡眠质量差。

（2）不开窗户：引起人们过敏的物质和影响睡眠的噪声可以通过开着的窗户进入卧室，关上窗户睡觉可以避免噪声和过敏物质对睡眠的影响。

（3）晚上不打扫卫生：清扫房间时使用的喷雾剂和化学清洁剂都可能刺激呼吸道，从而影响睡眠。

（4）卧室里不要摆放花卉：夜间，多数绿色植物在黑暗中会与人争夺氧气。

（5）清洁皮肤：带妆睡觉会导致皮肤炎症，夜间抹香水的人，应考虑到引发哮喘的可能性。

3. 行为疗法

行为疗法包括以下四方面。①只在有睡意时才上床休息。②除睡觉外，不在床上躺着看书、看手机或看电视。③躺下 15~20min 还未入睡，就起床做些其他活动后再睡。④坚持每天早上在同一时间起床。研究表明，失眠者采用控制入睡时间的行为疗法，疗效优于药物治疗。

4. 改善睡眠环境

（1）改善居室小气候：居室的温度、湿度、光照等均会对睡眠产生影响。适宜温度为 18~23℃，超过 23℃人有热的感觉，会辗转反侧甚至掀开被子。夏天以 25~28℃为宜，相对湿度以 50%~70% 为佳。在高原，由于空气干燥，居室里可用加湿器或用盆盛水以增加空气的湿度。居室里尽量避免放置过多的电器，以确保人脑休息时不受太多干扰。此外，佩戴手表或将手机放在枕头边，也会影响健康。

（2）注重被窝小气候：被窝小气候对人的睡眠质量、睡眠持续时间和睡眠深度均会产生影响。最适宜的入睡温度是 32~34℃。冬天可使用电褥子或热水袋调节被窝温度。夏天被窝温度不应超过 35℃，湿度以 50%~60% 为宜。另外，被子不宜捂得过于严实，更不能蒙头睡觉。棉被以轻、暖为佳。

（3）睡眠注意事项：规律生活是恢复正常睡眠最好的办法。①不要在床上消磨很长时间。如果你实在睡不着，就下床做些简单活动，直到有睡意再回到床上。②不要试图强迫自己睡觉。③把卧室里的钟拿走，钟的滴答声会妨碍入睡。④避免睡前进行体育活动。如果运动，至少应在睡前 2h 进行。⑤避免睡前喝咖啡、喝酒和吸烟。⑥在固定时间睡觉和起床。⑦睡前不要吃太多食物。⑧白天不要睡觉，这并不意味不能午睡，但对失眠症患者来说，过长的午睡有可能使早已严重的病情恶化。白天保持觉醒可以增加晚上睡眠的需要。⑨睡觉时禁忌将双手放在胸前、以手当枕、被子蒙盖头、露天睡觉、饱食睡觉、头发未干而眠、睡眠时面部受风等。

第五节 内分泌系统疾病

❖ 一、糖尿病

（一）概述

糖尿病是一类常见的以葡萄糖和脂肪代谢紊乱、血浆葡萄糖水平增高为特征的内分泌疾病，病情较复杂，多见于中老年人，发病率随年龄增长而增长，自45岁后明显上升，至60岁达高峰。糖尿病分为1型糖尿病和2型糖尿病，2型糖尿病多见。近年来，研究显示青少年人群2型糖尿病发病率在快速增长。

糖尿病是由相对或绝对胰岛素分泌不足、胰岛素敏感性下降和胰高血糖素活性增高引起的代谢紊乱，包括糖、蛋白质、脂肪、水及电解质等，严重时常导致酸碱平衡失调。糖尿病特征为高血糖、糖尿、葡萄糖耐量减低及胰岛素释放试验异常。临床上早期无特异症状，至症状期才表现为多食、多饮、多尿、烦渴、善饥、消瘦或肥胖、疲乏无力等，久病者常伴发心脑血管、肾、眼及神经等病变。2型糖尿病常伴动脉粥样硬化、非酒精性脂肪肝和肥胖。严重时可发生糖尿病酮症酸中毒、糖尿病非酮症高渗性昏迷、乳酸性酸中毒而威胁生命，常易并发化脓性感染、尿路感染、肺结核等。自从胰岛素及抗菌药问世后，酮症及感染已少见，死亡率明显下降。如能及早防治，严格控制高血糖、高血压、高血脂，可明显减少慢性并发症，有些患者病情是可以逆转的，患者体力可接近正常。

（二）高原对内分泌的影响

既往研究表明，生活在高海拔地区居民的血糖水平低于低海拔地区的居民。但近年来，糖尿病在青藏高原的发病率呈上升趋势。在青藏高原，许多居民从繁重的体力劳动向久坐不动转变后，仍然保持着高动物蛋白质、高动物脂肪、低碳水化合物的传统饮食模式，导致营养过剩，出现肥胖，产生胰岛素抵抗和胰岛β细胞功能障碍，最终发生糖尿病。

高原地区气候寒冷，大多数居民有饮酒的习惯，加之喜爱吃高糖、高盐的食物，因此很容易导致血糖升高；受缺氧的影响，高原居民的胰岛素敏感性并不高，因此在控制血糖方面存在一定的难度。高原地区糖尿病足的发病率比低海拔地区低，这可能与高海拔地区气候寒冷、空气干燥、含氧量低、合并感染机会少等因素有关。

（三）保健

1. 饮食治疗

饮食治疗是糖尿病的基本治疗方法，各种类型的糖尿病患者都应该坚持科学合理的饮食，建议以平衡饮食替代饮食控制。油炸食物、腌制品、红肉等不宜食用，应该多进食蔬菜、粗粮等多纤维食品。糖尿病患者须戒酒，酒含有较高热量，且不含其他营养素，长期饮用易损伤肝脏，导致高脂血症和脂肪肝。同时，部分患者服用降糖药后饮酒，还会产生心慌气短，甚至低血糖症状。

（1）饮食治疗原则：①调控每日摄入的总热量。②均衡膳食，合理摄入各种营养成分。③规律、定量进食，少食多餐，与劳动、药物治疗密切配合。劳动强度评价如表5-5-1所示。④戒烟限酒。⑤饮食治疗宜个体化，满足机体生长发育需要，妊娠、哺乳妇女尤其要注意。⑥严格遵守，长期坚持饮食治疗。

（2）估算每日总热量：控制每日热量摄入，以维持成人理想体重、保证儿童正常生长发育、保证妊娠和哺乳期妇女摄入充足的营养，有利于合并其他慢性消耗性疾病患者的康复。对每日总热量的限制应以维持标准体重为原则，可按下列公式粗略计算。标准体重（kg）= 身高（cm）-105（波氏法），标准体重（kg）= 身高（cm）×0.9-100×0.9（桂氏法）。

实际体重在标准体重上下10%范围内波动为正常现象，超过10%~20%为超重，超过标准体重20%为肥胖，低于标准体重10%~20%为体重不足，低于标准体重20%为消瘦。也可以用体重指数（body mass index，BMI）评价营养状况、胖瘦情况及发育水平。BMI= 体重（kg）÷ 身高^2（m^2），BMI正常范围是18.5~22.6，BMI<18.5为体重过低，BMI>23为超重，BMI>25为肥胖。不同劳动强度下每日每千克体重所需热量如表5-5-2所示。

表5-5-1 劳动强度的评价

劳动强度	劳动种类
轻体力劳动	以坐位或站立位为主的劳作，如办公室文员、读书、装配、酒店服务员、实验室工作人员、教师、洗衣服、做饭、驾驶汽车、缓慢行走等

劳动强度	劳动种类
中等体力劳动	搬轻东西、持续长距离行走、环卫工、庭院耕作、油漆工、管道工、电焊工、采油工等
重体力劳动	重工业、重农业、室外建筑、搬运、铸造、收割、挖掘、钻井、采矿、伐木等

表5-5-2　不同劳动强度下每日每千克体重所需热量　单位：kcal/kg·d

劳动强度	超重、肥胖	正常体重	体重过低
休息状态	15	20	20
轻体力劳动	25	30	35
中体力劳动	30	35	40
重体力劳动	35	40	45

注：儿童、妊娠和哺乳妇女均按40kcal计算。50岁以上者能量供给应适当减少。

（3）控制各种营养物质的摄入量：①碳水化合物占膳食总热量的50%~55%。女性每日摄入200~250g大米，男性每日摄入300~350g大米。②蛋白质占膳食总热量的15%~20%。推荐每日每千克体重摄入0.8~1.2g蛋白质；处于生长发育阶段的儿童每日每千克体重摄入2g蛋白质；糖尿病合并感染、妊娠、哺乳、营养不良及慢性消耗性疾病者，这一比例应适当增加，每日每千克体重摄入1.2~1.5g蛋白质；糖尿病肾病患者每日每千克体重摄入0.6~0.8g蛋白质。其中动物蛋白占1/3以上。③脂类占膳食总热量的30%以下。推荐每日每千克体重摄入0.6~1.0g脂类。限制饱和脂肪酸如牛油、羊油等摄入。单不饱和脂肪酸占脂类摄入量的10%~15%，多不饱和脂肪酸占10%以下，避免摄入反式脂肪酸，每日胆固醇摄入量低于300mg（1个蛋黄约含200mg胆固醇）。若血清低密度脂蛋白≥100mmol/dl，则饱和脂肪酸摄入<7%，胆固醇摄入<200mg/d。④摄入充足的维生素和矿物质，尤其是维生素B和钙。每人每日食盐摄入量少于5g。如无心脏、肾、肝等脏器的病变，饮水不限量。⑤每人每日摄入20~35g膳食纤维。膳食纤维可以延缓葡萄糖的吸收时间，有助于降血糖和改善糖耐量。可溶性膳食纤维还可以提高胰岛素的敏感性，降低血液中胆固醇含量，防止糖尿病合并高脂血症及冠心病。所以，膳食中可适当选择一些蔬菜、食用菌、藻类、麸皮、豆及整谷类食物。

（4）膳食设计："食物交换份"是目前国际上通用的糖尿病饮食控制方法。

第五章　常见病高原保健

171

糖尿病患者可以根据饮食习惯、经济条件、季节、市场供应情况等选择食物，调整一日三餐。在不超出或保证控制全天总热量、保证营养充足的前提下，患者可以和正常人一样选择食物，使膳食丰富多彩。

将食物分成四大组，每份食物的热量为90kcal。同类食物在一定重量内所含的碳水化合物、蛋白质、脂肪和能量相近，故同类食物之间可互换，不同类食物之间不能互换。每克碳水化合物、蛋白质的热量都是4kcal，每克脂肪的热量是9kcal，按照每日所需总热量和各营养素的比例，将热量换算为食物重量。四大组（八小类）食物包括：谷薯组—谷薯类；菜果组—蔬菜类、水果类；肉蛋组—大豆类、奶类、肉蛋类；油脂组—坚果类、油脂类。食物交换四大组（八小类）如表5-5-3所示。

表5-5-3 食物交换四大组（八小类）

组别	类别	每份重量/g	每份能量物质含量/g			每份热量/kcal	主要营养素
			碳水化合物	蛋白质	脂肪		
谷薯组	谷薯类	25	20	2	—	90	碳水化合物、维生素
菜果组	蔬菜类	500	17	5	—	90	无机盐、维生素
	水果类	200	21	1	—	90	膳食纤维
肉蛋组	大豆类	25	4	9	4	90	蛋白质、脂肪
	奶类	160	6	5	5	90	
	肉蛋类	50	—	9	6	90	
油脂组	坚果类	15	2	4	7	90	脂肪
	油脂类	10	—	—	10	90	

计算每日所需热量及食物交换份。例如，男性，40岁，身高170cm，体重80kg，从事轻体力劳动，其每日所需热量计算步骤如下。①计算理想体重：理想体重=170-105=65。②确定体重指数：BMI=80÷1.7^2=27.7，属于肥胖。③计算肥胖且轻体力劳动者每日所需总热量：65×25=1625。④计算食物交换份总份数：1625÷90≈18。⑤按表分配食物交换份：每日谷薯类9份；蔬果类2份；肉、蛋类3份；豆、乳类2份；油脂、坚果类2份。如表5-5-4所示。

表5-5-4 不同热量食物交换份分配表

总热量/kcal	总交换份数/份	谷薯类/份	蔬果类/份	肉、蛋类/份	豆、乳类/份	油脂、坚果类/份
1400	16	8	2	3	2	1
1600	18	9	2	3	2	2

总热量 / kcal	总交换份 数 / 份	谷薯类 / 份	蔬果类 / 份	肉、蛋类 / 份	豆、乳类 / 份	油脂、坚果类 / 份
1800	20	11	2	3	2	2
2000	22	13	2	3	2	2
2200	25	15	2	4	2	2
2400	27	17	2	4	2	2

注：按碳水化合物占比 50%~60%、蛋白质占比 15%~20%、脂类占比＜30% 计算。表中数据非固定模式，可根据饮食习惯，在保证总热量不变的前提下按需修改。

按不同类食物交换表将食物分配至各餐中，制定个人饮食计划。一日三餐标准热量占比是早餐占一天总热量的 25%~30%、午餐占一天总热量的 30%~40%、晚餐占一天总热量的 30%~40%。若夜间容易发生低血糖，则三餐比例调整为 1/5、2/5、2/5，还可夜间加餐，比例调整为 1/7、2/7、2/7、2/7。每日需 1600kcal 热量者按食物交换份法分配三餐示例如表 5-5-5 所示。不同类食物交换份可参考表 5-5-6~11。

表 5-5-5　按食物交换份法分配三餐示例（每日需 1600kcal 热量者）

三餐	谷薯类	蔬果类	肉、蛋类	豆、乳类	油脂、坚果类	烹饪方式
早餐	3 份 （馒头 105g）	—	1 份 （鸡蛋 1 个）	1 份 （牛奶 160g）	—	水煮鸡蛋
午餐	3 份 （生米 75g）	1 份 （白菜 250g、苹果 100g）	1 份 （瘦肉 50g）	—	2 份 （豆油 20g）	白菜炒肉 盖浇饭
晚餐	3 份 （生面条 105g）	1 份 （菠菜 250g、苹果 100g）	1 份 （瘦肉 50g）	1 份 （无糖酸奶 65g）	—	菠菜牛肉 汤面条

注：食物的热量目前均可在专业网站上查询，估算成每份 90kcal 即可。根据个人饮食习惯按需搭配。若有加餐习惯，可减少同类食物相应份量。若增加运动量，则增加食物相应份量，反之亦然。

表 5-5-6　谷薯类等量交换表（90kcal）

类别	主要食物	每份质量 /g	质量估算
主食制品	馒头、花卷、大饼、烧饼、米饭、面包、面条（不包括干面条）等	34~38	馒头约半个 米饭半碗 面包 1 片
谷物	大米、面粉、玉米面、杂粮等（干、生、非加工类制品）	23~27	大米 1 把

类别	主要食物	每份质量 /g	质量估算
全谷物	玉米粒（干）、高粱米、小米、荞麦、黄米、燕麦、藜麦、青稞等	23~27	小米 1 把
杂豆类	绿豆、赤小豆、芸豆、蚕豆、豌豆、眉豆等	23~27	绿豆 1 把
淀粉类	粉条、粉丝、团粉、玉米淀粉等	23~27	粉丝 1 把
糕点、油炸类食品	蛋糕、江米条、油条、油饼等	20~23	油条 1/4 根 江米条 5 根
薯芋类	马铃薯、甘薯、木薯、山药、芋头、豆薯等	90~110	马铃薯半个

表 5-5-7　蔬菜类等量交换表（90kcal）

类别	主要食物	每份质量 /g	质量估算
蔬菜（综合）	常见蔬菜（不包含腌制、罐头等制品，干制蔬菜需换算）	240~260	—
茄果类	茄子、西红柿、柿子椒、辣椒、西葫芦、黄瓜、丝瓜、冬瓜、南瓜等	360~400	西红柿约 2 个 黄瓜 1 根
白色叶花茎类菜	白菜、奶白菜、圆白菜、娃娃菜、菜花、白笋、竹笋、百合、鱼腥草等	300~350	奶白菜 3 把 圆白菜半棵
深色叶花茎类菜	油菜、菠菜、油麦菜、鸡毛菜、香菜、乌菜、萝卜缨、茴香、苋菜等（特指胡萝卜素含量 ≥ 300 μg 的蔬菜）	270~300	油菜 3 把 菠菜 3 把
根茎类菜	白萝卜、胡萝卜、水萝卜、山药等（不包括马铃薯、芋头等薯芋）	280~320	胡萝卜 1 根 白萝卜半根
鲜豆类菜	豇豆、扁豆、四季豆、刀豆、豌豆等（新鲜带荚）	150~170	扁豆 2 把
蘑菇类（鲜）	香菇、草菇、平菇、白蘑、金针菇等鲜蘑菇	270~300	平菇 2 把
蘑菇类（干）	香菇、木耳、茶树菇、榛蘑等干制品	25~30	香菇 1 把

注：如混食多种蔬菜时，选择蔬菜（综合）的份量；如果单选某类蔬菜，需按类确定份量。

表 5-5-8　水果类等量交换表（90kcal）

类别	主要食物	每份质量 /g	质量估算
水果（综合）	常见水果（不包括糖渍、罐头类制品，干制水果需换算）	140~160	—
柑橘类	橘子、橙子、柚子、柠檬等	180~220	橘子 2 个 橙子 1 个

类别	主要食物	每份质量/g	质量估算
仁果、核果、瓜果类	苹果、梨、桃、李子、杏、樱桃、甜瓜、西瓜、黄金瓜、哈密瓜等	160~180	苹果1个
浆果类	葡萄、石榴、柿子、桑椹、草莓、无花果、猕猴桃等	140~160	草莓7颗 猕猴桃2个
枣和热带水果	各类鲜枣、芒果、荔枝、桂圆、菠萝、香蕉、榴莲、火龙果等	70~90	鲜枣7个 香蕉1根 荔枝4颗
干果	葡萄干、杏干、苹果干等	24~28	葡萄干1把

注：如混食多种水果时，选择水果（综合）的份量；如果单选某类水果，需按类确定份量。

表5-5-9 肉蛋类食物等量交换表（90kcal）

类别	主要食物	每份质量/g	质量估算
畜肉类（综合）	常见禽畜肉类	40~60	—
畜肉类（纯瘦，脂肪≤5%）	牛里脊、羊里脊等	70~90	约手掌大
禽肉类	鸡、鸭、鹅、火鸡等	40~60	鸡肉1块
畜禽内脏类	牛舌、羊肾、鸡肝、鸡心、鸭肫等	60~80	鸡肝1块
蛋类	鸡蛋、鸭蛋、鹅蛋、鹌鹑蛋等	50~70	鸡蛋1个
鱼类	鲤鱼、草鱼、鲢鱼、鳙鱼、黄花鱼、带鱼、鲳鱼、鲈鱼等	60~90	鲤鱼1块
虾蟹贝类	河虾、海虾、河蟹、海蟹、河蚌、蛤蜊、蛏子等	100~130	海虾5只 河蟹2只

注：如不便判断脂肪含量，选择畜肉（综合）的份量，否则按类确定份量。五花肉、肥肉宜减少食用频次或摄入总量。

表5-5-10 大豆、乳及其制品等量交换表（90kcal）

类别	主要食物	每份质量（g）	质量估算
大豆类	黄豆、黑豆、青豆	18~22	黄豆1把
豆粉	黄豆粉	18~22	2汤勺
豆腐	北豆腐	80~100	1/3盒
	南豆腐	140~160	半盒
豆皮（干）	豆腐干、豆腐丝、素鸡、素什锦等	40~60	豆腐丝1把
豆浆	豆浆	320~350	1杯半
液态乳	纯牛乳（全脂）、鲜牛乳	130~150	2/3杯
发酵乳	酸奶（全脂）	90~110	半杯

类别	主要食物	每份质量（g）	质量估算
乳酪	乳酪、干酪	23~25	1块
乳粉	全脂乳粉	18~20	2瓷勺

表 5-5-11　坚果类等量交换表（90kcal）

类别	主要食物	每份质量（g）	质量估算
淀粉类坚果 （碳水化合物≥40%）	板栗、白果、芡实、莲子等	24~26	板栗4颗 莲子1把
高脂类坚果 （脂肪≥40%）	松子、核桃、葵花子、南瓜子、杏仁、榛子、开心果、芝麻等	12~16	葵花子1把 杏仁1把 核桃2颗
中脂类坚果 （脂肪20%~40%）	腰果、胡麻子、核桃（鲜）、白芝麻等	18~22	腰果1把 芝麻1把

（5）血糖指数（glycemic index，GI）：食入含50g碳水化合物的食物后在一定时间内（一般为2h）体内血糖反应水平，与食入相当量的葡萄糖后血糖反应水平的百分比值，反映食物与葡萄糖相比升高血糖的速度和能力。通常将葡萄糖的GI值定为100。一般GI≤55为低GI食物，56~70为中GI食物，＞70为高GI食物。所有食物注意食不过量。低GI食物若进食过多也会加重餐后血糖负担；高GI食物并非完全限制食用，适当少食并通过合理搭配也能帮助维持血糖稳态。食物血糖指数食品分类如表5-5-12所示。

碳水化合物转化为血糖的速度最快，其次为蛋白质，再次为脂肪，若一餐中碳水化合物比重过大，则血糖过度升高，若蛋白质或脂肪占比过大，血糖升高虽缓慢，但易发生低血糖，这种过山车式的血糖水平变化，对机体产生的危害远高于平稳式血糖。因此，引入血糖指数及血糖负荷的概念有助于控制血糖波动。

表 5-5-12　食物血糖指数食品分类

食物分类		食物名称	GI分类
谷类及其制品	整谷粒	小麦、大麦、黑麦、荞麦、黑米、莜麦、燕麦、青稞、玉米	低
	谷麸	稻麸、燕麦麸、青稞麸	低
	米饭	糙米饭	中
		大米饭、糯米饭、速食米饭	高
	粥	玉米粒粥、燕麦片粥	低
		小米粥	中

食物分类		食物名称	GI 分类
谷类及其制品	粥	即食大米粥	高
	馒头	白面馒头	高
	面条或粉条	强化蛋白面条、鸡蛋面条、硬质小麦面条、通心面、意大利面、乌冬面	低
		全麦面、黄豆挂面、荞麦面条、玉米面粗粉	中
	饼	玉米饼、薄煎饼	低
		印度卷饼、比萨饼（含乳酪）	中
		烙饼、米饼	高
方便食品	面包	黑麦粒面包、大麦粒面包、小麦粒面包	低
		全麦面包、大麦面包、燕麦面包、高纤面包	中
		白面包	高
	饼干	燕麦粗粉饼干、牛奶香脆饼干	低
		小麦饼干、油酥脆饼干	中
		苏打饼干、华夫饼干、膨化薄脆饼干	高
薯类、淀粉及其制品		山药、雪魔芋、芋头（蒸）、山芋、土豆粉条、藕粉、苕粉、豌豆粉丝	低
		土豆（煮、蒸、烤）、土豆片（油炸）	中
		土豆泥、红薯（煮）	高
豆类及其制品		黄豆、黑豆、青豆、绿豆、蚕豆、鹰嘴豆、芸豆	低
		豆腐、豆腐干	低
蔬菜类		芦笋、菜花、西蓝花、芹菜、黄瓜、茄子、莴笋、生菜、青椒、西红柿、菠菜	低
		甜菜	中
		南瓜	高
水果及其制品		苹果、梨、桃、李子、樱桃、葡萄、猕猴桃、柑橘、芒果、芭蕉、香蕉、草莓	低
		菠萝、哈密瓜、水果罐头（如桃、杏）、葡萄干	中
		西瓜	高
乳及乳制品		牛奶、奶粉、酸奶、酸乳酪	低
坚果、种子类		花生、腰果	低
糖果类		巧克力、乳糖	低
		葡萄糖、麦芽糖、白糖、蜂蜜、胶质软糖	高

（6）低血糖的预防和处理：低血糖发生后，患者出现面色苍白、心悸、肢冷、肢体颤动、腿软、周身乏力、头昏、眼花、恐慌与焦虑等，重者可出现昏迷、癫痫、瞳孔扩大、瘫痪、僵直、视物不清等，进食或注射葡萄糖后迅速缓解。需注意血糖过低，可能导致大脑的不可逆性损伤，甚至危及生命。①定时进餐对于预防低血糖很重要。外出不能按时进餐时，要携带方便食品，如饼干、面包、方便面等。②加餐是预防低血糖的有效方法，特别是夜间容易出现低血糖的患者睡前加餐就更为重要，可以从晚餐中匀出主食25g用作睡前加餐，也可同时饮半杯牛奶。③易出现低血糖反应的患者应随身携带糖果、饼干等碳水化合物类食物，以便出现低血糖时服用。④活动量比平时增加时，注意及时调整胰岛素用量或适当增加食物数量，可增加主食25~50g，避免空腹运动，运动前少量进餐，以免发生低血糖。⑤发生低血糖时，症状较轻者首选白糖或葡萄糖15~20g用温水化开后饮服，也可选择面包、馒头、糖果等碳水化合物类食物；症状较重、神志不清但能吞咽者，家属可将白糖或葡萄糖放置于患者齿间，使白糖或葡萄糖溶化后咽下；低血糖昏迷者不宜给予食物，应尽快送医院抢救。

2. 运动治疗

（1）糖尿病运动疗法有着积极的作用和意义：①可增强组织对胰岛素的敏感性；②调节糖代谢、降低血脂。③有利于控制血糖，加速脂肪分解，降低体脂和控制肥胖。④改善心肺功能，降低血压。⑤改善凝血功能，降低心血管风险。⑥促进心理健康、改善睡眠，提高机体适应性。

（2）适应证和禁忌证：主要适用于轻度、中度2型糖尿病患者，尤其是肥胖者。接受胰岛素治疗病情稳定的1型糖尿病患者亦可进行运动。

合并各种急性感染，伴有心功能不全或心律失常，严重糖尿病慢性并发症，新近发生的血管栓塞，空腹血糖大于16.7mmol/L，直立性低血压，糖尿病急性并发症等情况不宜进行运动疗法。

（3）运动原则：①有氧代谢运动特点是强度低、有节奏、不中断和持续时间较长，简单易坚持。研究显示，有氧运动可降低空腹血糖，改善血糖波动。判断有氧运动的方法有3种，即每分钟60步以上并持续10min以上、运动后心率较运动前增加30%~50%、运动时心率达到标准值（170减运动者年龄）。有氧运动包括步行、慢跑、骑车、游泳、太极拳、徒手体操、羽毛球、扭秧歌、健身操等。②运动量 = 运动强度 × 运动时间，运动强度可以用运动后的心率来衡量，一般以达到靶心率后持续2~30min为宜。运动后精力充沛、不易疲劳，心率常在运动后10min内恢复至安静时心率说明运动量是比较适合的。也可通过测定心率指数（运动后心率与运动前心率的比值）来判断运动者是否到达有氧代谢运动。如果心率指数 1.3~1.5，可以认为达到有氧代谢运动。每周运动 3~5 次，累计时间要达到 150min。③运动时间推荐餐后 30~60min 为宜。④常用的运动方法有以下几种。步行时，走平路速度 80~100m/min 比较适宜，每天走 3000m，如果体力不能耐受或时间不允许，可以走 10min，休息 5min 再走，或稍放慢速度，不急于求成，循序渐进；慢跑，可自 10min 开始，逐步延长至 30~40min，慢跑速度以 100m/min 较为合适，可以跑步和走路交替进行，也可穿插必要的间歇时间。运动时间和运动强度共同决定了运动量，两者可协调配合；可在室内骑功率自行车，运动强度为 450~700kg/（m·min），也可在室外，但应注意安全，最好在晨间或运动场内进行，速度以 8~15km/h 为宜。

二、痛风

（一）概述

痛风是由于血尿酸过多，尿酸以钠盐的形式沉积在关节、软骨和肾脏中，引起组织异物炎性反应，周身局部出现红、肿、热、痛的症状，如不及时治疗，还会引起高尿酸血症肾病、尿酸肾结石、性功能减退及高血压等多种并发症。

遗传因素、年龄构成、性别差异等客观因素对痛风均有不同程度的影响，我国 10%~25% 痛风患者有家族遗传史。痛风发病年龄逐步趋于年轻化，发病率随年龄增加而增加，多见于男性，男女发病比例约为 15∶1，女性发病大多出现在绝经期后。从饮食习惯来说，饮酒、吸烟、肥胖、作息不规律，以及喜欢海鲜和肉类等高嘌呤荤食者，高尿酸血症及痛风的患病风险增高。高尿酸血症及痛风极易引起高血压、脂肪肝、慢性肾病、心脑血管疾病和糖尿病等并发症。

（二）高原对痛风的影响

在高原地区，痛风的发病率高于平原，并且随着居住时间的延长而逐渐增高，总的患病率约 10%，远高于平原地区的 0.84%。研究显示，高原地区痛风发病年龄较沿海地区提前 5 年，呈现出明显的年轻化趋势。高原地区居民血液中谷丙转氨酶和谷草转氨酶水平较沿海地区高，痛风人群合并痛风石的比例明显高于沿海地区。

从饮食习惯上来说，高原地区的居民以酥油茶、牛奶、牛羊肉、动物肝脏等高嘌呤食物为主，喜爱饮酒。酒中的乙醇可以刺激机体合成乳酸，乳酸增加抑制肾脏排泄尿酸，同时乙醇可以提高嘌呤的合成速度，使嘌呤的量增多。

高原痛风与缺氧、红细胞增多症密切相关。①生活在高海拔地区的人群为了适应这种环境，保证机体正常新陈代谢，所以机体通过激活缺氧诱导因子，促使红细胞生成素分泌增加，引起红细胞数量增多。红细胞大量增多，血液黏度增高，血流流动变缓而淤滞，肾血浆流量明显减少，导致尿酸排泄减少。此外，缺氧可以促进肾素分泌，激活肾素－血管紧张素－醛固酮系统，使出球小动脉收缩，导致肾小球灌注不足，尿酸滤过减少。缺氧会导致肾静脉血流淤滞、肾静脉压力增高、肾组织水肿和肾小球毛细血管后阻力增高，也使尿酸的排泄减少。②红细胞的平均寿命约为120d，当红细胞衰老时，细胞膜破裂释放出大量的核酸。核酸经酶的氧化分解最终变为尿酸，继而引起痛风。③高原低氧使体内乳酸水平增高，而乳酸水平增高能抑制血清尿酸的排泄，导致尿酸增高，进而引发痛风。

（三）保健

控制体重、减少体内尿酸生成、预防尿酸沉积、促进尿酸排泄，是痛风的基本食疗原则。

1. 科学膳食

（1）控制热量和体重：肥胖是痛风的危险因素之一，而肥胖的主要原因是热量摄入过多。因此，控制热量摄入、保持理想体重是防治痛风的重要措施。限制热量应循序渐进，以免体内脂肪过度分解，诱发或加重痛风的急性发作。

（2）限制嘌呤摄入：嘌呤是合成尿酸的原料，痛风患者应长期控制嘌呤的摄入，禁用含嘌呤高的食物，如凤尾鱼、沙丁鱼、动物内脏、浓肉汤等。

（3）摄入适量蛋白质：可选用牛奶、奶酪、鸡蛋、谷类和蔬菜等低嘌呤或无嘌呤食物作为蛋白质的主要来源，尽量不食用肉、禽、鱼类等含嘌呤较高的食物，如若一定要食用，数量应少，应将肉禽类先煮沸弃汤，然后再用。

（4）限制脂肪摄入：脂肪能抑制尿酸的排泄，故应限制摄入，尽量食用植物油，禁用动物性油脂。

（5）限制钠盐摄入：痛风易合并高血压和高脂血症，应限制钠盐的摄入，每日钠盐摄入量为5g。

（6）摄取足量的维生素C：蔬菜水果（菠菜、韭菜、苋菜、西红柿、柑橘、草莓、橙子、猕猴桃等）富含维生素C，能促进组织内尿酸盐的溶解和清除。此外，蔬菜和水果属碱性食物，碱性环境能促进尿酸盐的溶解与排泄，有助于痛风的防治。及时补充其他水溶性维生素，如维生素B。

（7）多喝水或食用含水分多的食物：每日液体摄入量为2000~3000ml，以增加尿量，促进尿酸排出。

（8）节制饮食：清淡饮食有利于痛风的防治，应定时定量进食，不暴饮暴食。禁食香辣刺激性食品，可适量选用咖啡、茶叶和可可，禁用辣椒、葱、蒜、芥末等辛辣及浓烈调味品。酒中的乙醇能造成体内乳酸堆积，对尿酸排泄有竞争性抑制作用，因此建议戒酒。

2. 注意含嘌呤高的食物

按食物嘌呤含量的高低，通常把食物分为高嘌呤、中嘌呤、低嘌呤三类，痛风患者可以按照以下饮食原则选择食物：低嘌呤食物可以放心食用，中嘌呤食物限量食用，高嘌呤食物禁止食用。

（1）高嘌呤类食物：每100g食品中含嘌呤150~1000mg。①肉类动物的内脏及浓肉汁、肉汤等。②水产类：沙丁鱼、凤尾鱼、鳕鱼、鲱鱼、带鱼、鲢鱼、牡蛎、蛤蜊、干贝、鱼干等。③其他：火锅、鸡精、酵母粉等。

（2）中嘌呤类食物：每100g食品中含嘌呤25~150mg。处于痛风缓解期的患者可从中选用1份动物性食物和1份蔬菜，但食用量不宜过多。①畜禽类：鸡肉、鸭肉、牛肉、羊肉、兔肉等。②水产类：草鱼、鲤鱼、鲫鱼、秋刀鱼、虾、螃蟹、鲍鱼、鲑鱼、海带、紫菜等。③蔬菜类：菠菜、茼蒿、豆苗、四季豆、豌豆、豇豆、豆芽、芦笋、笋干等。④菌菇类：香菇、金针菇、银耳等。⑤豆类及豆制品：黄豆、绿豆、红豆、豆腐、豆干、豆浆等。⑥干果类：花生、腰果、栗子、莲子、杏仁等。

（3）低嘌呤类食物：每100g食物含嘌呤25mg以下，这类食物最适合痛风患者食用。①谷薯类：大米、小米、小麦、玉米、土豆、芋头等。②蔬果类：白菜、苋菜、芥蓝、甘蓝、芹菜、韭菜、韭黄、苦瓜、黄瓜、冬瓜、丝瓜、南瓜、茄子、胡萝卜、萝卜、青椒、洋葱、番茄、莴笋、各种水果等。③蛋奶类：鸡蛋、鸭蛋、鲜奶、酸奶、奶酪等。④其他类：苏打饼干、黄油点心、花生酱、麦片、汽水、茶、咖啡、海参、木耳等。

3. 合理用药

药物会影响尿酸代谢。口服利尿剂（氨苯蝶啶除外），服用促进尿酸排泄的药物如丙磺舒、磺吡酮，治疗原发性红细胞增多症所用的放射性磷，治疗恶性肿瘤所用的细胞毒素，抗高血压药物，抗结核药物（如吡嗪酰胺、大剂量烟酸），均可诱发急性痛风性关节炎。痛风患者发病期间应尽量避免服用上述药物。

第六章　高原旅游保健

随着我国"西部大开发""一带一路"建设，越来越多的人到青藏高原观光旅游及工作，进驻高原地区的人口与日俱增。高原保健主要任务就是从研究高原环境对机体的影响机制、致病因素、病理改变、发病过程等入手，防止高原疾病的发生和发展，有效治疗高原疾病，提高治愈率，降低死亡率，保证高原居民的健康，以便高原居民正常地生活和高效地工作。平原地区的人，进入海拔较高的地区后，由于不能适应低压、低氧的环境，会出现很多病理性反应，多数人2~3d后可以适应高原环境，少数适应力较差的人可能需要1周，甚至更久。高原反应严重的话可能会威胁到生命。为了能更好更快地适应高原，顺利在高原工作、生活或旅游等，我们需要了解一些高原保健的知识。

第一节　进入高原前的准备工作

一、身体准备

（一）体检

高原病是否发生，关键在于机体能否建立良好代偿机制以适应高原环境，个体间差异很大，有些人外表看似强健，但器官却一直在透支。一般健康的机体对高原低氧环境有较强的适应能力和耐受能力，同时能胜任高原工作；反之，患有某种疾病或某种器官功能低下者，不能耐受高原低氧环境而容易发生高原病。因此，不管是个人还是团体，进入青藏高原前，都应进行体检。若时间紧急，不能进行细致的体检时，可参阅个人健康档案进行重点体检。离开高原较久，准备重返高原或由高原进驻更高海拔地区者，也要进行体检。体检是进驻高原前的一项必不可少的工作，对降低高原病发病率、保障进入高原人员的健康有着重要意义。

1. 体检的内容

（1）病史：记录既往相关基础病史、家族遗传史、过敏史、手术及输血史、高原反应史等。

（2）一般检查：测量体重、血压、呼吸、脉搏、肺活量，进行胸、腹、心、肺、肝、脾、四肢、脊柱等全身物理检查。

（3）辅助检查：血常规、血生化、血型、指脉氧、胸部X线、心电图、肺功能、彩超等。

2. 体检异常情况

由于高原环境对机体各大系统均产生影响，其中以呼吸系统、循环系统、血液系统等影响最为显著。

（1）呼吸系统：多数患者临床表现为咳嗽、咳痰、喘息、呼吸困难、咯血、发绀、鼻塞、流涕、声嘶、胸痛、胸闷等，出现发绀、双眼结膜充血或水肿、呼吸道分泌物增多、扁桃体肿大、咽部红肿、双肺呼吸音变粗、双肺闻及干湿性啰音等体征；指脉氧饱和度<90%。在指尖上监测的血氧饱和度，反映了血液中氧合血红蛋白的情况，下降通常提示缺氧，正常人通常为98%以上，低于90%提示可能出现呼吸衰竭；肺功能测定结果提示限制性或阻塞性通气功能障碍；胸部X线结果提示肺部感染、胸腔积液、肺气肿、肺动脉高压、结核等。

（2）循环系统：多数患者临床表现为呼吸困难、心慌、胸闷、胸痛、晕厥、水肿、发绀等，出现心界改变、心音异常、杂音、心律失常、周围血管征、发绀、水肿等体征；心电图提示心肌缺血、心肌梗死、心律失常、心肌肥厚等；心脏彩超提示心脏结构、功能异常；胸部X线提示肺淤血、心脏扩大、胸腔积液等。

（3）血液系统：多数患者临床表现为发热、出血、乏力、头晕、贫血、淋巴结肿大、肝脾肿大等；血常规提示血液细胞计数及分类异常；凝血指标检测提示凝血功能异常；血液流变学检测提示血液黏稠，有血栓形成风险。

（4）其他系统：多数患者临床表现为头痛、恶心、呕吐、纳差、腹痛、腹泻、尿频、尿急、尿少、尿血等；血压及血糖明显异常；血生化提示肝、肾功能异常。

（二）不适宜进入高原的疾病

凡准备进驻高原的人员，健康状况必须良好。患有以下疾病者，不应该或暂缓进入海拔3000m以上的高原。

（1）患有心血管系统疾病，如器质性心脏病、冠状动脉供血不足、显著心律失常、心肌梗死、高血压分级属于高危范畴及各种有明显症状的血液病患者等。

（2）患有呼吸系统疾病，如肺叶切除、肺气肿、支气管扩张、支气管哮喘、肺源性心脏病等，特别是已有呼吸功能障碍及活动性肺结核等。

（3）睡眠中容易出现呼吸暂停者。

（4）伴有尿酮体及尿蛋白阳性的糖尿病患者，血压控制不稳定的高血压患者。

（5）有活动性溃疡及曾发生消化道出血者。

（6）曾患过重度高原反应，如严重高原昏迷、高原肺水肿、高原脑水肿，及出现过明显高原高血压症等。

（7）患有精神系统疾病，如癫痫、严重神经衰弱等。

（8）大病初愈者，如发热、脑炎、肝炎治愈恢复期患者。

（9）有严重慢性病正处于治疗期的患者及孕妇。

（10）小于6周龄的健康婴儿及患有先天性心脏病、肺动脉高压、贫血、肺炎等疾病的孩子。

（11）体温在38℃以上的感冒患者，或体温在38℃以下，但全身症状或呼吸道症状明显者，在病愈之前，应暂缓进入高原。其他患者若想进驻高原，应认真咨询有高原疾病防治经验的医生，切不可贸然行动。

（三）戒烟酒

进入高原之前，戒烟酒，防止上呼吸道感染。避免过于劳累，要养精蓄锐，充分休息。适当服西洋参等，增强抗缺氧能力。如有呼吸道感染，应治愈后再进入高原。

（四）旅途卫生

旅行前，理发、修剪体毛及指甲等有助于保持毛发干净、保持旅途卫生，可以避免毛发成为寄生虫的栖息地。

针对不同的情况施以适当的消毒措施可以很好地避免感染。勤洗手可以避免手上的细菌污染食物、感染伤口及黏膜组织。每天清洗双脚并按摩脚部，避免双脚出现水疱或及早发现异常情况等。

（五）适应性锻炼

1. 心理适应

暴露于高原低氧环境，机体的心理、情绪状态会发生改变。曾有研究借助低压氧舱模拟高原暴露环境，结果发现受试者普遍呈现出活动过多、神情愉悦、喜欢说话、好做手势和爱开玩笑等兴奋性状态，但也有受试者呈现出相反的状态，如困倦嗜睡、反应迟钝、对周围事物漠不关心、头晕疲乏、精神不济乃至情感淡漠等。还有受试者表现为敏感、易激惹、敌意、争吵等负性状态。进入高原前应做好健康教育，正确认识高原，调整好心理状态。树立良好的心理素质和坚强的自信心，能够减弱高原反应带来的不适。反之，忧心忡忡、思虑过度会加大脑组织的耗氧量，从而使不适加剧，使自愈时间延长。

初入高原者，应该事先了解高原的地理环境、气象条件及高原病相关知识，消除对高原不必要的恐惧心理，避免精神过度紧张。可向有高原生活经历的人咨询注意事项，做到心中有数，避免无谓的紧张。通过观看健康讲座、观看高原病预防的视频资料、邀请有高原生活及工作经验的人员现身说法等方式，了解高原环境的特点及其对机体的影响，了解急性高原病的主要临床表现、防治方法及进入高原前后卫生保障注意事项等。要认识到急性高原病是客观存在的，但也是可防可治的，应当以积极主动的态度面对急性高原病。但过分乐观只会降低机体对危险的预判，察觉不到随时存在的危险，甚至以为心理暗示能治疗高原反应。出现高原反应后盲目自信，硬挺硬扛，结果导致病情加重，错失救治机会。因此，与同行人员分享及探讨各自的身体状况，将有利于团队作出正确的决策。

2. 体力适应

健康的身体是从事一切工作的基本保证。良好的身体素质能够提高机体对高原环境的适应能力，一般而言，健壮的人对高原低氧环境有很强的适应能力。因此，适应性锻炼对在高山工作、学习和生活的人十分重要。以下可作为不同人员从事不同工作及其在不同条件下进行适应性锻炼的参考。

（1）柔韧性训练：拉伸韧带及肌肉，活动关节，避免运动损伤。

（2）有氧耐力训练：爬山、散步、慢跑、体操、划船、游泳、跳绳、瑜伽、舞蹈、武术等。

耐力训练对机体功能尤其是心肺功能有良好的效果，但需要长期坚持，绝非一朝一夕之功。在前往高原工作、生活、旅游之前，应充分休息、保存体力、避免劳累，充沛的体力及精力对高原的习服至关重要。

✤ 二、物品准备

高原环境气候多变，一日之内常出现"早晨冰，中午晒，午后风，夜间寒""年无炎热，日有四季""早穿棉袄午穿纱，夜晚外出加大衣"的情形。平原地区罕见的"六月飞雪"在青藏高原却司空见惯，往往前一刻艳阳高照，下一刻乌云密布，大风裹着冰雪或冰雨扑面而来。此时，若无保暖防雨衣物，人们通常会冻得瑟瑟发抖，体质弱的人容易生病，更易发展为急性高原病。青藏高原海拔较高，而海拔越高的地区阳光越炽烈。白天光照强，太阳落山后，温度就会骤降。所以，早晚温差大，保暖至关重要。除携带齐全的个人生活必需用品外，还需要准备特殊物品，以备不时之需。

（一）生活用品准备

1. 防寒

高原气温一般低于平原地区，海拔越高，温度越低，除休闲或工作衣物外，要多带一些保暖衣服。特别是准备到野外活动的人，应带上防寒装备。

（1）高原地区高海拔、缺氧，因此要求服装具有轻的特点，以减少体能消耗。

（2）高原气候严寒，因此要求服装能够满足最低气温下的保暖要求，保暖效果要好。

（3）高原雨雪天气多，因此要求服装防潮、防水性能良好。

（4）高原风大，因此要求外层服装具有良好的防风性能，能预防"风降温"导致的热量散失。

（5）高原早晚温差大，因此要求服装层次搭配良好，具有可拆卸性，以便增减衣物。

因此，进入高原前需准备的衣物有冲锋衣裤、抓绒衣裤、速干内衣裤、羽绒服、口罩、围巾、手套、旅游鞋、登山鞋、睡袋等。值得注意的是，鞋子、衣物等需多加试穿，避免出现不磨合的情况。进入野外，一定要准备帽子，最好是大檐帽。一则防止高原紫外线对脸部皮肤的伤害，二则防止体温通过头部快速散失。在高原空旷的野外，防止体温散失至关重要。

2. 防晒

（1）青藏高原气候干燥，空气稀薄，紫外线十分强烈，所以带上防晒霜很有必要，即使男士也要做好相应防护，以免皮肤损伤。准备好防晒霜（SPF50＋PA++以上）、太阳镜、太阳帽、伞、润肤霜、唇膏等物品。

（2）高原强烈的阳光和紫外线会伤害眼睛，同时，高原上众多的冰雪及水面会反射很强的太阳光，在阳光灿烂的日子里，双眼将直接暴露在这种环境中，时间久了，容易出现雪盲，所以墨镜是必带物品。一些旅游线尘土大，建议不要佩戴隐形眼镜。

3. 防风、防雨

高原天气变化多端，即使是最晴朗的天气也要有所防备，应注意携带防风、防雨用品，如雨伞、雨衣、冲锋衣等。

4. 防虫

高原许多地区林深茂密、滩涂遍地，需注意携带防蚊虫叮咬的用品。

5. 其他

缺氧是高原最显著的特点，因而进入高原前需要根据实际情况准备供氧设备，如氧气瓶、氧气袋、制氧机等。

（二）食物准备

在高原体力消耗是较大的，但高原饮食你不一定能习惯，而且在野外很少能吃上东西，所以要准备一些高能食品，常见的便携的高能食品有巧克力、水果糖、麦片、鱼干、肉干、压缩饼干等。水果罐头、蔬菜罐头或含维生素较多的肉食品罐头，应尽量保证供给。尽量少带一些流性食品。进入高原偏僻地区，条件允许的情况下可以多带一些水果。

（三）医疗物品

药物是预防急性高原病的一种简单且快速的方法。目前用于预防、治疗急性高原反应的药物种类很多，概括起来有中药和西药两大类。西药包括乙酰唑胺、地塞米松、氨茶碱、硝苯地平等。单味中药包括人参、红景天、西洋参、异叶青兰、丹参、刺五加等。个人携带药品除自身疾病用药外，重点应包括防治高原反应、呼吸道疾病、消化道疾病的药物，以及外科急救用药等。同时需注意药物相互作用，避免产生毒性或减弱疗效。

在低风险情况下，可以不使用预防性药物，但在中风险或高风险情况下，药物预防是必要的，同时应注意降低海拔上升的速度。

1. 抗高原反应药物

（1）乙酰唑胺：乙酰唑胺是国内外广泛使用的一种防治急性高原反应的药物，为较强的碳酸酐酶抑制剂。乙酰唑胺能抑制碳酸酐酶、抑制肾小管分泌氢离子、加速钠和钾的排出，使尿液呈碱性，有利尿的作用。同时，因乙酰唑胺可引起代谢性酸中毒和动脉血 pH 下降，可刺激颈动脉体增加通气，促使肺泡扩张和血氧分压的升高，从而起到预防急性高原病作用。

乙酰唑胺是美国食品药品监督管理局批准的针对高原病的唯一药物。也有使用醋甲唑胺代替乙酰唑胺，醋甲唑胺不良反应较少，而利尿作用较乙酰唑胺缓和且持久。建议遵医嘱用药，磺胺类药物过敏者禁用。

常见不良反应有四肢麻木及刺痛感、疲劳、体重减轻、困倦、抑郁、嗜睡、性欲减退、金属样味觉、恶心、食欲缺乏、消化不良、腹泻、多尿、夜尿、肾及泌尿道结石等，可出现暂时性近视，也可发生皮疹、剥脱性皮炎。

（2）硝苯地平：预防高原肺水肿的一线药物，具有扩血管、降低动脉压、增加心肌氧供、减少心肌耗氧量、增强机体抗缺氧能力的作用。

不良反应主要有颜面潮红、头痛、眩晕、恶心、反射性心动过速、低血压等。成人剂量为每次 30mg，每 12h 口服 1 次。严重主动脉瓣狭窄、肝肾功能不全者慎用，建议遵医嘱用药。

（3）地塞米松：属激素类药物，能减轻和防止组织炎症、防止组织因缺氧而发生水肿。

不良反应有情绪变化、高血糖、消化不良、消化性溃疡，哺乳期女性及孕妇避免使用。推荐成人剂量为每次 2mg，每 6h 口服 1 次，或每次 4mg，每 12h 口服 1 次。因地塞米松副作用较多，建议遵医嘱用药。

（4）氨茶碱：具有扩张支气管、降低缺氧引起的肺动脉高压、强心利尿、增强膈肌功能、抑制肺部血管炎症反应、减少气道内炎性分泌物、促进痰液外排等药理作用。氨茶碱维持一定的通气 / 血流比值及提高血氧饱和度，对高原肺水肿的治疗具有独特的优势。成人剂量为每次 0.1~0.2g，一日 3 次。

不良反应主要有恶心、呕吐、不安、失眠、易激动等，严重时可出现心律失常、精神失常、惊厥、昏迷等，建议遵医嘱用药。

（5）中药：中医学认为，在高原低氧环境下，机体正气虚损，气虚则无力运化水谷精微，组织失养而引发病态反应，故多采用扶正补气、活血化瘀、清热解毒、益肺健脾、补肝益肾的药物进行配伍和组方，提高抗缺氧能力。

补气类中药如人参、党参、黄芪、刺五加、西洋参等，可提升或保持运动员在比赛或训练期间的耐力，有助于增强体能及促进剧烈运动后机体的恢复。例如，人参皂苷具有抗衰老、抗应激、抗疲劳、调节免疫功能的作用，也有很强的抗缺氧作用，在海拔 7000m 的缺氧条件下，人参皂苷能保护脑皮层神经元的超微结构免受缺氧损害；复方党参片能提高抗缺氧能力，有扩张冠状血管、增加冠状血流量的作用。

活血类中药如丹参、银杏叶等，有扩张血管、改善微循环、增加机体供血供氧的作用。例如，丹参提取物具有抗缺氧、抗衰老、抗氧化、抗疲劳、抗辐射、免疫调节的作用；银杏内酯可通过提高神经细胞的抗氧化能力、减少自由基的生成，保护细胞的结构与功能，对预防急性高原反应、促进高原习服有较好的作用。

红景天益气活血，在诸多抗高原反应药物中备受推崇。红景天能降低机体的耗氧速度，增强机体对低氧的耐受力，有强心、降血压、抗疲劳及较强的预防急性高原反应的作用。但单味中药很难面面俱到，故实际应用中应选用复方制剂增加疗效，如利舒康胶囊、红景天口服液等。

2. 呼吸系统药物

（1）西药：氨咖黄敏胶囊、复方氨酚烷胺片等，仅用于缓解卡他症状（如鼻塞、流涕等）或其他一些全身症状（如发热、疼痛等），易引起嗜睡及其他副作用。服药 3d 后若症状未明显缓解甚至加重，或出现新发症状者，建议及时就医。

（2）中成药：风热感冒颗粒、银翘解毒颗粒、感冒止咳颗粒、复方百部止咳颗粒、清喉利咽颗粒、利咽解毒颗粒等。

3. 消化系统药物

（1）西药：治疗消化不良药物如多潘立酮片、枸缘酸莫沙必利、马来酸曲美布汀、乳酸菌素片等；治疗胃酸过多、保护胃黏膜药物如奥美拉唑胶囊、胶体果胶铋胶囊、铝碳酸镁咀嚼片、枸橼酸铋钾口服液等；止泻药物如呋喃唑酮、诺氟沙星、蒙脱石散、双歧杆菌活菌胶囊等；治疗出汗、呕吐、腹泻导致脱水的药物如口服补液盐散等。

（2）中成药：健胃消食片、糊药、保儿安颗粒、保和丸、舒肝和胃丸、三九胃泰颗粒、止痢宁片等。

4. 解热镇痛类药物

解热镇痛类药物具有退热、止痛的作用，用于高热不退及高原反应导致头痛者，常见的有阿司匹林、对乙酰氨基酚、布洛芬等。该类药物多添加于复方感冒药中，注意看说明书，避免重复用药增加肝肾毒性。此类药物可掩盖病情，建议必要时使用。

5. 抗生素类药物

抗生素类药物有左氧氟沙星、诺氟沙星、氨苄西林等，能防治肺部感染、女性尿路感染等。

6. 抗过敏药物

抗过敏药物有氯雷他定、氯苯那敏、西替利嗪等，应避免与镇静催眠药、感冒药等同时应用。

7. 抗晕动病药物

抗晕动病药物有茶苯海明片、苯巴比妥东莨菪碱片等。

8. 维生素

维生素 C、维生素 E、维生素 B_1、维生素 B_2、维生素 B_6 等均具有改善缺氧状态下的物质代谢、减轻高原反应的作用，可随身携带多元维生素片。

9. 外用药

外用药有创可贴、云南白药、正红花油、清凉油、碘伏等。

10. 氧气

高原反应严重时需及时吸氧缓解，不可强撑。氧气是生命之源，缺氧超出机体适应程度时，必然需要补充氧气以减轻机体负担。及时降低海拔也会增加氧浓度，减轻高原反应，甚至某些中度或重度急性高原病初期患者，紧急降低海拔后可迅速自愈。进入高原后可携带小型供氧用品，医用的氧气袋颇实用，因为它可以折叠，不充氧时不占用空间，要用时找到医疗单位马上就可充气使用。市场上的轻便金属类小型氧气罐，不但体积大，不便携带，而且内灌氧气很少，价格高。

第二节　进入高原后的保健

平原人到高原后，机体物质代谢将会发生一系列改变以适应高原低氧环境。为此，进入高原初期及在高原环境下生活、工作的平原人，其饮食、运动习惯就要做一些调整，以期尽快适应高原环境，保护健康，提高高原生活质量。

一、渐进高原

绝大多数人由平原进入高原后，机体在神经－体液调节下会发生一系列代偿适应性变化，这个过程为习服。习服过程根据个体差异有明显的差别，大多数游客不会有很大反应，但也有一部分游客，由于代偿适应性反应不足或过于强烈而发生习服不良，从而出现各种急、慢性高原病。高原地区地势起伏，重峦叠嶂，沟壑丛生，公路多在山间蜿蜒曲折，山顶与平地海拔落差大，动辄就要翻越海拔3000~5000m的山岭，游客则在车辆行驶过程中，经受着不同海拔高度的考验。可以想象，此种情况下，若不经习服，直接进入高海拔地区，势必增加急性高原病的发生率。研究发现，抵达海拔2500m处以后，没有及时习服的人很可能会发展成急性高原病，发病率为9%~84%。对广大入藏驻军和援藏人员的健康状态进行调查，研究人员发现仍然普遍存在以下问题：急进高原的初期，人们表现为睡眠不好、精神不足、不能立刻投入工作；在高原生活一段时间后，虽然对环境变化的急性反应期会逐渐过去，但仍然有相当一部分人员，自觉全身无力、精神不佳、工作能力下降，发展为慢性高原病，目前尚无较好的治疗手段。

不少学者对高原进驻部队和青藏铁路建设工人进行跟踪研究，认为应阶梯式或渐进式进入高原，即遵循"先低海拔、后高海拔"的原则，尽量缓慢和阶梯式进入高原，从而有效预防高原病的发生。阶梯性习服是指在进入高原的过程中，阶梯上升，即平原人先在较低海拔的高原上居留一段时间，机体习服较低海拔的高原之后，再上升到中海拔地区并停留一段时间，最后到达预定高度。研究发现乘飞机（耗时1h）和乘车（耗时4d）进入高原的人的生理反应不同，乘车组在3500m高度停留3d后，生理反应即已稳定，而乘飞机组需要5d才能稳定。阶梯性习服的原则已被广大高原医学工作者所接受，并被广泛应用于登山运动员的训练和实际的登山活动中。由西宁方向进入青藏高原者，建议以西宁和格尔木区域为阶梯性适应基地，适应良好后再进入更高海拔区域。我们在到达高原的早期习服只是机体对环境改变的一种应激反应，通过此种应激反应，机体能够从初上高原时的不适逐步调节适应，而要真正使机体达到完全适应高原各种气候、环境的习服，一般需要在半年以上的时间。

青藏高原及周边地区按地貌条件对不同海拔高度的区域以不同色块区分，分为5个区域。①第一阶梯海拔高度在1000m以下，该区域集中了我国90%以上的人口，这些人口将会是现在或潜在的进入高原旅游人口。②第二阶梯海拔高度为1000~2000m，部分地区超过2000m，我们称之为高原旅游过渡区。③第三阶梯海拔高度为2000~3000m，就60岁以下的健康人群而言，这个区域的海拔高度是机体生理反应的标志线，海拔2000m的高度，从理论上讲，机体会产生高原反应，但实际上绝大多数人不会有明显的症状；海拔高度接近3000m，绝大多数游客会显现出明显的症状，我们称之为高原旅游适应区。④第四阶梯海拔高度为3000~5000m，这个区域是青藏高原常规旅游资源分布的区域，适应上一个阶梯后，人们可以进入旅游区域，即高原旅游常规区。⑤第五阶梯海拔高度为5000m以上，该区域是机体生理能承受的极限，一般需要特殊、专门训练才能在此高度以上活动，该区域分布的旅游景点仅适合有特殊需要的游客，即高原特殊旅游区。

乘车进入高原者，有以下几种渐进方案。①第1周停留在2400m处，第2周到达3350m处，最后1周到达4270m处，保证充分适应后绝大多数人可到达海拔5500m高度。②在海拔2500~3000m处停留2~3d后继续登高，在海拔3000m以上地区，登高高度以每天上升500m为宜。

研究表明，3000m和5000m这两个高度对世居平原、初到青藏高原者比较重要。若人们在这两个高度上能逐渐适应缺氧环境，那么在青藏高原上生活和工作，一般不存在问题。鉴于目前社会人群的整体健康状态及急性高原病的发病情况，建议进入3000m以上海拔地区后，避免提升海拔速度过快，最好结伴同行，互相照应。如果旅途中发生不适，要及时求助，避免出现悲剧。

二、饮食保健

饮食，即食物和饮料，又称膳食，为机体所需营养素的来源，是维护机体健康和劳动能力的基础。初到高原，环境发生了特殊变化，机体生理状况也随之发生改变，低氧环境下机体消化系统功能减弱。因此初到高原的人们饮食卫生应注意：主食尽量以软、流食为好，如面条、稀饭类，副食应以清淡、富含维生素的蔬菜和水果为主。由于气候干燥，体内水分排出较多，流质饮食有利于消化吸收且增加体液。尚未适应高原环境的人，还应适当减少食盐的摄入量，这样有利于预防急性高原反应。

（一）初入高原的饮食

进入高原后，机体出现急性高原反应，以胃肠道症状较为常见，主要表现为食欲减退、恶心、呕吐、腹胀、腹泻等。不同人群出现的症状不同、严重程度不同、持续时间也不同，一般而言，进入高原后 1~2 周后症状可自行消失。如果我们在饮食卫生方面采取一些积极措施，将会加快消除胃肠道症状，缩短高原习服的时间。该期间的饮食卫生重在调节和改善消化系统功能，减轻胃肠道负担，增强胃肠道的高原适应性。

1. 合理膳食

（1）多食碳水化合物：机体的三大能量来源为食物中的碳水化合物、脂肪和蛋白质，这些物质在体内有赖于氧的参与才能将其中的能量代谢出来供机体利用，因而，氧的缺乏必然影响到机体能量的供应。在这三种物质中，糖和糖原是机体在紧急情况下首先动用的能源物质，并且维持血糖水平对脑功能是至关重要的。与蛋白质、脂肪相比，糖类含氧量最多，氧化供能时消耗的氧量少，在低氧条件下糖类往往作为首要的能量来源被优先利用。在消耗等量氧的情况下，糖产能高于蛋白质和脂肪。

高原习服过程中，多食碳水化合物可改善精神状况、协调神经肌肉、提高作业能力和夜视能力。机体以糖原的形式贮备葡萄糖的能力是十分有限的，必须通过消化吸收食物中提供的糖类来不断地加以补充，所以在进入更高海拔环境时，多食米饭、面食等有助于机体适应低氧环境。

长期生活在青藏高原上的人，饮食中常有红糖，对克服高原反应有益处。生活在高原上的人，消耗能量大，因此机体需要更多的能量补充，红糖是较好的能量来源。中医学认为红糖性热，入脾经，可暖胃、缓解疼痛、活血散瘀，对因受寒引起的腹痛、痛经、腰部酸软有一定的疗效。

（2）少食脂肪和蛋白质类食物：低氧时，机体组织对脂肪和蛋白质的利用能力下降，脂肪氧化不全会导致体内酮体大量聚积而降低低氧耐力，高蛋白则有可能引起组胺等毒性代谢物质在体内蓄积。研究表明，膳食中蛋白质占比如果按10%、20%、30% 和 40% 依次增加，机体的低氧耐力会依次递减，所以高蛋白膳食不利于低氧习服。初入高原时，消化系统的分泌功能受限，唾液、胃酸、胆汁等分泌不足，使胃肠道对营养物质的消化和吸收能力降低，在未习服前机体摄入脂肪和蛋白质过多，将加重胃肠道负担。同时，低氧还可引起消化系统功能紊乱，胃肠张力减低、胃肠蠕动速度和幅度减小、胆囊收缩减弱，导致高原环境下胃肠道排空时间较平原长，脂肪和蛋白质类食物不易消化，容易加重此类症状，进一步导致食欲减退，不利于高原习服的形成。对脂肪的需要量，个体差异较大，脂肪摄入量的多少应因人而异。一般认为，人进入高原初期，宜以低脂膳食为主，避免吃油炸食品，高原习服后，脂肪摄入量可保持在平原水平。在高原低氧习服过程中，不必特意增加食物中蛋白质的供给量，关键是提供优质蛋白质，并注意维持必需氨基酸比例的平衡。

（3）增加维生素及微量元素的摄入：有助于提高机体对高原缺氧的适应能力，改善物质能量代谢，减轻急性高原反应，增强高原适应能力。诸多关于维生素提高缺氧适应力的研究结果显示，缺氧时辅酶含量下降，从而阻碍了有氧代谢。维生素作为辅酶的组成成分，参与有氧代谢，在呼吸链电子传递链中起重要作用。研究发现，初入高原者对维生素 B_1、维生素 B_2、维生素 C 及铁的需要量高于平原地区。补充维生素能减轻和预防缺氧所致的呼吸酶活性降低，改善机体功能。维生素 B 有利于辅酶形成，增强酶的活性，加速酶促反应，提高氧的利用；维生素 C 可改善缺氧状态下氧化还原过程，提高氧的利用率，改善过氧化损伤；维生素 E 能减少组织氧的消耗，提高氧的利用率，同时能促进红细胞生成和含铁细胞酶合成，并能改善因缺氧导致的过氧化损伤。研究表明，平原人在进入高原前服用微量元素制剂，可有效降低高原反应发生率，提高高原劳动能力。每日补充 300mg 硫酸亚铁，有利于血红蛋白、肌红蛋白、含铁蛋白质和酶的合成；每日补充 70mg 氯化钾和限制钠的摄入量，对预防急性高原反应有很好作用；硒对抗缺氧导致的脂质过氧化损伤有明显的保护作用；钴能够减弱低氧诱导的氧化应激，阻止脂肪和蛋白质的氧化。

增加维生素及微量元素的摄入可提高氧利用效率，促进能量生成，避免物质代谢障碍，维生素及微量元素协同发挥抗氧化、抗缺氧作用，加速机体对高原环境的习服。

（4）少食产气性食物：生理状态下，胃肠道中存在气体，受高原低气压的影响，气体膨胀，对消化道产生刺激作用，引起胃肠胀气。含高淀粉的食物易导致腹胀，如玉米、土豆、红薯、糙米、板栗等；豆制品易导致腹胀，如豌豆、花生、黄豆、扁豆、豆干、豆腐、绿豆等；某些蔬菜易导致腹胀，如萝卜、韭菜、洋葱、西蓝花、卷心菜等；有些水果易导致腹胀，如苹果、西瓜、哈密瓜、香瓜等；乳制品易导致腹胀，如牛奶、羊奶、奶酪、奶片等；某些饮料易导致腹胀，如碳酸饮料、豆浆、咖啡、浓茶等。初入高原时，胃肠道的功能被打乱，食用产气性食物将会加重胃肠胀气，给工作和生活带来困扰。

（5）适当补充水分：可以提高机体对缺氧的耐力。高原空气干燥、风大，肺通气量增大、机体失水较多，急性高原反应引起的呕吐、腹泻也将增加体液流失，缺氧和寒冷的环境又使血管收缩，很容易形成血栓，引发心脑血管意外。而初入高原者常无口渴感，不愿饮水，易导致机体慢性脱水，所以应当注意多饮水，甚至在无口渴感的情况下也应适量饮水。但对低氧敏感和尚未习服的人，应尽量避免过多饮水，以防诱发急性高原反应或肺水肿。若出现口唇、鼻黏膜干燥，甚至起皮，唾液黏稠，甚至无唾液，小便色黄量少等情况，说明机体缺水较为严重，应当及时补水。

2. 饮食宜忌

（1）忌食油腻难消化食物：进入高原后，胃排空时间延长，胃张力减弱，活动受限，蠕动速度和幅度减少。初入高原者，食物在胃中的排空速度可减少50%~60%。由于胃肠胀气，机体消化和吸收能力减弱，人的食欲降低。因此，改善食品口味、增强食欲是促进习服的有效措施。不同地区生活的人对食物风味要求不同，因此，在食物风味上可依据自己的喜好，提高食物的可口性。多吃含维生素和微量元素锌的食物，不仅能增强食欲，还能有效促进习服，如鱼、动物肝脏、蛋类、小麦、高粱米、小米、玉米、稻米、胡萝卜、柠檬、橙子、西红柿、青椒等。

青藏高原地区多民族聚居，居民以肉食、面食为主要食物，因此肉食及面食种类丰富，色香味俱全，初到高原者往往禁不住诱惑而去品尝，但此类食物多属油炸、烧烤之类，油腻难消化，一般调味较重。加之高原沸点低，食物不易煮熟，故初来高原者，特别是肠胃功能较弱者，在高原低氧、奔波劳累及饮食不慎等多重作用下，常出现恶心、腹胀、腹痛、腹泻等症状，轻则扫兴、耽误行程，重则危及生命。因此，初入高原者或状况不佳者，应避免进食油腻难消化食物。

（2）忌食生冷、刺激性食物：常言道，"冷饭冷菜吃不得""冷饭冷菜，肠胃受害"。胃喜暖而恶寒，许多进入高原者贪图方便或准备不足，口渴则喝冷饮，饥饿则食生冷及刺激性食物，加之奔波劳累，导致胃肠功能紊乱或急性胃肠炎，诱发过敏性结肠炎等胃肠道疾病；胆道遇冷刺激可导致括约肌痉挛，引发急性胆囊炎、结石性胆囊炎、急性胰腺炎等疾病。生冷及刺激性食物会提高高原病胃肠道症状的发生率，而且高原地区气候寒冷，食物都要趁热及时食用。初入高原者，饮食以清淡、易消化为主。

（3）避免暴饮暴食：初入高原者，消化系统功能受到低氧的影响而发生紊乱，此时，饮食过饱必定加重消化系统负担，加重高原反应的胃肠道症状，不利于高原习服的建立。因此，习服期间饮食保持在七分饱，将会减轻胃肠道负担，提高机体的舒适性。对于胃肠道反应较强的人，还可以采取少食多餐的办法，或随饿随吃，以减轻高原反应。

（4）忌烟酒：酒中的乙醇除对肝细胞有损伤外，还会增加机体耗氧量，促进热量散发，并引起神经兴奋，提高心率及呼吸频率，加重高原缺氧，在高原上尤其危险。在高原上，饮酒容易引起机体胃黏膜充血、糜烂而导致大出血；而解热镇痛药会直接刺激胃肠道黏膜，可能破坏胃黏膜屏障，二者合用，会显著加重胃肠道黏膜损伤，使胃出血、胃溃疡的风险大幅升高，因此，服用解热镇痛药期间禁止饮酒。如果机体能较好地适应高原环境，可以少饮一点低浓度的青稞酒或红葡萄酒，但绝不能贪杯，严禁酗酒。

吸烟会减少组织摄氧量，加重低氧血症。吸烟导致心脑供氧不足，发生晕厥、昏迷、猝死的事例并不鲜见。吸烟者慢性高原病的发病率比非吸烟者高 3 倍，海拔越高，吸烟量越大，越易发病。吸烟不完全燃烧产生的一氧化碳进入血液，与血红蛋白结合，降低氧亲和力，损伤血管内皮细胞，使内皮细胞肿胀、血管狭窄，影响血液循环。故在高原地区，应减少吸烟或不吸烟。

（二）高原初步习服后的饮食

机体在初步习服高原低氧环境后，各器官、各系统逐渐脱离应激状态，建立起新的平衡以适应高原环境。高原气温低、风大等气象因素的作用，使得机体在高原环境下消化吸收能力下降，而能量消耗却增加。机体在高海拔地区所消耗的能量比平原地区多 3%~5%，缺氧条件下维生素消耗量是在平原时的 2~5 倍，因此逐渐适应高原环境后，饮食上必须加以调整，应提高膳食质量，保证机体健康和工作需要的营养供给。在高海拔地区，三大产热营养素构成比应遵循"高糖、低脂、优质蛋白质"的原则，是因为脂肪氧化需要更多的氧气，而高糖能促进肺泡氧含量和动脉血氧饱和度的增高，促进机体对低氧环境的适应。

1. 合理膳食

（1）多食谷类食物：碳水化合物是所有糖类的总称，是机体最主要的能量来源，在高原糖的利用速度大于平原。研究证实，糖类能使机体的动脉血氧含量增高，保证糖类的摄取量对维持体力有着重要意义。适应高原环境后，应根据每日体能消耗情况，适量摄入碳水化合物。碳水化合物的主要来源有糖类、谷物（如水稻、小麦、玉米、大麦、燕麦、高粱等）、水果（如甘蔗、甜瓜、西瓜、香蕉、葡萄等）、干果类、豆类、根茎蔬菜类（如胡萝卜、番薯等）等。推荐碳水化合物占机体摄入总热量的 60% 左右。谷类食物含有丰富的碳水化合物，它是提供机体所需能量的最经济、最重要的食物来源，也是提供维生素 B、矿物质、膳食纤维和蛋白质的重要来源，在维持健康方面发挥着重要作用。

在家吃饭，每餐都应该有米饭、馒头、面条等主食，各餐主食可选不同种类的谷类食材。采用各种烹调方式将谷物制作成不同口味、风味的主食，丰富谷类食物的选择，实现以谷物为主的膳食模式。

在外就餐，特别是聚餐时，容易忽视主食的摄入。点餐时，宜先点主食或蔬菜类，不能只点肉菜或酒水；就餐时，主食和菜肴同时上桌，不要在用餐结束时才把主食端上桌，从而导致主食吃得很少或不吃主食的情况。

（2）食用低脂、优质蛋白质食物：低氧时，蛋白质和氨基酸的分解代谢增强，合成代谢减弱，因而氮的摄入减少、排出增多，血液中的必需氨基酸和非必需氨基酸的比值下降。因此，增加蛋白质的摄入，可增加氮的摄入，维持体内氮平衡。食物中一些氨基酸如色氨酸、酪氨酸、赖氨酸、谷氨酸、牛磺酸等也具有提高机体缺氧耐力的作用，能促进机体对低氧应激产生适应性反应。在摄入蛋白质时，要考虑蛋白质的质量，优质蛋白质（指蛋白质所含必需氨基酸种类齐全，数量充足，比例适当，与机体的需要接近）可提高必需氨基酸和非必需氨基酸的比值。鱼、禽、蛋和瘦肉含有丰富的蛋白质、脂类、维生素 A、维生素 B、铁、锌等是平衡膳食的重要组成部分，是机体营养需要的重要来源。根据 2012 年全国营养调查结果计算各类食物对机体营养需要的贡献率，满足机体营养需要 20%以上的营养素有蛋白质、维生素 A、维生素 B_2、烟酸、磷、铁、锌、硒、铜等，其中蛋白质、铁、硒、铜等达到 30% 以上。但是肉类食物的脂肪含量普遍较高，有些含有较多的饱和脂肪酸和胆固醇，摄入过多可增加肥胖、心血管疾病的发生风险，因此摄入量不宜过多。蛋白质摄入量推荐占机体摄入总热量的 15% 左右。植物蛋白则以大豆为佳，大豆富含优质蛋白质、必需脂肪酸、维生素 E，并含有大豆异黄酮、植物固醇等多种植物化合物。

脂肪是体内产热最高的物质，是机体能量的重要来源之一，并可提供必需脂肪酸，促进脂溶性维生素的消化吸收，还可增加食物的风味。所以，合理地摄入脂肪对维持体力是有必要的。脂肪的来源主要为动物脂肪组织、肉类和植物种子。有些脂肪酸是机体不能合成的，但又是机体生命活动所必需的，营养学上称之为"必需脂肪酸"，如亚油酸、亚麻酸，它们只能从食物中获取。这类脂肪酸多为不饱和脂肪酸，主要存在于食用植物油、坚果、种子、蔬菜、水果和禽肉等。脂肪摄入量推荐占到机体摄入总热量的 20% 左右。但是脂肪摄入过多是引起肥胖、高血脂、动脉粥样硬化等多种慢性疾病的危险因素之一。研究表明，摄入的脂肪量越多，越容易出现脂肪泻倾向。因此，高海拔习服推荐低脂饮食。

（3）多食蔬菜水果：新鲜蔬菜水果是人类膳食的重要组成部分。蔬菜水果富含维生素、矿物质、膳食纤维，且热量低，满足机体对微量营养素的需求，保持机体肠道正常功能，降低慢性病的发生风险。蔬菜水果中还含有各种植物化合物、有机酸、芳香物质和色素等，能够增进食欲、帮助消化、促进健康，降低肥胖、糖尿病、高血压等慢性疾病的发病风险。

综上，每天的膳食应包括谷薯类、蔬菜水果类、畜禽鱼蛋奶类、大豆坚果类等。食物应多样化，以谷类为主，食不过量，控制总热量摄入，保持能量平衡。每天摄入谷薯类食物 250~400g，其中全谷物和杂豆类 50~150g，薯类 50~100g；餐餐有蔬菜，尤其是深色蔬菜，保证每天摄入蔬菜 300~500g；天天吃水果，保证每天摄入新鲜水果 200~350g，果汁不能代替鲜果；吃各种各样的奶制品，每天摄入液态奶 300ml；经常吃豆制品；适量吃坚果；鱼、禽、蛋和瘦肉摄入要适量，优先选择鱼和禽，少吃肥肉、烟熏和腌制品。每周最好吃鱼 2 次或摄入鱼类 300~500g，蛋类 300~350g，畜禽肉 300~500g；成人每天食盐摄入量不超过5g；每天摄入烹调油 25~30g；控制添加糖的摄入量，每天摄入量不超过 50g，最好控制在 25g 以下。

2. 预防食源性疾病

高原地区以畜、牧、农业为主，经济较平原地区发展慢，而高原居民的饮食习惯、生活习惯及卫生习惯也与平原移居人群相差甚远。在这样的环境下，保证健康也是日常工作的重要内容之一。

（1）养成良好的饮食卫生习惯：不同的人对饮食卫生习惯的好坏理解不同，因为不同年龄段或不同体质的人，其机体对疾病的抵抗力不同。从预防的角度讲，好的饮食卫生习惯是最有利于机体保持健康状态的习惯。在高原环境下生活和工作，消化系统受低氧的影响而处于紧张状态，因此良好的饮食卫生习惯就显得尤其重要。具体地说，规律的一日三餐，避免暴饮暴食，特别注意的是晚餐过饱会影响睡眠；节制烟酒，烟酒会加快心率和呼吸频率，升高血压，增加心肺负担，加重机体缺氧症状。

（2）防止食物中毒：高原地区工业化程度低，食物、饮水及生物性污染较严重。当地居民的生活习惯简单，卫生条件较差，讲求卫生、防病意识较弱。高原地区气压低、水的沸点低（海拔每升高100m，水的沸点降低0.33℃），食物不易蒸熟煮透，为食物的细菌性污染埋下了严重的隐患。为此，要养成良好的饮食习惯。

注意食物来源：不要食用被污染或变质的食物。若食物储存不当，导致变质，或熟食储存过程中与生食接触而被污染等，应弃之。

严格注意食物加工过程：①生、熟食物要分开，特别是在切菜时，切生、熟食物所用的菜墩和刀要分开，若没有条件则要将菜墩和刀用开水消毒后再切熟食。②食物要煮熟蒸透，高压锅是最好的选择，若没有则可在锅盖上加适当的重物以增加锅内压力，并延长煮沸时间。煮、炖可以充分加热食物，是高原上提倡的烹调方法。

忌生冷食物：蔬菜水果在生产、运输过程中均可能被致病微生物污染，因此直接食用的危险性非常大。在高原环境下，最好不要加工凉拌菜肴。食用水果要用清水洗净，或去皮后食用。

注意易中毒食物：未烧熟的豆类（如四季豆、芸豆、黄豆、扁豆、蚕豆等）、发黑或带霉斑的红薯、毒蘑菇、生木耳、发芽发青的土豆、生豆浆或未煮熟的豆浆、新鲜的黄花菜，以及苹果、梨、桃子、杏子、李子、梅、樱桃等水果的种子或果核。

注意个人卫生：手接触面最广，因此，污染食物的机会最多。勤洗手是一种非常好的卫生习惯，特别是饭前便后，对预防肠道传染病有着重要意义。

（3）防止自然疫源性疾病：高原地区存在多种自然疫源性疾病，如鼠疫、兔热病、棘球蚴病、布鲁菌病等，这些疾病的传播与高原野生动物（旱獭、鼠、兔等）、家畜、家养动物及这些动物身上的寄生物密切相关。因此，在高原地区不能抓捕和剥食旱獭、鼠、兔；在接触动物后应及时洗手，特别是饭前和进食过程中应避免用手接触动物；禁止饮用生水，以免病从口入。

❖❖❖ 三、运动保健

运动过程会消耗氧气，若摄氧量不能满足运动需氧量，造成体内氧的亏欠称为氧亏。运动结束后，肌肉活动虽然停止，但机体的摄氧量并不能立即恢复到运动前相对安静的水平。将运动后处于高水平代谢的机体恢复到安静水平所消耗的氧量称为运动后过量氧耗，运动后恢复期的摄氧量与运动中的氧亏并不相同，而是大于氧亏。这也是我们在运动前期往往感觉不到异常，随着运动强度或运动时间的变化逐渐出现气喘、头晕、疲乏、肌肉酸痛等表现，停止运动后仍然需要休息一段时间才能恢复平静的原因。相对于平原环境，在高原环境下运动，体内缺氧表现必将会提前出现，停止运动后，要恢复至运动前的状态，时间必将大大延长。因此，要根据海拔高度及自身情况适度运动，避免机体负担过重而出现高原反应。

缺氧可引起肺小动脉收缩，称为缺氧性肺血管收缩。肺泡缺氧时，肺血管收缩，血液重新分布到氧合更好的肺段，肺部通气与血液灌注的匹配和全身供氧得到优化。这是肺循环独有的生理现象，缺氧时肺血管收缩有利于维持肺泡的通气/血流比值，使流经的血液仍能获得较充分的氧气，同时也可增加肺尖部血流量，使肺尖部肺泡通气能得到更充分利用，有助于维持较高的血氧量。缺氧性肺血管收缩在缺氧的几秒钟内即可发生，并在 4~5min 内达到最大强度，剧烈的肺血管收缩可使肺动脉压急剧升高，促进肺水肿发生。长期持久的肺动脉高压，可增加右心室后负荷，导致右心室肥大，最终发展为衰竭。

大多数人在高海拔地区生活时，休息时的肺动脉压或平均肺动脉压通常只是轻度升高，但运动时急剧增高，而肺血管阻力没有变化或略有增高，与在海平面运动时肺血管阻力的下降形成对比。研究人员给 35 名 17~34 岁、居住在海拔 4000m 以上的健康男性受试者，以及 22 名 17~23 岁、居住在海平面高度的健康男性受试者置入右心导管，测量休息和负荷下仰卧、骑行 5min 后的耗氧量，运动时对应于海平面耗氧量为 719ml/（min·m^2），对应于高海拔耗氧量为 779ml/（min·m^2）。结果显示，在高海拔居民中，仅轻至中度运动，就导致了严重的肺动脉高压，肺动脉压的均值为 60mmHg（海平面静息时 <25mmHg，运动时 <30mmHg）。吸入氧气可改善缺氧状态，但个别患者即使吸入高浓度氧也不能改善低氧血症，这可能是肺动脉高压引起的肺内静动脉血分流所致。因此，高原旅客及居民应避免进行运动强度过大和体力负荷过重的活动。

在 2500m 以下海拔进行一般的高原旅行，较少因高原反应而产生严重后果。因此，高原旅行者不必过分担忧高原反应。随着海拔的升高，急性高原反应的发生率也升高，采取远离或减轻高原反应的措施是极其有必要的，毕竟大部分旅行者的行程都比较紧张。

1. 劳逸结合

随着科技的发展，高原旅行交通工具的选择也越来越多，为了机体能更好地适应高原环境，建议选择快捷与舒适的交通工具出行。一方面可缩短旅程，节省体力，另一方面可提供较多的休息时间。在高原地区，自然景观较多，山多路少，山中路况不明，常常需要徒步行走，在高原环境徒步行走与平原行走有着很大差异，机体在静息状态下的心率随海拔增高而升高（海拔每上升1000m，心率升高10%），因而机体负荷是增加的，所以在高原地区长时间徒步行走属于强负荷体力劳动。

休息可以平复过快的呼吸和心率，同时减少潜在的运动风险，途中有休息的运动者出现肌肉损伤的状况少于一直保持运动的人。高原低氧环境下，机体疲劳后所需的恢复时间比平原长，也就是说机体一旦疲劳就不容易恢复，所以，负重要轻，尽量轻装上阵，行走速度不宜快，适度休息，减少疲劳。

2. 循序渐进

初到高原地区，保存精力，不可急速行走，更不能跑步，也不能做体力劳动，要由慢到快，由小负荷到大负荷，由短距离到长距离，运动内容由少到多，尽量减轻机体负荷，减轻缺氧反应。平时不经常运动的人，尤其是老年人，一定要从较低强度、短时间的运动及长间隔休息开始，经过适应后，再逐步提高运动强度。若负荷超过了机体的适应能力，就会对健康不利，可能诱发高原肺水肿或昏迷，若发生严重的高原反应，应适当休息和绝对卧床，适量吸氧。

合理安排行程，例如，先低海拔后高海拔，先平地后高山，先城镇后野外，先近后远，先人文景观后自然景观。注意海拔跨度不要太大，劳逸结合，让机体逐渐适应高原环境。

3. 强度适中

高原旅行过程中，机体消耗比较大，因此，一定不要勉强自己做超出体力范围的运动或负重。游览时，行步宜缓，循序渐进，攀山登高要量力而行，以免劳累过度，加重心脏负担。已经适应高原环境的人们，运动强度可适度增大。

怎么知道运动时的强度是多少呢？可通过测定心率来确定。先用220减去实际年龄，得到一个数，再用这个数分别乘以60%和70%，就得到了一个范围，运动过程中心率在此范围内，那么进行的就是中等强度的运动。一般心率达到140~150次/min，说明此时的劳动强度已经很大了，应及时休息。

4. 注意温差

高原气温变化快，早、中、晚温差大，向阳面和背阴面的温差大，气温还随海拔高度升高而降低，海拔每增高1000m气温下降6.5℃。另外，有阳光和没阳光，有风和没风时的温差也很大。旅途中气温的突然变化，容易导致感冒。

总之，在高原环境下，不管体能如何，运动时都要量力而行，不能忽略机体发出的信号。运动时如果出现头晕、目眩、胸痛、恶心、呼吸急促、心慌、呕吐等症状，应立即停止运动，及时就医。

参考文献

［1］格日历. 高原医学［M］. 北京：北京大学医学出版社，2015：1-3，133-194.

［2］中华人民共和国中央人民政府网. 国情：地形［EB/OL］.（2005-06-24）［2023-12-28］. https：//www. gov. cn/guoqing/2005/06/24/content_2582624. htm.

［3］邓本太. 雪域之路——青藏高原的生态人文［M］. 西宁：青海人民出版社，2017：2-3.

［4］张镱锂，李炳元，刘林山，等. 再论青藏高原范围［J］. 地理研究，2021，40（6）：1543-1553.

［5］TANG W, ZHOU T C, SUN J, et al. Accelerated urban expansion in Lhasa city and the implications for sustainable development in a Plateau City［J］. Sustainability, 2017, 9：1499

［6］张妙弟. 中国国家地理百科全书：总论、北京、天津［M］. 北京：北京联合出版公司，2016：18-27.

［7］崔建华. 高原医学基础与临床［M］. 北京：人民军医出版社，2012：1-5，125-153.

［8］高玉琪，王培勇，周其全，等. 高原病理生理学［M］. 北京：人民卫生出版社，2006：5-11.

［9］崔建华，王福领. 高原卫生保健［M］. 北京：人民军医出版社，2014：8-9，16-25.

［10］杜治琴. 高原卫生保健指南［M］. 北京：人民军医出版社，2014：7-8，34-45.

［11］李天麟. 高原与健康［M］. 北京：北京科学技术出版社，2001：73-85.

［12］王斌，仝武军. 高原病疗养与康复［M］. 西安：陕西科学技术出版社，2019：148-149.

［13］JHA P, SAHU A, PRABHAKAR A, et al. Genome-Wide Expression Analysis Suggests Hypoxia-Triggered Hyper-Coagulation Leading to Venous Thrombosis at High Altitude［J］. Thrombosis and haemostasis, 2018, 118（7）：1279-1295.

［14］TYAGI T, AHMAD S, GUPTA N, et al. Altered expression of platelet proteins and calpain activity mediate hypoxia-induced prothrombotic phenotype［J］. Blood, 2014, 123（8）：1250-1260.

［15］HUANG Y, ROSENBERG M, HOU L, et al. Relationships among Environment Climate and Longevity in China［J］. Int J Environ Res Public Health, 2017, 14（10）: 1195.

［16］钟立国, 张阳光, 张一帆. 我国当前赛前高原训练发展形势及展望［J］. 花炮科技与市场, 2018（2）: 90-92.

［17］吴天一. 高原环境对人体有益影响的研究［J］. 医学研究杂志, 2007（12）: 1-3.

［18］李军茹, 贾守宁, 马春花, 等. 基于中医治未病思想探讨高原预适应平台的建立［J］. 中国民间疗法, 2020, 28（22）: 89-92.

［19］潘庆庆, 吴玉. 急性高原病的病理生理机制研究进展［J］. 西北国防医学杂志, 2017, 38（1）: 68-70.

［20］马四清, 宋青. 高原肺水肿防治研究进展［J］. 解放军医学杂志, 2021, 46（6）: 603-608.

［21］钟士杰, 邓堂, 林开文, 等. 缺氧性肺动脉高压的治疗进展［J］. 现代生物医学进展, 2021, 21（18）: 3596-3600.

［22］国际高原医学会慢性高原病专家小组. 第六届国际高原医学和低氧生理学术大会颁布慢性高原病青海诊断标准［J］. 青海医学院学报, 2005（1）: 3-5.

［23］冯斌, 李苏雷, 陈韵岱, 等. 高原心脏病［J］. 中华保健医学杂志, 2016, 18（3）: 262-263.

［24］张月琴, 顾玉海, 多杰. 急进高原发生急性高原肺水肿的早期干预及诊治措施探讨［J］. 高原医学杂志, 2013, 23（3）: 24-27.

［25］张丽萍.《黄帝内经》四季情志养生［M］. 北京: 人民卫生出版社, 2013: 10-25.

［26］马烈光, 蒋力生. 中医养生学［M］. 新世纪第三版. 北京: 中国中医药出版社, 2016: 71-100, 157-169.

［27］陈楠. 中华养生全书［M］. 北京: 九洲图书出版社, 1999: 173-175, 670-672, 1541-1546.

［28］施洪飞, 方泓. 中医食疗学［M］. 北京: 中国中医药出版社, 2016: 25-54.

［29］左铮云, 刘志勇, 乐毅敏. 中医药膳学［M］. 北京: 中国中医药出版社, 2014: 100-112.

［30］高健, 吕邵娃. 人参化学成分及药理作用研究进展［J］. 中医药导报, 2021, 27（1）: 127-130.

参考文献

［31］胡妮娜，张晓娟.黄芪的化学成分及药理作用研究进展［J］.中医药信息，2021，38（1）：76-82.

［32］冯继棠.饮食与养生原则初析［J］.安徽中医临床杂志，1994，9（3）：59-60.

［33］宋沁洁，李国峰，李成慰，等.黄芪药食同源现状分析［J］.沈阳药科大学学报，2023，40（4）：509-515.

［34］胡艳红，颜鑫，雷燕，等.鹿茸的化学成分、药理作用与临床应用研究进展［J］.辽宁中医药大学学报，2021，23（9）：47-50.

［35］杜中惠，曹际芬.鹿茸的临床应用及现代研究［J］.中国药业，2000，9（1）：53.

［36］欧阳军.补养圣药有当归［J］.家庭医学，2013（5）：50.

［37］赵海雯.荷叶的药用价值及产品开发［J］.现代农业科技，2009（18）：321-322.

［38］魏江存，陈勇，阙祖亮，等.浅谈三七的药理作用与保健养生［J］.湖北农业科学，2018，57（2）：118-122.

［39］王美英.三七在食疗药膳中的应用［J］.中药材，1995，18（5）：269-270.

［40］叶信，陈勇，魏中璇，等.铁皮石斛的临床应用与保健养生［J］.大众科技，2017，19（4）：54-56.

［41］张雪琴，赵庭梅，刘静，等.石斛化学成分及药理作用研究进展［J］.中草药，2018，49（13）：3174-3179.

［42］黎颂华.何首乌的药理分析及临床应用研究［J］.中国社区医师，2017，33（7）：21-23.

［43］安学冬，韦宇，连凤梅.何首乌的临床应用及其用量［J］.长春中医药大学学报，2020，36（2）：219-221.

［44］姜卫卫，徐颖，李昊.丹参的中药保健功效及开发使用［J］.海峡药学，2014，26（2）：40-41.

［45］傅乐雯，高泽宇，王子洁，等.清代宫廷中西洋参的来源及应用情况初探［J］.亚太传统医药，2023，19（12）：201-206.

［46］魏秀秀，王青，邸莎，等.西洋参临床应用及其用量［J］.吉林中医药，2019，39（7）：869-872.

［47］薛国新.山药食疗之妙用［J］.中国民间疗法，2010，18（8）：67-68.

［48］职心乐.阿胶补血并非人人适宜［J］.家庭医学，2012（3）：38-39.

［49］张金聚，张英，孟江，等.阿胶历史沿革考［J］.中国中药杂志，2020，45（10）：2464-2472.

［50］徐锐.百合——秋天的食疗佳品［J］.绿化与生活，2015（10）：38.

［51］王旭艳.百合的临床作用及其食疗应用［J］.航空航天医药，2009，19（8）：151.

［52］潘春华.食疗佳品话莲子［J］.农村新技术，2015（11）：66.

［53］关舒月.莲子食疗妙处多［J］.健康博览，2010（10）：57.

［54］王素芳.保健食疗补益良方——大枣［J］.中外妇儿健康，2011，19（4）：300.

［55］哈毅.浅谈大枣的功能及食疗应用［J］.食品科学，1984（3）：59-60.

［56］周玲.茯苓的营养与食疗验方［J］.食用菌，2002（1）：41.

［57］小乔.茯苓和三七的美丽爱恋［J］.医学美学美容（财智），2010（9）：82-83.

［58］温鲁.灵芝的历史文化与现代研究［J］.时珍国医国药，2005（8）：777-779.

［59］李晓雅，吴敏，刘龙涛.红景天的药理作用与药膳食疗应用探讨［C］//中国药膳研究会.2021中国药膳学术研讨会论文集.北京：中国药膳研究会，2021.

［60］郭少阳.藏红花的功效及应用研究进展［J］.中国民族医药杂志，2023，29（7）：79-80.

［61］欧阳军.神奇的食疗佳品——冬虫夏草［J］.保健医苑，2005（2）：51-53.

［62］杨亚桂.食疗养生冬虫夏草［J］.源流，2010（1）：76.

［63］单锋，周良云，蒋长顺，等.天麻的食用历史及发展建议［J］.中国食品药品监管，2021（3）：110-115.

［64］范士忠.单味大黄疗病单方［J］.东方药膳，2017（12）：24.

［65］尔安."乱世良将"数大黄［J］.药膳食疗，2005（3）：37.

［66］杨斌，王向未.黑枸杞及其功能性成分在食品工业中的应用及开发进展［J］.轻工科技，2014（10）：2.

［67］范静义.药食兼用植物品种——黑枸杞［J］.农村科学实验，2011（12）：15.

［68］林鹏程，胡树青，李智.蕨麻羹的研制［J］.食品科学，1998，19（7）：2.

［69］王建军，周斌.藏药蕨麻的研究进展［J］.西南国防医药，2010，20（2）：

217-219.

[70] 杨吉生. 女人保健"四圣药" [J]. 养生月刊, 2022 (6): 43.

[71] 陈可冀. 慈禧光绪医方选议 [M]. 北京: 北京大学医学出版社, 2011: 9, 15, 81, 105-107, 152.

[72] 詹立平, 赵鑫, 刘志梅. 黑枸杞的研究进展及应用前景展望 [J]. 辽宁林业科技, 2018 (1): 61-62, 70.

[73] 马继雄. 道地药材黑果枸杞的应用研究进展及青海的发展前景 [J]. 青海师范大学学报（自然科学版）, 2012, 28 (3): 53-56, 85.

[74] 周琪乐, 龚凌慧, 纪凤娣, 等. 红枸杞、黄枸杞和黑枸杞营养成分比较 [J]. 中国酿造, 2021, 40 (10): 43-49.

[75] 宋瑞龙, 王紫薇, 章海风. 黑枸杞与红枸杞营养及活性成分比较 [J]. 美食研究, 2021, 38 (1): 84-87.

[76] 宇妥·元丹贡布. 图解四部医典·医理与养生篇 [M]. 西安: 陕西师范大学出版社, 2006: 140-163.

[77] 罗十之. 藏医学中的养生思想与方法 [C] // 中华中医药学会. 中华中医药学会养生康复分会第十二次学术年会暨服务老年产业研讨会论文集. 北京: 中华中医院学会养生康复分会, 2014.

[78] 黄福开. 藏医养生图说 [M]. 北京: 人民卫生出版社, 2006: 213-248.

[79] 杨山卓玛. 藏医养生保健的理论概述 [J]. 中国民族医药杂志, 2020, 26 (4): 71-72.

[80] 罗秉芬, 赵秀华, 容观澳, 等. 浅谈藏医三因学说及其养生方法 [J]. 中国民族医药杂志, 2014, 20 (12): 73-76.

[81] 魏莲, 丹贝君尼. 藏医养生保健在现代康复养生理念中的应用 [J]. 世界最新医学信息文摘, 2019, 19 (87): 231-232.

[82] 张春风. 从藏医看养生 [J]. 中国民族医药杂志, 2014, 20 (7): 75-76.

[83] 吴晓晶, 赵红波, 胡旭珍, 等. 回医"治未病"思想探析 [J]. 中国民族医药杂志, 2017, 23 (4): 61-62.

[84] 杨叶娇, 邰先桃, 郭太品. 回族饮食文化中的健康养生观 [J]. 西部中医药, 2018, 31 (8): 42-43.

[85] 刘阳, 易法银. 宁夏回族聚居区回族常用养生保健方法的研究 [J]. 中国中医药现代远程教育, 2018, 16 (3): 46-49.

[86] 杨尊彝, 杨钧彝. 从"香料贸易"探寻回族医药学的生成轨迹 [J]. 北京中医药, 2013, 32 (11): 870-872.

[87] 陈堃，陈卫川，高如宏，等. 发展回族医药之探讨 [J]. 中国民族医药杂志，2008（3）：1-5.

[88] 徐召霞. 宋人日常生活中香药的养生保健的行为与方法 [J]. 中华少年，2015（19）：184.

[89] 白散丹. 传统蒙医养生保健 [J]. 中国民族医药杂志，2018，24（2）：60-61.

[90] 红纲，乌兰白力. 浅谈蒙医季节养生法 [J]. 中国民族医药杂志，2017，23（8）：60-61.

[91] 张逸雯，郭海燕，宋歌，等. 蒙医药传统知识保护的调查与认知分析 [J]. 中国民族民间医药，2018，27（13）：131-134.

[92] 内蒙古自治区卫生健康委员会. 内蒙古自治区公民蒙医养生保健素养38 条（2019 版）[EB/OL].（2019-10-23）[2024-1-2]. https://economy.nmgnews.com.cn/system/2019/10/23/012794124.shtml.

[93] 薛颖. 高原地区慢性阻塞性肺疾病的辨证特点及施护对策 [J]. 辽宁中医杂志，2006（10）：1350-1351.

[94] 陈璐，任旷，徐斌. 高海拔及低压低氧对支气管哮喘患者的影响 [J]. 吉林医药学院学报，2020，41（6）：452-454.

[95] 李政，陶兴无，殷宗亮. 支气管哮喘患者的日常保健及药学服务 [J]. 中国医疗前沿，2010，5（7）：15-65.

[96] 杨生岳. 高原常见呼吸系统疾病防治的研究进展 [J]. 高原医学杂志，2014，24（4）：44-63.

[97] 吴兆琦，陈永清. 高原环境对人心脏结构功能的影响 [J]. 西北国防医学杂志，2020，41（12）：760-763.

[98] 许艳梅，冯玉宝，苏平. 冠状动脉粥样硬化性心脏病与运动康复 [J]. 国际心血管病杂志，2016，43（2）：83-86.

[99] 龚亮，陈郁，陈兴书，等. 部队高原疾病及灾害防治系列研究（5）高原原发性高血压与高原高血压防治研究进展 [J]. 人民军医，2018，61（11）：1067-1071，1079.

[100] 朱本浩. 肺心病患者冬季保健六原则 [N]. 中国医药报，2009-12-01（B07）.

[101] 祝存奎，朱芳一，戴婧，等. 青海高原地区藏汉世居人群慢性心力衰竭患病率调查 [J]. 环境与健康杂志，2019，36（8）：723-726.

[102] 胡永勤. 心力衰竭的诊断及预防保健 [J]. 中国医药指南，2010，8

（13）：151–152.

［103］张天先，王晓莉，郝玲，等.高原地区青年人慢性胃炎发病机理探讨（附1026例分析）［J］.中华消化内镜杂志，2001（1）：35–36.

［104］张学森，陈奇，严炜，等.高原缺氧对消化道粘膜损伤的研究现状［J］.医学信息（中旬刊），2011，24（4）：1327–1328.

［105］邵珂，单体栋，张方信.高原低氧致胃肠应激性溃疡的研究进展［J］.胃肠病学，2011，16（1）：57–59.

［106］温敏.消化性溃疡的食疗和保健［J］.中国社区医师，2017，33（13）：5–7.

［107］张瑞明.消化性溃疡的食疗与保健方法［J］.内蒙古中医药，2012，31（7）：107–108.

［108］刘超慧.高原地区脑卒中高危人群颈动脉斑块及其影响因素分析［D］.西宁：青海大学，2020.

［109］王伊龙，陈玮琪，刘欣如，等.中国脑血管病临床管理指南（第2版）（节选）——第3章脑血管病高危人群管理［J］.中国卒中杂志，2023，18（8）：898–909.

［110］杨永勤.浅谈高原睡眠障碍综合征防治［J］.西南军医，2006（1）：69–70.

［111］林果为，王吉耀，葛均波.实用内科学［M］.第15版.北京：人民卫生出版社，2017：2389–2391.

［112］迟家敏.实用糖尿病学［M］.第4版.北京：人民卫生出版社，2015：254–258.

［113］国家卫生健康委员会.成人糖尿病食养指南（2023版）［EB/OL］.（2023–01–18）［2024–1–12］.http：//www.nhc.gov.cn/sps/s7887k/202301/0e55a01df50c47d9a4a43db026e3afc3.shtml.

［114］杨长平，卢一.公共营养与特殊人群营养［M］.北京：清华大学出版社，2012：149–155.

［115］倪青.高尿酸血症和痛风病证结合诊疗指南（2021–01–20）［J］.世界中医药，2021，16（2）：183–189.

［116］张玉涛，马利锋，范小伟，等.高原性痛风的研究进展［J］.国外医学（医学地理分册），2018，39（3）：263–266.

［117］张珂珂，张晓坤，李长贵.青藏高原地区痛风的临床特点［J］.青岛大学医学院学报，2013，49（4）：294–296.

［118］王娟．痛风人群的膳食营养保健［J］．中国食物与营养，2006（8）：57-58.

［119］张开富．痛风临床防治指南［M］．北京：人民军医出版社，2006：75-79.

［120］徐彤，何云凌，刘磊，等．高原某特战部队营养调查［J］．解放军预防医学杂志，2019，37（2）：1-3.

［121］刘峰贵，张忠孝，候光良，等．青藏高原"渐进阶梯式"旅游模式探讨［J］．人文地理，2006（5）：22-24.

［122］蒲玲玲，李天，王永辉，等．部队急进高原损伤防治措施研究进展［J］．解放军预防医学杂志，2018，36（12）：1619-1621.